Psicofarmacologia
Geriátrica

O que todo médico deve saber

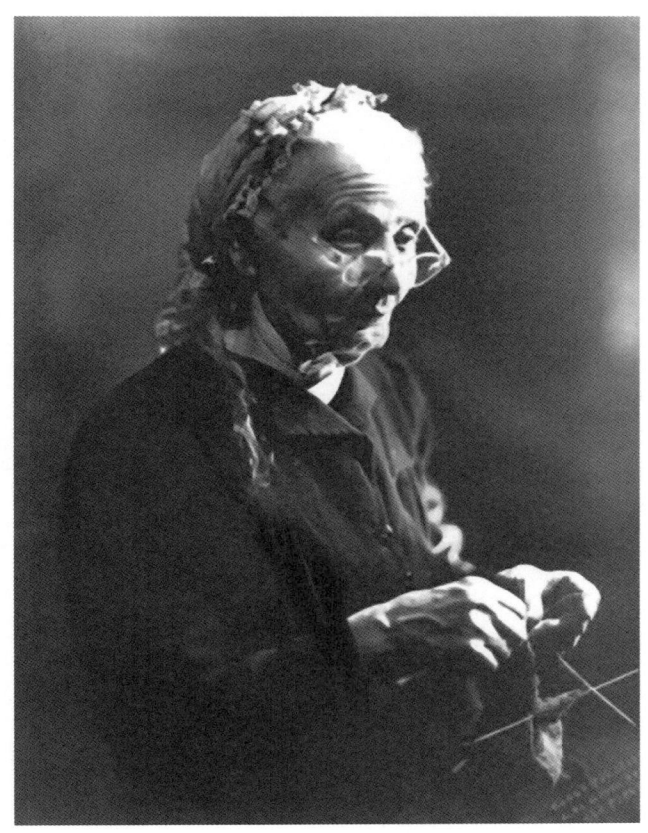

PSICOFARMACOLOGIA GERIÁTRICA – O que Todo Médico Deve Saber

ISBN 978-85-367-0098-4

Copyright© 2009 by Editora Artes Médicas Ltda.

Todos os direitos reservados.

Nenhuma parte desta obra poderá ser publicada sem a autorização expressa desta editora.

Edição
Editora Artes Médicas Ltda.

Direção Editorial
Milton Hecht

Gerente de Produção
Fernanda Matajs

Projeto Gráfico
Tatiana Pessoa

Capa
Júnior Bianchi

Revisão
Isabel Ribeiro da Silva

Foto da capa
Harout Poladian – "Zarife Hototian", premiada em Paris na década de 1950.

Impressão
Gráfica RR Donnelley

Dados Internacionais de Catalogação na Publicação (CIP)
(Câmara Brasileira do Livro, SP, Brasil)

Hototian, Sergio Ricardo
    Psicofarmacologia geriátrica : o que todo médico deve saber /
    Sergio Ricardo Hototian, Kalil Duailibi.
    -- São Paulo : Artes Médicas, 2009.

    Bibliografia
    ISBN 978-85-367-0098-4

    1. Drogas psicotrópicas 2. Psicofarmacologia geriátrica
    I. Duailibi, Kalil. II. Título. III. Série.

08-12129
CDD-615.780846
NLM-WS 366

Índices para catálogo sistemático:
1. Psicofarmacologia geriátrica : Ciências médicas   615.780846

Editora Artes Médicas Ltda.
R. Dr. Cesário Motta Jr, 63 - Vila Buarque - 01221-020 - São Paulo - SP - Brasil
www.artesmedicas.com.br - artesmedicas@artesmedicas.com.br
Tel.: 55 11 3221-9033 - Fax: 55 11 3223-6635

Psicofarmacologia Geriátrica

O que todo médico deve saber

Sergio Ricardo Hototian
Kalil Duailibi

2009

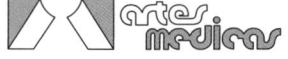

Prefácio

Psicofarmacologia Geriátrica – O que todo médico deve saber

Se a médicos, ou mesmo a pessoas cultas, pedirmos que listem as descobertas que em sua opinião mais impacto tiveram sobre a saúde, é provável que as vacinas e os antibióticos estejam presentes na maioria das listas. A anestesia, a assepsia, as modernas técnicas cirúrgicas, os recentes avanços da oncologia e dos tratamentos antivirais talvez também constem em muitas. Mas não saberia dizer se a extraordinária importância da Psicofarmacologia, com as características que hoje conhecemos, e que tiveram início com a descoberta da clorpromazina na década de 1950, logo seguida pela descoberta dos benzodiazepínicos e antidepressivos tricíclicos, figuraria em muitas listas. A Psicofarmacologia teve um impacto social difícil de reconhecer por quem não vivenciou, pelo menos um pouco, o período em que a institucionalização em manicômios, hospícios ou sanatórios, ou qual fosse o nome ou eufemismo empregado para encobrir o opróbrio que significava esta internação, era a forma de tratamento mais comum para os transtornos psiquiátricos. Com a difusão da Psicofarmacologia atual, a institucionalização tornou-se muito mais rara e os tratamentos psiquiátricos passaram a assemelhar-se aos utilizados pelas outras áreas da Medicina, às quais antigamente a Psiquiatria não parecia pertencer.

Por outro lado, mas ainda na mesma linha de raciocínio, teria sido difícil que alguém citasse, entre os fenômenos de grande impacto sobre a saúde, o aprofundamento do conhecimento sobre a Geriatria e a Gerontologia que tem ocorrido nas últimas décadas. Até muito recentemente, muitas doenças hoje bem reconhecidas eram denominadas com o adjetivo "senil", pois consideravam-nas como próprias e causadas pelo envelhecimento. Há ainda muitas descobertas importantes a serem feitas nesta área, que provavelmente terão grande impacto sobre a saúde da população.

É exatamente nesta interface entre a Psicofarmacologia e a Geriatria – área ainda carente de melhor conhecimento dos médicos e na qual se incluem alguns dos sintomas, síndromes e doenças mais comuns e que tendem a se tornar ainda mais freqüentes com o envelhecimento da população – que se insere este livro, cujo título contém o objetivo explícito de divulgar a todos os médicos os conhecimentos de Psicofarmacologia Geriátrica. É oportuno perguntar aqui se este tema não deveria ser reservado aos especialistas e se a proposta embutida no título não é por demais pretensiosa. Caberá ao leitor verificar se o objetivo foi plenamente atingido, mas antecipo minha opinião, baseada na observação da prática clínica cotidiana, de que muitos médicos, de diferentes especialidades, tratam seus pacientes idosos com medicamentos ansiolíticos, antidepressivos, hipnóticos e mesmo com neurolépticos, em demonstração clara de que o tema não se limita aos especialistas.

A comunidade médica brasileira poderá valer-se deste compêndio como fonte de leitura e consulta quando se defrontar com as dúvidas e desafios que se lhe antepõem na arte de bem medicar seus pacientes. Os organizadores deste livro, Drs. Sérgio Ricardo Hototian e Kalil Duailibi, assim como os autores dos capítulos devem estar seguramente orgulhosos por terem vencido o desafio da publicação e por proporcionar à comunidade este valoroso volume.

Prof. Dr. Ricardo Nitrini
Professor Livre Docente do Departamento de Neurologia da Faculdade de Medicina da USP.

Psicofarmacologia Geriátrica

A Psiquiatria Geriátrica ocupa a interface de importantes domínios do conhecimento médico e necessita, crucialmente, da multidisciplinaridade para proporcionar intervenções efetivas. São poucas as práticas clínicas que dependem, assim como se vê na assistência à saúde mental do idoso, do diálogo permanente entre médicos e não-médicos, especialistas e generalistas, e, cada vez mais, cientistas e clínicos.

Os avanços observados nesta área da Medicina têm sido expressivos e contínuos nas últimas décadas. Tomemos como exemplo a doença de Alzheimer, uma doença ainda incurável, mas para a qual já existem diretrizes terapêuticas bem estabelecidas. Seu manejo adequado tem proporcionado benefícios inequívocos aos pacientes que dela sofrem e aos seus familiares. Como é a regra na Gerontopsiquiatria, a terapêutica não-farmacológica da doença de Alzheimer é – e sempre será – essencial; todavia, é na farmacologia que residem as maiores esperanças para que, um dia, possamos dominar efetivamente essa doença devastadora.

Há pouco mais de vinte anos, não havia qualquer intervenção medicamentosa que proporcionasse benefício consistente sobre os sintomas cognitivos da demência; hoje temos indicações sustentadas por evidências produzidas a partir de pesquisas clínicas e biológicas desenvolvidas em praticamente todos os modelos das neurociências. O processo desencadeado na mesa de autópsia do patologista alemão Alois Alzheimer, no início do século passado, culminou, graças ao avanço tecnológico, com a dissecção, no nível molecular, das cascatas fisiopatológicas que conduzem à demência. Em outras palavras, hoje conhecemos os principais mecanismos causais da doença, restando o importante desafio de modificar o processo patogênico. Assim, um dos grandes objetivos da farmacologia contemporânea é apresentar novos medicamentos capazes de atenuar, interromper ou prevenir a progressão da doença de Alzheimer.

Com estas palavras introdutórias, queremos parabenizar os autores desta obra pela importante contribuição que oferecem aos profissionais da saúde. O livro *Psicofarmacologia Geriátrica: o que todo médico deve saber* contém, efetivamente, informações que todo médico deve saber – ou, pelo menos, consultar – sempre que se deparar com os impasses que caracterizam a prática psicogeriátrica.

Tenho o privilégio de conhecer pessoalmente os Drs. Sérgio Ricardo Hototian e Kalil Duailibi, assim como a maioria dos autores que contribuíram para a realização deste projeto. Contando com um corpo de colaboradores experientes e de excelente reputação no nosso meio, Hototian e Duailibi conseguiram abarcar os principais capítulos da psicofarmacologia clínica, com foco no tratamento dos transtornos neuropsíquicos dos idosos. Pela qualidade do produto final, apresento de antemão meus cumprimentos aos editores. Aos leitores, antecipo que este livro tem um foco interdisciplinar, que pode ser útil também para os médicos não-especialistas em psicogeriatria, assim como para os demais profissionais da saúde que, embora não prescrevam medicamentos, procuram, avidamente, conhecer os benefícios terapêuticos e os efeitos adversos dos fármacos prescritos aos pacientes a quem prestam assistência.

Os cinco primeiros capítulos deste livro abordam alguns dos impasses que afetam o diagnóstico e a tomada de decisões na prática clínica, contribuindo para o subdiagnóstico e o manejo incorreto de doenças altamente prevalentes na população. Desse modo, a leitura destes textos prepara o leitor para o contato com as particularidades do uso de psicofármacos nas diferentes condições clínicas que afetam a saúde do idoso, discutidas em detalhe nos demais capítulos do livro. Além de discorrer sobre as principais classes farmacológicas comumente prescritas, incluindo antidepressivos (Cap. 6), antipsicóticos (Cap. 9), ansiolíticos (Cap. 10), hipnóticos (Cap. 11), anticonvulsivantes (Cap. 12), lítio (Cap. 13), antiparkinsonianos (Cap. 14), reposição hormonal (Cap. 16), anestésicos (Cap. 17) e drogas suplementares (Cap. 19), o manejo farmacológico dos transtornos mentais orgânicos (delirium e demência) e da dor é revisto nos Capítulos 7, 8 e 15, respectivamente. Para concluir, a inter-relação entre o correto manejo farmacológico e as medidas de reabilitação, que são os alicerces da boa prática clínica, é discutida no Capítulo 18, preparando o leitor para uma reflexão contextual, que é apresentada no último capítulo.

Tratar globalmente da saúde de um paciente idoso é, sem dúvida, um desafio. Os impasses e riscos são muitos, mas não devem impedir a prescrição dos tratamentos ideais para cada paciente. Em muitos casos, é necessário abordar o problema com determinação e vigor, sem abrir mão da segurança. O manejo terapêutico deve levar em conta a maior fragilidade do indivíduo idoso, as particularidades do envelhecimento que modificam a farmacocinética das diferentes drogas, a maior prevalência de doenças comórbidas e a prescrição concomitante de outros medicamentos. Somam-se a esses obstáculos as particularidades psicopatológicas e neuropsicológicas de cada doença, tornando o idoso mais suscetível à perda de efetividade terapêutica. Manejar o tratamento neste limite tênue só é possível com conhecimento. Tendo lido com grande interesse o livro *Psicofarmacologia Geriátrica: O que todo médico deve saber*, posso assegurar aos seus leitores, porque assim ocorreu comigo, que muitas de suas ansiedades serão atenuadas pelo acesso às informações sistemáticas contidas neste compêndio.

Orestes V. Forlenza

Agradecimentos

Agradecemos e dedicamos esta obra às nossas famílias, nossos pacientes e aos nossos colegas e alunos.

Apresentação

Trata-se de uma publicação inédita no Brasil, voltada a médicos de todas as especialidades, psiquiatras, neurologistas, geriatras, clínicos.

O principal objetivo da obra é a atualização dos psicofármacos e sua utilização no indivíduo idoso.

Sabemos que a população envelhece no mundo inteiro, e no Brasil o envelhecimento vem ocorrendo de forma abrupta.

A falta de uma política de saúde mental para idosos, o aumento da demanda e a polifarmácia da maioria desses pacientes representam um desafio constante na prática clínica.

Reunimos um time de profissionais altamente especializados para, capítulo a capítulo, poder elucidar aspectos diversos da psicofarmacologia geriátrica.

Autores

Sergio Ricardo Hototian
Médico Psiquiatra, graduado pela Faculdade de Ciências Médicas da UNICAMP.
Pós-Graduado e Mestre em Ciências pelo Departamento de Psiquiatria da Faculdade de Medicina da Universidade de São Paulo, USP.
Professor Associado de Psiquiatria Geriátrica da Faculdade de Medicina da UNISA.
Professor do Curso de Pós-Graduação em Gerontologia do Instituto Israelita Albert Einstein de Ensino e Pesquisa.
Médico colaborador do LIM 27 do Instituto de Psiquiatria do Hospital das Clínicas da Faculdade de Medicina da USP.
Médico do Corpo Clínico do Hospital Sírio Libanês.

Kalil Duailibi
Médico Psiquiatra.
Professor de Psiquiatria da Faculdade de Medicina da UNISA.
Professor Coordenador do Núcleo de Saúde Mental da Universidade de Santo Amaro – UNISA.

Colaboradores

Breno Satler de Oliveira Diniz
Psiquiatra.
Pesquisador do Laboratório de Neurociências (LIM 27) do Instituto de Psiquiatria do Hospital das Clínicas da Universidade de São Paulo.
Doutorando do Departamento de Psiquiatria da Faculdade de Medicina da Universidade de São Paulo.

Carlos A. M. Guerreiro
Professor Titular do Departamento de Neurologia da Faculdade de Ciências Médicas da Universidade Estadual de Campinas (UNICAMP).

Carlos Eduardo Altieri
Médico Neurologista Clínico.
Coordenador do Núcleo de Tratamento de Dor do Hospital Sírio Libanês.

Claudia Marquez Simões
Médica Coordenadora do Serviço de Anestesiologia do Instituto do Câncer do Estado de São Paulo da FMUSP.
Co-responsável do CET Hospital Sírio-Libanês.
Título Superior de Anestesiologia - SBA.
Especialista em Terapia Intensiva - AMIB.

Cybelle Maria Costa Diniz
Médica.
Especialista em Geriatria e Gerontologia pela SBGG/AMB.
Mestre em Ciências pela Departamento de Neurologia e Neurocirurgia/UNIFESP.
Coordenadora clínica do ambulatório de Neuropsiquiatria da Disciplina de Geriatria e Gerontologia/UNIFESP.

Hewdy Lobo Ribeiro
Médico Psicogeriatra com Título de Especialista pela Associação Brasileira de Psiquiatria.
Colaborador no Projeto de Atenção à Saúde Mental da Mulher e no Ambulatório de Bulimia e Transtornos Alimentares do Instituto de Psiquiatria do Hospital das Clínicas da USP.

Isac Germano Karniol
Professor Titular do Departamento de Psiquiatria, FCM, UNICAMP, e da Faculdade de Medicina da Universidade de Santo Amaro (UNISA).
Psiquiatra junto ao Hospital Vera Cruz, Campinas-SP.

Ivan Aprahamian

Mestre em Gerontologia pela Faculdade de Ciências Médicas da UNICAMP.
Pesquisador do Laboratório de Neurociências (LIM-27) do Hospital das Clínicas da Faculdade de Medicina da USP.
Médico da Unidade de Primeiro Atendimento do Hospital Israelita Albert Einstein.

Ivan Hideyo Okamoto

Coordenador de Neurologia do Núcleo de Envelhecimento Cerebral (NUDEC) da Escola Paulista de Medicina – UNIFESP.

Joel Rennó Jr.

Diretor do ProMulher – Programa de Atenção à Saúde Mental da Mulher, Instituto de Psiquiatria do Hospital das Clínicas da FMUSP.
Médico do Corpo Clínico do Hospital Israelita Albert Einstein.
Membro-Fundador da International Association for Women's Mental Health.
Membro da Associação Americana de Psiquiatria (APA) e Associação Brasileira de Psiquiatria (ABP).
Ph.D em Psiquiatria pelo Departamento de Psiquiatria da FMUSP.

Marcelo Allevato

Chefe da Clínica de Psiquiatria da Unidade Integrada de Saúde Mental (UISM) da Marinha – Rio de Janeiro.
Coordenador do Programa de Residência Médica em Psiquiatria da Escola de Saúde da Marinha – Rio de Janeiro.

Marcos Antonio Lopes

Psiquiatra e Doutor em Psiquiatria pela FMUSP.
Coordenador da Unidade de Psiquiatria Geriátrica do Serviço Ambulatorial de Clínica Psiquiátrica do Hospital das Clínicas da FMRP-USP.
Professor Adjunto da Faculdade de Medicina do Centro Universitário Barão de Mauá.

Mario R. Louzã

Doutor em Medicina pela Universidade de Würzburg, Alemanha.
Médico Assistente e Coordenador do Projeto Esquizofrenia (PROJESQ) e do Projeto Déficit de Atenção e Hiperatividade no Adulto (PRODATH) do Instituto de Psiquiatria do Hospital das Clínicas da FMUSP.

Orestes V. Forlenza

Médico Psiquiatra, Mestre e Doutor em Medicina pela Faculdade de Medicina da USP.
Coordenador do Ambulatório de Psiquiatria Geriátrica e Vice-diretor do Laboratório de Neurociências LIM27.
Professor Colaborador do Departamento de Psiquiatria do Hospital das Clínicas da FMUSP.

Orlando Graziani Povoas Barsottini

Doutor em Neurologia.
Coordenador do Ambulatório de Neurologia Geral e Ataxias da Disciplina de Neurologia Clínica da UNIFESP-EPM.
Pesquisador do Grupo de Distúrbios do Movimento do Instituto de Ensino e Pesquisa – Hospital Israelita Albert Einstein.

Paola Renata B. Canineu Bizar

Especialista em Clínica Médica e Medicina de Urgência pela Sociedade Brasileira de Clínica Médica.
Especialista em Geriatria pela UNIFESP.

Paula Villela Nunes

Médica Psiquiatra.
Doutora em Psiquiatria pelo Instituto de Psiquiatria do Hospital das Clínicas da Faculdade de Medicina da Universidade de São Paulo.

Paulo Renato Canineu
Mestre em Ciências Biológicas pela PUC-SP.
Doutor em Gerontologia pela UNICAMP.
Professor do Departamento de Ciências Fisiológicas do Centro de Ciências Médicas e Biológicas da PUC-SP.
Professor do Curso de Pós-Graduação em Gerontologia da PUC-SP.

Paulo Henrique Ferreira Bertolucci
Chefe do Setor de Neurologia do Comportamento da Escola Paulista de Medicina – UNIFESP.
Diretor do Núcleo de Envelhecimento Cerebral (NUDEC) da Escola Paulista de Medicina – UNIFESP.

Rafael Fernando Brandão Canineu
Especialista em Clínica Médica pela Sociedade Brasileira de Clínica Médica.
Especialização em Geriatria pela UNIFESP.

Sergio Luís Blay
Professor Adjunto do Departamento de Psiquiatria da Universidade Federal de São Paulo.

Valeska Marinho
Médica Psiquiatra da Universidade Federal do Rio de Janeiro.

Wilson Jacob Filho
Professor Titular de Geriatria da FMUSP.

Sumário

Introdução .... **XXI**
    Sergio Ricardo Hototian

    Kalil Duailibi

1. **Dificuldades Diagnósticas em Psiquiatria Geriátrica** **1**
   Sergio Ricardo Hototian

   Breno Satler de Oliveira Diniz

2. **Psicofarmacologia:
   Retrospectiva Crítica e Aspectos Atuais** **23**
   Isac Germano Karniol

3. **Farmacocinética e Farmacodinâmica no Idoso:
   Questões Pertinentes** **41**
   Marcelo Allevato

4. **O Idoso Polimedicado:
   Complicações Usuais e Comorbidades Clínicas** **57**
   Cybelle Maria Costa Diniz

5. **Depressão e Demência: Comorbidade,
   da Epidemiologia ao Tratamento** **75**
   Marcos Antonio Lopes

6. **Tratamento Farmacológico da Depressão na Terceira Idade** 91
   Sergio Luís Blay
   Valeska Marinho

7. **Delirium em Idosos, Questões do Dia-a-dia Clínico** 107
   Sergio Ricardo Hototian

8. **Tratamento Farmacológico da Doença de Alzheimer** 127
   Paulo Henrique Ferreira Bertolucci
   Ivan Hideyo Okamoto

9. **Antipsicóticos no Idoso** 137
   Mario R. Louzã

10. **Ansiolíticos em Idosos** 149
    Sergio Ricardo Hototian

11. **Uso de Hipnóticos no Manejo dos Transtornos do Sono em Idosos** 165
    Orestes V. Forlenza

12. **Drogas Antiepilépticas (no Tratamento das Epilepsias)** 179
    Carlos A. M. Guerreiro

13. **O Uso de Lítio em Idosos** 199
    Paula Villela Nunes

14. **Antiparkinsonianos** 209
    Orlando Graziani Povoas Barsottini

15. **Psicofarmacologia da Dor no Idoso** 225
    Carlos Eduardo Altieri

16. **Questões Pertinentes à Farmacologia da Mulher Idosa: Ênfase na Terapia Hormonal** 237
    Joel Rennó Jr.
    Hewdy Lobo Ribeiro

17. **Uso de Anestésicos em Idosos: Retrospectiva e Aspectos Atuais** 263
    Claudia Marquez Simões

18. **Psicofarmacologia e Reabilitação** 277
    Paulo Renato Canineu
    Paola Renata B. Canineu Bizar
    Rafael Fernando Brandão Canineu

19. **Antioxidantes, Vitaminas e Vasodilatadores em Demência e Outras Formas de Deterioração Mental Crônica** 291
    Ivan Aprahamian

20. **Terapêutica Geriátrica: Uma Abordagem Contextual** 311
    Wilson Jacob Filho

Introdução

Inicialmente, entendemos que a demanda da informação focada na prática de psicofármacos no dia-a-dia clínico tem fundamento nas informações de diversos estudos que apontam médicos clínicos como os grandes prescritores desses medicamentos.

Dados epidemiológicos do aumento da expectativa de vida que, por exemplo, dobrou no Brasil em 100 anos, associados às comorbidades dos quadros demenciais, síndromes depressivas e estados confusionais agudos em idosos, também constituem forte motivação para a elaboração deste livro.

As dificuldades diagnósticas em Psiquiatria Geriátrica são um dos capítulos mais difíceis da Psiquiatria e representam um desafio constante à prática dos mais experientes especialistas.

Questões como, por exemplo, aspectos farmacocinéticos e farmacodinâmicos em idosos, a polifarmacia, o uso seguro de antidepressivos, ansiolíticos, hipnóticos são muito importantes.

O envelhecimento progressivo da população mundial revela ainda um cenário alarmante – o aumento da prevalência de demência que dobra, a cada cinco anos, a partir dos 65 anos (Jorm *et al.*)[1].

Além dos elevados custos operacionais e hospitalares decorrentes deste fato – a Comunidade Européia estimou que gasta 90 bilhões de euros por ano no atendimento de idosos com demência (Zbrozek et al., 2004)[2] –, a precariedade dos sistemas de saúde nos países em desenvolvimento agrava este cenário, gerando complexas dificuldades.

A primeira delas provavelmente é decorrente da imprecisão do termo "demência" para designar alterações cognitivas, desde transtorno cognitivo leve a demências graves.

Referido no Direito romano há dois mil anos, o termo "demência" foi empregado pela primeira vez em português em 1679 – do latim *de* + *mens* –, e significa "ausência ou declínio da mente", *sugerindo a falsa idéia de um estado irreversível, terminal e sem perspectivas terapêuticas, o que não é correto.*

Talvez isto explique o fato de observarmos diagnósticos raros de demência leve, paralelamente à tendência de se considerar esquecimentos um fato normal do envelhecimento (Hototian, 2004)[3].

Atualmente, a grande e desafiadora questão é *como diagnosticar fases precoces das demências, especialmente aquelas em que a intervenção terapêutica venha a favorecer os sujeitos* (Hototian, 2006)[4].

O investimento maciço na prevenção e no diagnóstico precoce de sujeitos suspeitos de demência ou declínio cognitivo, conforme preconiza a Federação Internacional de Alzheimer, deve ser iniciado nos ambulatórios, pelo clínico geral, através de testes de rastreio de fácil aplicação[5] para encaminhamento aos especialistas.

Isto só seria viável pelo redirecionamento das políticas de planejamento dos sistemas de saúde, especialmente na capacitação de médicos e outros profissionais para atender à demanda das necessidades específicas deste setor da população (Hototian, 2004)[3].

Importantes grupos de estudo do envelhecimento têm se mobilizado e logrado êxito no desenvolvimento de métodos de diagnóstico precoce das síndromes demenciais a partir do estudo de perfis cognitivos em diferentes níveis de escolaridade e faixas etárias[5,6,7].

A especialidade tem, portanto, se consolidado com a experiência de países que envelheceram há mais tempo do que o Brasil, embora em uma realidade sociodemográfica muito diferenciada da nossa.

A teoria da reserva funcional, hipótese criada para explicar o fenômeno observado de que a alta escolaridade protege o idoso, retardando os sinais e sintomas clínicos das demências[2], é uma questão médica importante a ser cuidadosamente investigada.

Estudos epidemiológicos nas populações de idosos poderão trazer maiores elucidações a respeito.

O uso rotineiro de psicofármacos em todas as áreas da medicina, além da complexa questão das interações medicamentosas, tornam a psicofarmacologia em idosos uma desafio constante na prática médica.

Inúmeras outras questões justificam a importância de compartilhar informações com os jovens médicos e a comunidade científica de forma a possibilitar que a psicofarmacologia geriátrica passe a ser vista como uma área a ser desenvolvida no Brasil.

Esperamos que este livro desperte o interesse pela especialização em psiquiatria geriátrica, além de ser utilizado como um guia na boa prática da psicofarmacologia em idosos.

Sergio Ricardo Hototian

Kalil Duailibi

Referências

1. Jorm AF, Korten AE, Henderson AS. The prevalence of dementia: a quantitative integration of the literature. Acta Psychiatr Scand. 76(5):465-79, Nov 1987.
2. Zbrozek AS, Brandt AS, Jonsson L. Costs of formal dementia care in Europe. Neurobiology of ageing. 25:5, 481,2004.
3. Hototian SR. Identificação de Suspeitos de Demência em três municípios de São Paulo. Dissertação de Mestrado defendida pelo Departamento de Psiquiatria da FMUSP, 2004.
4. Hototian SR. Critérios e Instrumentos Diagnósticos de Demência, capítulo do livro Demência e Transtornos Cognitivos em idosos. Rio de Janeiro, Guanabara Koogan, 2006.
5. Hototian SR, Lopes MA, Azevedo D, Tatsch MC, Bustamante SE, Litvoc J, Bottino CM. The prevalence of cognitive and funcional Impairment in São Paulo, Brasil. DEMENT Geriatr Cogn Disord (Dementia and geriatric cognitive disorders). S:135-43,2008.
6. Lopes MA, Hototian SR, Reis GC, Elkis H, Bottino CMC. Sustematic Review of Dementia Prevalence 1994 to 2000. Dementia & Neuropsychologia 1:230-40,2007.
7. Lopes MA, Hototian SR, Bustamante SEZ et al. Prevalence of Dementia and Alzheimer´s disease in Ribeirão Preto, Brazil: a community survey in elderly population. In: Twelfth Congress of the International Psychogeriatric Association, 2005. Stockholm. International Psychogeriatrics. Danvers: Cambridge University Press. v.17,p.210,2005.

PSICOFARMACOLOGIA GERIÁTRICA

1

Dificuldades Diagnósticas em Psiquiatria Geriátrica

Sergio Ricardo Hototian
Breno Satler de Oliveira Diniz

> *"Quem não sabe o que procura não pode interpretar o que acha"*
>
> Claude Bernard

A Psiquiatria geriátrica é uma área nova no Brasil, porém bastante consolidada a partir do eixo América do Norte, Europa, em países como Inglaterra, Suécia, França, Alemanha, EUA e Canadá.

Grupos de pesquisadores vêm se especializando diante de estratégias de minimização dos vieses confundidores do diagnóstico em idosos, como, por exemplo, a questão da normalidade cognitiva. O que é normal, do ponto de vista cognitivo, em idosos?

Perfis cognitivos em idosos normais têm sido uma busca rotineira da maior parte desses grupos.

Enquanto o estudo neuropsiquiátrico de idosos vem ocorrendo desde meados do século XX, infelizmente poucos são os grupos de estudos do envelhecimento normal no Brasil (Hototian *et al.*, 2006)[1].

Estudos epidemiológicos de demência têm sido as maiores fontes de informações sobre idosos, dos quais destacamos o de Catanduva de Herrera, Nitrini e cols.; sobre prevalência de declínio cognitivo e funcional em São Paulo (Hototian *et al.*, 2008)[2], e em Ribeirão Preto (Lopes *et al.*, 2008)[3] além dos estudos de adaptação de escalas, como o Mini-exame do Estado

Mental, traduzido por Bertolucci e cols., e do Camdex, entrevista estruturada de diagnóstico em psiquiatria geriátrica da Universidade de Cambridge (Bottino e cols., 2004)[4].

Além dos vieses já conhecidos, critérios divergentes de inclusão para o diagnóstico de demências, depressões tardias, pseudo-demência depressiva, esses estudos apontaram para um viés importante no Brasil: a variável escolaridade.

A presença de alta escolaridade atrasa o diagnóstico de demência, e a baixa escolaridade diagnostica como demenciados sujeitos analfabetos normais (Hototian et al., 2006)[12].

Outra questão importante é a Nosografia psiquiátrica. Termos ambíguos, como confusão mental, pensamento confuso, psicoses, neuroses, representam o ponto de partida para a maioria das dificuldades diagnósticas em psiquiatria geral, e em psiquiatria de idosos não é diferente, mesmo sendo uma área que permita o uso de instrumentos neuropsicológicos de mensuração de perdas cognitivas, de forma concreta, a clínica é soberana.

Nosografia psiquiátrica, o termo *Dementia* deriva do latim e teria sido usado em português, pela primeira vez, em 1679 (*Dicionário Houaiss*) além de já ter sido referido no Direito Romano no século V, e também sido usado pela escola Alemã de Psiquiatria para designar casos precoces de esquizofrenia, *Dementia* precoce, por Kraepellin (primeiro codificador da Psiquiatria)[1].

Além disso, demência significa declínio da mente, remetendo-nos à falsa idéia de um estado patológico terminal e sem tratamento, confundindo médicos e cuidadores que muitas vezes desistem do tratamento ou não aceitam o diagnóstico, especialmente nos casos leves, reversíveis e tratáveis. Ex.: Demência leve na doença de Alzheimer, maior causa de demência, cujo perfil clínico é amnésia progressiva, e somente reconhecida, pela maioria dos clínicos, quando a doença está em fases avançadas, ou seja, com importante alteração nos testes neuropsicológicos.

Tanto o DSM-IV, manual classificatório de transtornos mentais norte-americano, quanto a CID-10, mostram-nos que existe discordância sobre qual destes critérios seria o mais adequado, sendo que a adoção de um ou outro pode acarretar diferenças nos índices de prevalência de demência de uma mesma população. Nesta proporção de sujeitos com demência foi de 3,1% adotando-se o CID-10 como referência, e de 13,7%, partindo-se do DSM-IV[5]. Os principais pontos de discordância destas duas fontes são: memória de longa duração, função executiva, presença ou ausência de afasia, atividades sociais e duração dos sintomas; já na CID 10 há exigência de seis meses na duração dos sintomas para se fechar o diagnóstico (Erkinjuntti *et al.*, 1997)[5].

Presley *et al.* (2003)[6] observaram um baixo índice de concordância diagnóstica (0,15 a 0,41) na identificação de casos de demência estudando 5.089 indivíduos idosos, suspeitos de demência ou declínio cognitivo acompanhados por cinco anos.

Outro viés é o fato de países em desenvolvimento considerarem idosos sujeitos com 60 anos enquanto que os países desenvolvidos consideram idosos sujeitos com mais de 65 anos (SABE, 2001)[7].

Um outro critério para a detecção da Doença de Alzheimer foi proposto pelo *National Institute of Neurological and Communicative Disorders and Stroke and Alzheimer´s Disease and Related Disorders Association,* classificando a condição estudada de acordo com o nível de confiança: definitiva, provável ou possível[8]. Estudos clínicos, com confirmação histopatológica, comprovaram que os diagnósticos por ele propostos foram positivos em 85% dos casos estudados. A mesma classificação foi proposta pelo *National Institute of Neurological Disorders and Stroke* e *Association Internationale pour la Recherche et l`Enseignement em Nerosciences*, para a detecção da demência vascular.

A Demência sob a perspectiva dos dois manuais de classificação adotados pela psiquiatria

CID-10		DSM-IV
F00.0	Demência na Doença de Alzheimer	Demência tipo Alzheimer,
F00.1	Demência na doença de Alzheimer de início tardio (G30.1)	Demência vascular,
		Demência devido à doença do HIV,
F00.2	Demência na doença de Alzheimer, forma atípica ou mista (G30.8)	Demência devido a traumatismo Craniano,
		Demência devido à doença de Parkinson,
F00.9	Demência não especificada na doença de Alzheimer (G30.9†)	Demência devido à doença de Huntington,
		Demência devido à doença de Pick,
F01	Demência Vascular	Demência devido à doença de Creutzfeldt-Jakob,
F01.0	Demência vascular de início agudo	Demência devido a outras condições médicas gerais,
F01.1	Demência por infartos múltiplos	Demência persistente induzida por substância e
F01.2	Demência vascular subcortical	Demência devido a múltiplas etiologias.
F01.3	Demência vascular mista, cortical e subcortical	Demência sem outra especificação: incluída nesta seção para apresentações nas quais o clínico é incapaz de determinar uma etiologia específica para os múltiplos déficits cognitivos.
F01.8	Outra demência vascular	
F01.9	Demência vascular não especificada	
F02	Demência em outras doenças classificadas em outra parte	
F02.0	Demência da doença de Pick (G31.0)	
F02.1	Demência na doença de Creutzfeldt-Jakob (A81.0)	
F02.2	Demência na doença de Huntington (G10)	
F02.3	Demência na doença de Parkinson (G20)	
F02.4	Demência na doença do vírus da imunodeficiência humana [HIV] (B22.0)	
F02.8	Demência em outras doenças especificadas classificadas em outra parte	
F03	Demência não especificada	

Comparação dos critérios diagnósticos para Doença de Alzheimer, a partir da CID-10 e DSM-IV, e os critérios do *National Institute of Neurological and Communicative Disorders and Stroke and Alzheimer´s Disease and Related Disorders Association*

	CID-10	DSM-IV	NINCDS-ADRDA*
Declínio de memória	+	+	+
Declínio em relação ao nível prévio	+	+	+
Prejuízo de pelo menos uma função intelectual (além da memória)	+	+	+
Ausência de evidência clínica laboratorial para outras demências	+	+	+
Início insidioso	+	+	-
Deterioração lenta	+	-	+
Deterioração contínua	-	+	+
Sem início súbito	+	-	+
Sem sinais neurológicos focais	+	-	+
Declínio da capacidade de raciocinar	+	-	-
Afasia, apraxia, agnosia ou distúrbio da função executiva	-	+	-
Demência estabelecida por questionário	-	-	+
Demência confirmada por testagem neuropsicológica	-	-	+
Declínio das atividades de vida diária	+	-	-
Declínio social ou ocupacional	-	+	-
Idade de início entre 40 e 90 anos	-	-	+
Sem abuso de substâncias	-	+	-
Ausência de outro distúrbio mental maior	-	+	-
Declínio de memória	+	+	+
Declínio em relação a nível anterior	+	-	+
Sintomas e sinais focais	+	+	-
Início abrupto ou deterioração em degraus	-	+	+
Evidência laboratorial de DCV (doença cardio-vascular)	+	-	+
Tomografia computadorizada	-	+	-
Déficits não limitados ao episódio de delirium	+	-	+
Afasia, apraxia, agnosia ou disfunção executiva	+	+	-
Declínio em dois ou mais domínios cognitivos	-	-	+
Declínio intelectual	-	+	-
Insight e julgamento preservados	-	+	-
Declínio da função social ou ocupacional	+	-	-

Fonte: Replicado de "Critérios e Instrumentos para o Diagnóstico da Síndrome Demencial", Hototian SR e cols., capítulo do livro "Demências e trantornos cognitivos em idosos" de Bottino, Laks e Blay, Editora Guanabara Koogan, 2006.

Em vista dos desafios de se estabelecer o diagnóstico clínico dos transtornos neuropsiquiátricos nos idosos, faz-se necessário o uso, muitas vezes, de diversos recursos propedêuticos diferentes para sua identificação precisa e correta. Em linhas gerais, a propedêutica complementar tem por objetivo: estabelecer o diagnóstico do transtorno neuropsiquiátrico[9]; auxiliar o diagnóstico diferencial entre diferentes transtornos neuropsiquiátricos[10]; afastar causas orgânicas e/ou potencialmente tratáveis[11] (por exemplo, transtornos neuropsiquiátricos secundários a uma condição médica geral).

Porém, apesar de sua importância e grande difusão na prática médica atual, o uso dos recursos propedêuticos complementares e a interpretação de seus achados devem sempre ser feitos de acordo com os dados da história clínica do paciente. O uso indiscriminado e a interpretação fora de um contexto clínico apropriado dos resultados dos exames complementares podem provocar uma quantidade excessiva de diagnóstico falso-positivos, custos e despesas relacionadas a procedimentos e tratamentos desnecessários. Neste capítulo exploraremos as diversas vantagens e as limitações de diversos recursos propedêuticos complementares disponíveis na prática gerontopsiquiátrica. Enfocaremos principalmente o uso de escalas diagnósticas e de avaliação de gravidade de sintomas, escalas de avaliação cognitiva, exames laboratoriais, de imagem e outros exames usados em situações especiais.

Princípios gerais das escalas e instrumentos de avaliação clínica

Atualmente, encontramos uma série de escalas ou testes diagnósticos para transtornos psiquiátricos (p.ex.: SCID – *Structured Clinical Interview for DSM Disorders* ou CIDI – *Composite International Diagnostic Interview*)[9,10], ou para a avaliação da gravidade de sintomas psiquiátricos (PANSS – *Positive and Negative Syndrome Scale* ou a Escala de Depressão de Montgomery-Åsberg)[11,12], na prática clínica. Estes testes, ou escalas, podem classificados de diversas formas. Podem ser estruturados ou semi-estruturados. Nas escalas estruturadas, as perguntas são geralmente estáticas e não há a possibilidade de respostas diferentes daquelas previstas na escala. Um exemplo deste tipo é a Escala de Depressão Geriátrica (*Geriatric Depression Scale* – GDS)[13], na qual as respostas para as perguntas são do tipo "*sim*" ou "*não*". Já nas escalas semi-estruturadas, o avaliador apesar de ter um roteiro de perguntas predefinidas pode adaptar a maneira de fazê-las de acordo com o andamento da entrevista para melhor esclarecimento dos sinais e sintomas do paciente. O avaliador também pode usar seu julgamento clínico para determinar o escore final do paciente em uma determinada questão ou para a escala em geral. Um exemplo seria a Escala de Depressão de Hamilton[14], que deve ser pontuada ao final de uma entrevista clínica.

Outra forma de classificação das escalas é a de acordo com o modo de aplicação. A escala é considerada de auto-avaliação quando o próprio paciente responde às perguntas, como, por exemplo, no Inventário de Depressão de Beck[15]. Se a escala é administrada por um avaliador, podemos considerá-la como sendo de avaliação objetiva, por exemplo, a Escala de Avaliação de Mania de Young[16].

Outra maneira de se classificar as escalas diagnósticas é de acordo com a sua finalidade. Neste sentido, as escalas podem ser divididas em escalas, ou testes de rastreio ou de diagnóstico. As escalas de rastreio são testes de aplicação rápida e simples; seu resultado deve ser facilmente interpretado, e pode ser aplicado por pessoas leigas após treinamento adequado[17]. Geralmente, as escalas de rastreio privilegiam a sensibilidade *vs.* a especificidade diagnóstica, pois o objetivo principal de seu uso é a identificação do maior número de sujeitos sob risco de ter agravada sua saúde em avaliação. Seu uso é muito comum em programas de saúde pública, estudos populacionais e na prática clínica. Ao privilegiar a sensibilidade diagnóstica, elas não são específicas para o diagnóstico acurado dos transtornos psiquiátricos, e seu uso indiscriminado em um *setting* clínico pode levar a grande número de diagnósticos falso-positivos[18]. Já as escalas ou instrumentos de diagnóstico são mais detalhados e dão um maior número de informações aos clínicos, permitindo um diagnóstico mais acurado de determinado transtorno psiquiátrico (isto é, privilegia a especificidade *vs.* a sensibilidade diagnóstica). Porém, precisam de profissionais com maior treinamento para sua aplicação e interpretação correta dos seus resultados[19]. Portanto, sua aplicação restringe-se mais a estudos clínicos, e é menos usada em estudos de larga escala; por exemplo, os estudos epidemiológicos.

Além das limitações intrínsecas ao uso de escalas e testes diagnósticos na prática clínica, encontramos no Brasil uma outra importante limitação ao seu uso, pelo fato de que muitas das escalas e testes usados foram desenvolvidos em outros países, principalmente na América do Norte e na Europa. Desta maneira, há a necessidade de se traduzir para o português, adaptar transculturalmente, e validar sua utilização e normas para as particularidades da população brasileira[20]. Por ser um país continental, as particularidades regionais do Brasil ainda devem ser consideradas em todo este processo. Entretanto, relativamente ainda há poucas escalas e testes adequadamente adaptados, validados e normatizados para a população brasileira, o que limita a utilidade e a interpretação dos escores obtidos pelos pacientes durante a sua avaliação.

Escalas e testes diagnósticos em psiquiatria geriátrica

As escalas e testes diagnósticos em psiquiatria geriátrica são, em geral, os mesmos usados na psiquiatria geral. Entrevistas diagnósticas, como o SCID e o CIDI, geralmente são usadas em um contexto de pesquisa, pois apresenta boa validade interna e externa, confiabilidade intra e interavaliadores. Escalas de avaliação de sintomas psiquiátricos, como a Escala de Depressão de Hamilton e a Escala de Montgomery-Åsberg, também são muito usadas para a avaliação de pacientes geriátricos. Porém, estas entrevistas diagnósticas, testes e escalas de avaliação de sintomas psiquiátricos foram em grande parte desenvolvidas a partir dos critérios diagnósticos para os diferentes transtornos psiquiátricos de acordo com os principais manuais diagnósticos (DSM-IV e CID-10)[21,22], que geralmente privilegia a manifestação clínica mais comum dos transtornos psiquiátricos em sujeitos na idade adulta. Desta maneira, o uso destas escalas sem adapatações adequadas pode causar em menor ou maior número de diagnósticos nos pacientes idosos, tendo em vista as particulariedades das manifestações clínicas dos transtornos psiquiátricos no idoso. Por exemplo, o SCID não contempla uma sessão específica sobre transtornos cognitivos, apesar de estes estarem codificados tanto no DSM-IV e CID-10 e serem muito prevalentes entre os sujeitos idosos.

Para minorar estas dificuldades, alguns testes e escalas diagnósticas foram desenvolvidos especificamente para os sujeitos idosos. O CAMDEX (*Cambridge Assesment of Mental Disorders of the Elderly*)[23] é uma entrevista estruturada desenvolvida em 1986 na Inglaterra especificamente para o diagnóstico dos transtornos mentais em idosos. Inicialmente, ela se baseou nos critérios diagnósticos do DSM-IIIR, e em 2000 foi feita uma revisão (CAMDEX-R) para atualização e adequação à revisão dos critérios diagnósticos pelo DSM-IVR. O CAMDEX foi traduzido para o português[24] e atualmente tem sido utilizado por diversos grupos de pesquisa nacionais para a avaliação dos transtornos mentais nos idosos. A entrevista CAMDEX é composta de sete sessões, que incluem entrevista com o paciente e com o cuidador, avaliação cognitiva, exame físico e neurológico, exames complementares. Ela permite a classificação do paciente em diferentes síndromes neuropsiquiátricas, em especial os quadros demenciais, o delirium e a depressão. Uma vantagem adicional do CAMDEX é a possibilidade de se realizar uma avaliação cognitiva ampla, produzindo escores para diversos testes e escalas cognitivas amplamente usados em nosso meio, incluindo além do CAMCOG, o Mini-exame do Estado Mental, a Avaliação Mental Breve (AMT), Escala de Demência de Blessed, o Escore Isquêmico de Hachinski. Outras entrevistas diagnósticas que enfocam os transtornos mentais nos idosos são o AGECAT/GMS[25], mas são menos usadas em nosso meio.

Algumas escalas de rastreio e avaliação de gravidade de síndromes psiquiátricas e/ou comportamentais também foram desenvolvidas especificamente para ser usadas em pacientes idosos. Dentre estas destacam-se a Escala de Depressão Geriátrica (*Geriatric Depression Scale* – GDS), a Escala de Depressão em Demência de Cornell[26], o Inventário Neuropsiquiátrico (*Neuropsychiatric Inventory*)[27], entre outras. Algumas destas escalas foram validadas para seu uso no Brasil. A Escala de Depressão Geriátrica (EDG) em sua versão original é composta por 30 itens que abordam diversas questões sobre alterações do humor e de atividades de vida diária. As questões na EDG são diretas e permitem apenas respostas "sim" ou "não", o que limita sua utilização ao não permitir a possibilidade de gradação da intensidade de sintomas depressivos ou a hierarquização dos sintomas depressivos. Outras versões menores desta escala foram feitas, com destaque para a versão com 15, 10 ou 4 questões. Estas versões mantêm as propriedades psicométricas originais da EDG com 30 itens. Apesar de sua ampla utilização nos ambientes clínicos e de pesquisa, ela apresenta baixa confibilidade teste-reteste, baixa estabilidade temporal, e consistência interna ruim. Tais pontos limitam sua aplicabilidade e utilidade na rotina de avaliação diária dos pacientes idosos com depressão.

A Escala de Depressão em Demência de Cornell é muito usada em diversos estudos para avaliação de sintomas depressivos em pacientes com DA. Ela leva em consideração diversos aspectos particulares da apresentação das síndromes depressivas nos quadros demenciais e a percepção do cuidador também é valorizada. Esta escala foi traduzida, adaptada e validada para o Brasil, mantendo as propriedades psicométricas descritas originalmente. O Inventário Neuropsiquiátrico também foi traduzido e validado para o Brasil; avalia a presença de uma série de sintomas psicológicos (sintomas ansiosos, depressivos) e comportamentais (agitação psicomotora, ideação delirante, alucinações) nos pacientes com demência. A versão nacional também mantém as propriedades psicométricas das escalas originais e seu uso é válido para avaliar a gravidade dos sintomas comportamentais e psicológicos nas demências, assim como para monitorar a resposta ao tratamento.

Escalas e testes de avaliação cognitiva

Os quadros demenciais são muito prevalentes nas faixas etárias mais avançadas e constituem um importante problema de saúde pública. O dignóstico correto dos quadros demenciais envolve, além de uma história clínica e exame físico detalhado, a confirmação objetiva dos déficits cognitivos e funcionais. Para este fim, o clínico deve fazer uso das escalas e testes de avaliação cognitiva e funcional.

O Mini-exame do Estado Mental (MEEM)[28] é o teste cognitivo de rastreio mais utilizado tanto na prática clínica quanto em pesquisa tanto no Brasil quanto em diversos outros países. Ele avalia brevemente diversos domínios cognitivos, dentre eles orientação temporoespacial, registro de informações, atenção e cálculo, linguagem e praxia. Apresenta boa sensibilidade e especificidade para o diagnóstico dos quadros demencias em estágios leves a moderados, especialmente nos sujeitos com escolaridade de média a alta. Entretanto, nos extremos de escolaridade, o MEEM apresenta efeito "teto" (nos sujeitos de alta escolaridade) ou "chão" (nos sujeitos de baixa escolaridade) significativos. Portanto, os escores obtidos neste teste sempre devem ser interpretados de acordo com o nível de escolaridade do paciente. No Brasil, há diversas tentativas de se estabelecer pontos de corte ideais de acordo com o nível de escolaridade para o diagnóstico das síndromes demenciais[29]. Porém, diferenças regionais, aspectos metodológicos diferentes em cada estudo, definição da síndrome demencial e de desempenho cognitivo normal, dificultam um consenso nacional sobre este tópico[30].

Diversos outros testes de rastreio de demência são usados no nosso meio. Dentre eles destacam-se o teste do desenho do relógio[31], a fluência verbal (categorias semânticas e fonéticas)[32], o IQCODE (*Informant Questionnaire of Cognitive Decline in the Elderly*)[33]. O teste do desenho do relógio é muito usado na prática clínica para rastreio de quadros demenciais. É um teste de rápida aplicação e avalia simultaneamente diferentes domínios cognitivos: praxia, função executiva, atenção. Há diversas maneiras diferentes de se aplicar e pontuar o teste do desenho do relógio, destacando-se em nosso meio os métodos de Shulman, de Sunderland e de Mendez. A grande diversidade de possibilidade de aplicações e interpretações possíveis para este teste pode limitar a aplicabilidade em uma população heterogênea, ao dificultar a replicação e a "comunicação" dos resultados por diferentes centros e profissionais. Apesar disto, diversas iniciativas já foram feitas em nosso meio para validar normas de pontuação para este teste[32].

O teste de fluência verbal (FV) também é amplamente usado no rastreio de quadros demenciais. Ele pode ser dividido pelos domínios de linguagem que avalia: FV semântica ou FV fonética. Em ambas o paciente tem um limitante de tempo de geralmente um minuto para realizar o teste. Na FV semântica, solicita-se ao paciente que fale o maior número de objetos em um determinada categoria semântica (por exemplo, animais, frutas, itens de supermercado). Neste teste avalia-se principalmente a expressão da linguagem. Já a FV fonética, o fator restritivo é uma letra do alfabeto, geralmente as letras F – A – S. Neste teste avalia-se principalmente funções de linguagem e executiva. Já há normas e validação para o Brasil para ambos os grupos de testes de FV[33].

O IQCODE é um teste composto por 26 itens e feito com um informante que conhece e convive com o paciente há vários anos; compara o desempenho do paciente em relação a ele mesmo em diversos domínios congitivos e do funcionamento global. Em geral, solicita-se que o informante relate sua impressão sobre o paciente comparando o desempenho atual com 10 anos atrás. Os escores variam de muito melhor (1) a igual (3) e muito pior (5); o escore final é obtido através da soma das pontuações em cada item divididas por 26. Uma importante vantagem do IQCODE é o fato de que ele não sofre a influência da escolaridade do paciente. Por outro lado, seus escores são influenciados pelo padrão de relacionamento entre o informante e o paciente, pelas características de personalidade e o estado emocional do informante durante a avaliação.

O CAMCOG é uma avaliação cognitiva ampla e breve que produz, além de seu escore total, uma avaliação breve de diversos domínios da cognição: orientação, memória, linguagem, atenção, cálculo, praxia, percepção. Ele deriva da aplicação do CAMDEX, porém, pode ser feito isoladamente. Apresenta sensibilidade e especificidade acima de 80% para o diagnóstico de demência/DA na população brasileira[34]. Porém, assim como outros testes de avaliação cognitiva sofre o viés da escolaridade. Portanto, seus escores devem ser interpretados sempre à luz da escolaridade do paciente.

Outro teste cognitivo amplamente usado em nosso meio é o ADAS-cog (*Alzheimer's Disease Assessment Scale – cognitive subscale*). Esta escala foi traduzida e validada para o Brasil[35] e é considerado o "padrão-ouro" em estudos de intervenção em pacientes com DA para a avaliação do status cognitivo. Avalia principalmente os domínios cognitivos da memória, linguagem e praxia. Assim como CAMCOG, sofre importante influencia da escolaridade.

Há diversos outros testes, escalas e baterias para avaliação cognitiva e estagiamento do quadro demencial validados para a população brasileira, como a escala de demência de Mattis[36], a bateria cognitiva breve[37], escala de avaliação clínica (*Clinical Dementia rating – CDR*)[38], bateria cognitiva do CERAD[39].

Comprometimento cognitivo leve: particularidades da avaliação cognitiva

O comprometimento cognitivo leve (CCL) é caracterizado por déficits cognitvos objetivos do paciente, corroborado ou não pela queixa de maior dificuldade no desempenho de domínios cognitivos, mais comumente queixas de déficits de memória, sem a evidência de prejuízo funcional significativo e ausência de evidência de quadros demenciais[40]. O CCL é considerado uma fase intermediária entre o envelhecimento normal e os quadros demenciais, com uma taxa de progressão para demência em torno de 10% ao ano. É uma condição prevalente entre idosos, acomentendo cerca de 20% a 30% dos sujeitos nesta faixa etária[41].

Apesar da importância atual da identificação do CCL na investigação das queixas de déficits cognitivos, há diversas dificuldades na ampla utilização desta "categoria" diagnóstica na prática clínica. Os pacientes classificados como CCL são muito heterogêneos, com desfechos muitas vezes incertos, já que muitos desses pacientes não apresentam progressão de seus déficits cognitivos ("CCL estáveis") ou melhoram o desempenho cognitivo no acompanhamento. Outra limitação importante é a dificuldade na padronização de diferentes estratégias de avaliação e de caracterização desses pacientes em diferentes amostras populacionais[42].

Recentemente, diversos estudos brasileiros abordaram estas questões usando diferentes critérios para a identificação de pacientes com CCL, assim como diferentes estratégias de avaliação diagnóstica, com resultados muitas vezes divergentes. Esses estudos reforçam o fato de que a identificação e as características deste grupo de sujeitos são fortemente dependentes dos diferentes critérios e estratégias de avaliação usados para a avaliação, corroborando a idéia de que este seja um grupo de sujeitos altamente heterogêneo[41,42,43].

Propedêutica complementar

Exames laboratoriais

Os exames laboratoriais são parte fundamental da propedêutica complementar na investigação dos quadros neuropsiquiátricos em pacientes geriátricos. Eles podem auxiliar na identificação de condições médicas gerais que podem cursar com sintomas psiquiátricos; por exemplo, o hipotireoidismo no diagnóstico diferencial de sintomas depressivos. Podem auxiliar no diagnóstico etiológico de diferentes quadros demenciais, como as hipovitaminoses (vitamina B_{12} e ácido fólico) ou as demências infecciosas (sífilis terciárias ou demência no complexo AIDS-HIV). São importantes para o diagnóstico diferencial entre quadros demenciais; por exemplo, as síndromes demenciais neurodegenerativas primárias (doença de Alzheimer, demência por corpúsculos de Lewy) nas quais os exames subsidiários são geralmente normais ou com alterações pouco significativas e as demências vasculares, nas quais têm-se alterações significativas em exames complementares que avaliam o aparelho cardiovascular. Em geral, os principais exames complementares que devem ser solicitados na investigação das síndromes psiquiátricas no idoso são o hemograma completo, provas de função hepática, renal e tireoidiana, colesterol total e suas frações, ionograma, urina rotina, vitamina B_{12} e ácido fólico[44].

Exame de líquor

O exame do líquor (ou líquido cefalorraquidiano – LCR) não é feito de rotina na investigação das síndromes neuropsiquiátricas no idoso. Entretanto, pode fornecer informações importantes na investigação dos quadros que se apresentam de modo atípico, com evolução pouco comum, ou na investigação de quadros demenciais mais raros, como na doença de Creutzfeld-

Jacob, vasculites e infecções do SNC. Em geral, nas demências neurodegenerativas, nos quadros cerebrovasculares e na depressão geriátrica, os parâmetros avaliados de rotina no exame do LCR estão normais.

Entretanto, nos últimos anos o potencial para o uso do exame do LCR na investigação dos quadros demenciais neurodegenrativos, em especial para a DA, tem crescido exponencialmente. A dosagem de alguns biomarcadores da DA no LCR, como a proteína β-amilóide[45], a proteína Tau total e fosforilada, tem se mostrado muito promissora para a identificação dos pacientes nas fases prodrômicas da DA (por exemplo, durante o estágio de comprometimento cognitivo leve), quando o diagnóstico clínico tem pouca especificidade. Naqueles sujeitos que têm maior risco de evoluir para a doença de Alzheimer[46].

Exames de neuroimagem estrutural

Os exames de neuroimagem estrutural (tomografia computadorizada e ressonância magnética) são essenciais na investigação das síndromes piquátricas no idoso. Elas permitem avaliar o SNC de modo detalhado e podem identificar diversas condições neurológicas que podem se manifestar através de quadros neuropsiquiátricos; por exemplo, tumores do SNC, hematoma subdural e a hidrocefalia de pressão normal. Seu uso auxilia no diagnóstico diferencial de diferentes síndromes demenciais; por exemplo, DA vs. demência vascular. Além disto, alguns padrões de neuroimagem sugerem fortemente determinados quadros demenciais; por exemplo, atrofia intensa das estruturas mediais do lobo temporal (formações hipocampais e parahipocampais) pode sugerir quadro de DA, enquanto atrofia intensa dos lobos frontais e/ou temporais bi ou unilateral sugere quadro de demência frontotemporal[47].

Outros exames

Uma extensa gama de outros exames complementares pode ser usado durante a investigação dos quadros neuropsiquiátricos nos idosos. Alterações eletroencefalográficas são geralmente pouco específicas, em geral mostrando alentecimento difuso da atividade elétrica cerebral nas diferentes síndromes demenciais neurodegenerativas. Entretanto, pode ser muito útil na investigação de suspeia de epilepsia, nos quadros de *Delirium* secundários a diversas encefalopatias (por exemplo, na encefalopatia hepática), e em alguns quadros demenciais como na doença de Creutzfeld-Jacob.

Exames de neuroimagem funcional (SPECT e o PET) têm sido usado com maior freqüência na investigação das síndromes neuropsiquiátricas em idosos, principalmente no diagnóstico diferencial das síndromes demenciais. Esses exames avaliam o fluxo sangüíneo (SPECT) ou o metabolismo (PET) de regiões cerebrais específicas. Portanto, nos fornecem informações importantes sobre o funcionamento de determinadas regiões cerebrais nas diferentes condições patológicas. Os diferentes quadros demenciais podem apresentar padrões distintos de funcionamento cerebral, o que pode auxiliar no seu diagnóstico diferencial. Nas demências fronto-temporais observa-se um hipofluxo/hipometabolismo as regiões (uni- ou bilaterais); já na DA, predomina o padrão de hipofluxo/hipometabolismo nas regiões parietotemporais bilaterais. Na demência vascular, o padrão de hipofluxo/hipometabolismo nas regiões cerebrais é mais heterogêneo e varia de acordo com o padrão das lesões cerebrovasculares. Entretanto, estes exames são caros e pouco acessíveis na maioria dos centros, portanto mais restritos a centros de pesquisa[48].

Conclusão

A propedêutica complementar para a investigação dos quadros neuropsiquiátricos no idoso é muito ampla. Tendo em vista as particulariedades e especificidades dos neuropsiquiátricos nos idosos, o uso sem critérios e indicações não bem definidas dos exames e testes complementares podem levar a um excesso de procedimentos diagnósticos muitas vezes desnecessários, caros e que não fornecem informações que permitam o diagnóstico mais preciso e a tomada de decisões terapêuticas mais adequadas. O exame clínico cuidadoso e pormenorizado deve sempre ser a "guia-mestre" para a investigação complementar desses pacientes.

Referências

1. Hototian SR. Identificação de Suspeitos de Demência em três Distritos do Município de São Paulo. Dissertação de Mestrado defendida pelo Departamento de Psiquiatria da Faculdade de Medicina da Universidade de São Paulo. 2004.

2. Hototian SR, Lopes MA, Azevedo D, Tatsch M, Bazzarella MC, Bustamante SE, Litvoc J, Bottino CM. Prevalence of cognitive and functional impairment in a community sample from São Paulo, Brazil. Dement Geriatr Cogn Disord. 2008;25(2):135-43. Epub 2007 Dec 19.

3. Lopes MA, Hototian SR, Bustamante SE, Azevedo D, Tatsch M, Bazzarella MC, Litvoc J, Bottino CM. Prevalence of cognitive and functional impairment in a community sample in Ribeirão Preto, Brazil. Int J Geriatr Psychiatry. 2007 Aug;22(8):770-6.

4. Bottino CMC, Almeida OP, Tamai S, Forlenza OV, Scalco MZ, Carvalho IAM. Entrevista estruturada para diagnóstico de transtornos mentais em idosos – CAMDEX – The Cambridge examination for mental disorders of the elderly. Versão brasileira (traduzida e adaptada com autorização dos editores, Cambridge University Press), São Paulo, 1999.

5. Erkinjuntti T, Ostbye T, Steenhuis R, Hachinski V. The effect of different diagnostic criteria on the prevalence of dementia. N Engl J Med. 1997 Dec 4;337(23):1667-74.

6. Pressley JC, Trott C, Tang M, Durkin M, Stern Y. Dementia in community-dwelling elderly patients: A comparison of survey data, medicare claims, cognitive screening, reported symptoms, and activity limitations. J Clin Epidemiol. 2003 Sep;56(9):896-905.

7. SABE, 2001 – XXXVI XXXVII Reunión del Comité Asesor de Investigaciones en Salud, Jamaica; 2001.

8. McKhann G, Drachman D, Folstein M, Katzman R, Price D, Stadlan EM. Clinical diagnosis of Alzheimer's disease: report of the NINCDS-ADRDA Work Group under the auspices of Department of Health and Human Services Task Force on Alzheimer's Disease. Neurology. 1984 Jul;34(7):939-44.

9. Wang YP, Lotufo Neto F, Soares CMSM. 2005. Entrevista clínica estruturada para transtornos do eixo I do DSM-IV. Núcleo de Epidemiologia Psiquiátrica, Instituto de Psiquiatria do Hospital das Clínicas da Faculdade de Medicina da Universidade de São Paulo. São Paulo, Brasil.

10. Quintana MI, Gastal FL, Jorge MR, Miranda CT, Andreoli SB. Validity and limitations of the Brazilian version of the composite international diagnostic interview (cidi 2.1). Rev Bras Psiquiatr 2007; 29: 18-22.

11. Vessoni ALN. Adaptação e estudo de confiabilidade da escala de avaliação de síndrome positiva e negativa para esquizofrenia no Brasil. Tese de mestrado da Escola Paulista de Medicina, 1993, São Paulo.

12. Silberman, Cláudia Débora et al. Recognizing depression in patients with Parkinson's disease: accuracy and specificity of two depression rating scale. Arq Neuro-Psiquiatr 2006: 64 (2B):407-411.

13. Almeida OP, Almeida SA. Reliability of the Brazilian version of the abbreviated form of Geriatric Depression Scale (GDS) short form. Arq Neuropsiquiatr 1999;57:421-426.

14. Moreno RA, Moreno DH. Escalas de avaliação para depressão de Hamilton (HAM-D) e de Montgomery-Åsberg (MADRS). In: Gorestein C, Andrade LHSG, Zuardi AW. Escalas de Avaliação Clínica em Psiquiatria e Psicofarmacologia. 2ª edição. Pp. 71 – 88. São Paulo, Brasil, 2008.

15. Gorenstein C, Andrade L. Validation of a Portuguese version of the Beck depression inventory and the state-trait anxiety inventory in Brazilian subjects. Braz J Med Biol Res 1996; 29:453-457.

16. Vilela JAA. Estudo da confiabilidade e validade de uma versão modificada da Young Mania Rating Scale. Dissertação de Mestrado da Faculdade de Medicina da Universidade de São Paulo, Ribeirão Preto, 180 pp, 2000.

17. Lorentz WJ, Scanlan JM, Borson S. Brief screening tests for dementia. Can J Psychiatr 2002; 47: 723-733.

18. Ashford J, Borson S, O'Hara R. Should older adults be screened for dementia? Alzheim Dementia 2006; 2:76-85.

19. Marin DB, Sewell MC, Schlechter A. Alzheimer's disease: accurate and early diagnosis in the primary care. Geriatrics 2002; 57:36-40.

20. Menezes PR, Nascimento AF. Validade e confiabilidade das escalas de avaliação em psiquiatria. In: Gorestein C, Andrade LHSG, Zuardi AW. Escalas de Avaliação Clínica em Psiquiatria e Psicofarmacologia. 2ª edição. Pp. 23-28. São Paulo, Brasil, 2008.

21. Classificação Estatítica Internacional de Doenças e Problemas Relacionados a Saúde, 10ª Revisão. Organização Mundial de Saúde, 1993.
22. American Psychiatric Association. Diagnostic and statistical manual of mental disorders, 4.Ed. Washington, DC; American Psychiatric Association, 1994.
23. Roth M, Tym E, Mountjoy CQ, Huppert FA, Hendrie H, Verma S, Goddard R. CAMDEX: A Standardized Instrument for the Diagnosis of Mental Disorders in the Elderly with Special Reference to Early Detection of Dementia. Br J Psychiatry 1986;149:698-709.
24. Bottino CMC, Almeida OP, Tamai S. Entrevista Estruturada para Diagnóstico de Transtornos Mentais em Idosos. PROTER, Instituto de Psiquiatria do Hospital das Clínicas da Faculdade de Medicina da USP, 1999.
25. Copeland JRM, Dewey D, Grifiths-Jones HM. Psychiatric case nomenclature and a computerised system diagnostic system for elderly: GMS and AGECAT. Psychol Med 1986;16:89-99.
26. Carthery-Goulart MT, Areza-Fegyveres R, Schultz RR, Okamoto I, Caramelli P, Bertolucci PH, Nitrini R. Brazilian version of the Cornell depression scale in dementia. Arq Neuropsiquiatr. 2007;65(3B):912-5.
27. Camozzato AL, Kochhann R, Simeoni C, Konrath CA, Pedro Franz A, Carvalho A, Chaves ML. Reliability of the Brazilian Portuguese version of the Neuropsychiatric Inventory (NPI) for patients with Alzheimer's disease and their caregivers. Int Psychogeriatr. 2008;20:383-93.
28. Bertolucci PH, Brucki SM, Campacci SR, Juliano Y. The Mini-Mental State Examination in a general population: impact of educational status. Arq Neuropsiquiatr 1994;52:1-7.
29. Brucki SM, Nitrini R, Caramelli P, Bertolucci PH, Okamoto IH. Suggestions for utilization of the mini-mental state examination in Brazil. Arq Neuropsiquiatr 2003;61(3B):777-81.
30. Nitrini R, Caramelli P, Bottino CM, Damasceno BP, Brucki SM, Anghinah R; Academia Brasileira de Neurologia. Diagnosis of Alzheimer's disease in Brazil: cognitive and functional evaluation. Recommendations of the Scientific Department of Cognitive Neurology and Aging of the Brazilian Academy of Neurology. Arq Neuropsiquiatr 2005;63(3A):720-7.
31. Fuzikawa C, Lima-Costa HF, Uchôa E, Shulman K. Correlation and agreement between the Mini-mental State Examination and the Clock Drawing Test in older adults with low levels of schooling: the Bambuí Health Aging Study (BHAS). Int Psychogeriatrics 2007; 19:657-67.
32. Brucki SM, Malheiros SM, Okamoto IH, Bertolucci PH. Normative data on the verbal fluency test in the animal category in our milieu. Arq Neuropsiquiatr 1997;55:56-61.
33. Abreu ID, Nunes PV, Diniz BS, Forlenza OV. Combining Functional Scales and Cognitive Tests in Screening for Mild Cognitive Impairment (MCI) at a University-Based Memory Clinic in Brazil. Rev Bras Psiquiatr 2008 [ahead of print].
34. Nunes PV, Diniz BS, Radanovic M, Dutra I, Borelli DT, Yassuda MS, Forlenza OV. CAMCOG as a screening tool for diagnosis of Mild Cognitive Impairment and Dementia. Int J Geriatric Psychiatr 2008; 23:1127-1133.
35. Schultz RR, Siviero MO, Bertolucci PH. The cognitive subscale of the "Alzheimer's Disease Assessment Scale" in a Brazilian sample. Braz J Med Biol Res. 2001;34:1295-302.
36. Porto CS, Fichman HC, Caramelli P, Bahia VS, Nitrini R. Brazilian version of the Mattis dementia rating scale: diagnosis of mild dementia in Alzheimer's disease. Arq Neuropsiquiatr 2003;61(2B):339-45.

37. Nitrini R, Lefèvre BH, Mathias SC, Caramelli P, Carrilho PE, Sauaia N, Massad E, Takiguti C, Da Silva IO, Porto CS, et al. Neuropsychological tests of simple application for diagnosing dementia. Arq Neuropsiquiatr 1994;52:457-65.
38. Maia AL, Godinho C, Ferreira ED, Almeida V, Schuh A, Kaye J, Chaves ML. Application of the Brazilian version of the CDR scale in samples of dementia patients. Arq Neuropsiquiatr 2006;64(2B):485-9.
39. Bertolucci PH, Okamoto IH, Brucki SM, Siviero MO, Toniolo Neto J, Ramos LR. Applicability of the CERAD neuropsychological battery to Brazilian elderly. Arq Neuropsiquiatr 2001;59(3A):532-6.
40. Winblad B, Palmer K, Kivipelto M, Jelic V, Fratiglioni L, Wahlund LO, Nordberg A, Bäckman L, Albert M, Almkvist O, Arai H, Basun H, Blennow K, de Leon M, DeCarli C, Erkinjuntti T, Giacobini E, Graff C, Hardy J, Jack C, Jorm A, Ritchie K, van Duijn C, Visser P, Petersen RC. Mild cognitive impairment--beyond controversies, towards a consensus: report of the International Working Group on Mild Cognitive Impairment. J Intern Med 2004;256:240-6.
41. Bruscoli M, Lovestone S. Is MCI really just early dementia? A systematic review of conversion studies. Int Psychogeriatr 2004;16:129-40.
42. Diniz BS, Yassuda MS, Nunes PV, Radanovic M, Forlenza OV. Mini-mental State Examination performance in mild cognitive impairment subtypes. Int Psychogeriatr 2007;19:647-56.
43. Diniz Bs, Nunes PV, Yassuda MS, Pereira FS, Flaks MK, Viola LF, Radanovic M, Abreu ID, Borelli DT, Gattaz WF, Forlenza OV. Mild Cognitive Impairment: Cognitive Screening or Neuropsychological Assessment? Rev Bras Psiquiatr 2008 [ahead of print].
44. Chaves ML, Camozzato AL, Godinho C, Kochhann R, Schuh A, de Almeida VL, Kaye J. Validity of the clinical dementia rating scale for the detection and staging of dementia in Brazilian patients. Alzheimer Dis Assoc Disord 2007; 21(3):210-7.
45. Nitrini R, Caramelli P, Bottino CM, Damasceno BP, Brucki SM, Anghinah R; Academia Brasileira de Neurologia. Diagnosis of Alzheimer's disease in Brazil: diagnostic criteria and auxiliary tests. Recommendations of the Scientific Department of Cognitive Neurology and Aging of the Brazilian Academy of Neurology. Arq Neuropsiquiatr 2005;63(3A):713-9.
46. Diniz BS, Pinto Jr. JA, Forlenza OV. Do CSF total tau, phosphorylated tau, and beta-amyloid 42 help to predict progression of mild cognitive impairment to Alzheimer's disease? A systematic review and meta-analysis of the literature. World J Biol Psychiatry 1008; 9: 172-182.
47. Busatto GF, Diniz BS, Zanetti MV. Voxel-based morphometry in Alzheimer's disease. Expert Rev Neurother. 2008 Nov;8(11):1691-1702.
48. Nitrini R, Buchpiguel CA, Caramelli P, Bahia VS, Mathias SC, Nascimento CM, Degenszajn J, Caixeta L. SPECT in Alzheimer's disease: features associated with bilateral parietotemporal hypoperfusion. Acta Neurol Scand 2000;101(3):172-6.

PSICOFARMACOLOGIA GERIÁTRICA

2

Psicofarmacologia

Retrospectiva Crítica e
Aspectos Atuais

Isac Germano Karniol

Dos tratamentos médicos modernos, a Psicofarmacoterapia – a utilização de medicamentos que, por sua atuação no Sistema Nervoso Central (SNC), na mente, são usados para tratar as suas patologias – foi um dos campos que bastante se desenvolveram. Apesar do progresso alcançado, é necessário relembrar que sua atuação é principalmente sintomática, não causal. De fato, as causas últimas biológicas das doenças mentais ainda são desconhecidas (Karniol, 2001).

Em conjunto, a eficácia dos psicofármacos modernos não é maior do que a daqueles pioneiros descobertos nas décadas 50 e 60 do século passado, como os antipsicóticos clorpromazina e haloperidol, antidepressivos, como a imipramina e amitriptilina, e ansiolíticos-hipnóticos benzodiazepínicos, como diazepam e clordiozepóxido. Os mais recentes se distinguem sim, e muito, na produção de efeitos colaterais. Isto é muito importante no seu uso em idosos (Karniol, 2001; Ritchie, 2007).

A Psiquiatria da terceira idade é hoje uma subespecialidade consolidada. Publicações já clássicas, como o *Oxford Textbook of old age Psychiatry*, a partir de sua 1ª edição de 1990, até a última de 2007, editada por Jacobi e cols., se transformou num texto quase enciclopédico, com cerca de 800 páginas e uma vasta bibliografia. Nele, o capítulo sobre Psicofarmacologia de Ritchie tem um destaque todo especial, além de outras informações contidas nos vários capítulos clínicos. E assim também com os Tratados de Psicofarmacologia Clínica, como o editado em 2006 por Schatzberg e Nemeroff, que tem um capítulo especial sobre a Psicofarmacoterapia de idosos (Roose e cols., 2006; Ritchie, 2007; Jacobi e cols., 2007).

Algumas considerações críticas iniciais podem ser levantadas a partir da leitura destes e de outros autores a serem considerados quando do uso de Psicofármacos na terceira idade:

1. O envelhecimento, mesmo saudável, traz consigo uma prevalência maior de certas queixas, como tristeza e insônia, de quadros psicopatológicos, como depressão, nos quais queixas corporais são muito freqüentes, e quadros psicopatológicos quase únicos, como agitação psicomotora, delírios e alucinações que acompanham as demências (Jacobi e cols., 2007).

2. Interferências socioeconômico-familiares desencadeiam ou intensificam os quadros psiquiátricos. Elas são geralmente de difícil resolução e influenciam o tratamento psicofarmacológico; alguns exemplos neste sentido são: o residir só, isolamento afetivo, perda de amigos, de familiares ou de um animal de estimação, mudanças de residência, ameaça ou certeza de ter que involuntariamente residir com familiares ou em instituições muitas vezes precárias, além de internações clínicas às vezes prolongadas. Já com modelos em animais de laboratório, verificou-se que estressores modificam a ação das drogas (Copper e cols., 2005; Jacobi e cols., 2007).

3. Com o envelhecimento, o funcionamento do organismo como um todo se modifica, daí, como será visto adiante, as modificações farmacocinéticas na ação das drogas; alguns órgãos e sistemas são particularmente afetados, como a diminuição da metabolização he-

pática e excreção renal, o que facilita intoxicações medicamentosas; também fármacos como os benzodiazepínicos têm seu efeito exacerbado no SNC do idoso, com intensos desequilíbrios motores, quedas e fraturas que podem ser catastróficas. Existe uma recomendação que sempre deve ser lembrada quando do uso dos psicofármacos no idoso: usar doses menores; se possível, iniciar lentamente o tratamento e considerar sempre que possível a sua suspensão (Lader, 1980; Fliser, 1999; Muhllberg & Plett, 1999; Cogger, 2005; Ritchie, 2007; Jacobi e cols., 2007).

4. Os idosos freqüentemente são polimedicados, tanto com medicamentos clínicos como com psicofármacos, muitas vezes desnecessariamente e com doses inadequadas, subclínicas. Abre-se, portanto, um vasto espectro de interações medicamentosas desnecessárias, em que ajustes das dosagens e retirada de alguns medicamentos são muito difíceis. Difícil também é localizar qual das drogas, ou droga, estão acarretando um determinado efeito colateral (Laroche, 2006; Ritchie, 2007).

5. As alterações cognitivas, principalmente da memória, mesmo nos idosos não dementes, contribuem para esquecimentos e uso inadequado das medicações prescritas por períodos prolongados; considerar a meia-vida plasmática e não dividir a administração em várias tomadas diárias, quando uma ou duas seriam suficientes, devem ser lembrados (Lader, 1980; Ritchie, 2007).

6. O efeito terapêutico dos antidepressivos ou antipsicóticos surgem depois de uma latência de vários dias ou semanas; já os colaterais diretos ou resultantes da interação com outros medicamentos são quase imediatos. A cautela ao iniciar o tratamento do idoso deve sempre ser lembrada (Lader, 1980; Karniol, 2001; Cooper, 2005; Ritchie, 2007).

7. As pesquisas em Farmacologia Clínica com Psicofármacos, principalmente as toxicológicas envolvendo voluntários normais, ou mesmo as Clínicas de fases mais adiantadas, são predominantemente feitas em populações ou amostras mais jovens. Com isto, as informações para o

uso destas drogas no idoso são como que indiretas, uma situação difícil de ser corrigida (Roose, 2006; Ritchie, 2007).

8. As bulas detalhadas, nas quais torna-se difícil para o leigo diferenciar efeitos colaterais raros, quase imprevisíveis, daqueles mais freqüentes, ao lado de informações pela Internet, aparentemente são exigências dos órgãos de Vigilância Sanitária no primeiro caso, e uma das características do compartilhamento moderno do saber, mesmo o técnico no segundo. Pacientes hipocondríacos, ou no caso dos idosos cujos familiares estão freqüentemente preocupados, às vezes trazem dificuldades para a instituição de alguns tratamentos. A qualidade da relação médico-paciente e médico-familiar torna-se muito importante nestes casos (Karniol, 2001, 2006).

9. A literatura sobre a Farmacocinética e principalmente sobre a possibilidade de interações medicamentosas é bastante vasta e complexa, o que leva à recomendação do levar em conta conceitos e princípios gerais para o prescritor de psicofármacos em idosos. O conhecimento detalhado, particularizado, sobre cada uma das drogas é quase impossível, o que traz situações dramáticas quando de emergências (Lader, 1980; Karniol, 2006; Ritchie, 2007).

10. A Psicofarmacologia Clínica moderna atingiu uma sofisticação metodológica notável, principalmente em relação às análises estatísticas. Com isto, a leitura de artigos científicos das melhores publicações de nível internacional tornou-se uma tarefa árdua, na qual a importância clínica ou não de um determinado achado é de difícil compreensão para o clínico não pesquisador, não especialista. Mesmo revisões na chamada Medicina Baseada em Evidências levam em conta somente trabalhos metodologicamente adequados, que raramente são feitos com idosos e não consideram o conhecimento advindo do uso clínico mais prolongado, sem obedecer tanto o suficiente rigor metodológico.

11. A questão dos remédios manipulados, de largo uso no nosso meio, com preços atraentes, mas para os quais não existem informações sobre testes clínicos que atestariam sua qualidade (Karniol, 2006).

Alguns conceitos fundamentais

O efeito das drogas no organismo é dividido didaticamente em Farmacodinâmica e Farmacocinética (Guimarães, 2000).

Farmacodinâmica é a ação da droga no organismo; no caso dos psicofármacos, o interesse é a atuação no SNC. Por exemplo, o bloqueio da recaptação da serotomina pelo antidepressivo fluoxetina, levando a um maior teor do neurotransmissor na sinapse e, como conseqüência, a um maior efeito farmacológico, que seria importante para o tratamento sintomático da depressão. A Farmacodinâmica dos psicofármacos no idoso não se distingue daquela com os mais jovens. No entanto, alterações estruturais ou doenças mais comuns no envelhecer, como as demências, podem alterar várias características do SNC, onde as drogas atuam, trazendo conseqüências clínicas não observadas nos mais jovens. Um exemplo seria a destruição de vias colinérgicas nas demências ou no envelhecimento normal, que pode, como compensação, tornar hipersensíveis os receptores da acetilcolina remanescentes. Tornam-se então comuns quadros de *delirium* e uma maior probabilidade de iniciar ou acentuar a discinesia tardia (movimentos involuntários bucolinguomastigatórios ou de extremidades conseqüentes ao uso dos antipsicóticos) com o uso de drogas de ação anticolinérgica, como a clorpromazima. Na periferia, pelo mesmo mecanismo, pode ocorrer uma maior ação vagal, que felizmente não tem usualmente maior importância clínica. Quando ao lado da ação anticolinérgica de medicamentos como o antidepressivo imipramina, ainda por bloqueio da recaptação de outros neurotransmissores (noradrenalina e serotomina), ocorre uma maior atuação destes na parede do sistema gastrointestinal. Com isto, no idoso o trânsito gastrointestinal se altera, existe uma menor absorção do medicamento e como conseqüência teores plasmáticos subclínicos são atingidos. Isto ocorre principalmente no início do tratamento (Jeste, 2000; Karniol, 2001; McKinney & Jacksonville, 2005).

Farmacocinética é o conjunto das ações do organismo sobre as drogas, ou seja, sua absorção, características da distribuição pelos vários compartimentos do corpo, metabolismo hepático, excreção pelos rins e interação com outros psicofármacos e medicamentos de uso clínico geral. Em relação à Farmacocinética, jovens e idosos se distinguem, e muito, com importantes conseqüências clínico-terapêuticas (Roose, 2006; Ritchie, 2007).

Após serem absorvidas a partir do intestino delgado, passando pelo sistema porta, as drogas atingem o fígado, onde são metabolizadas, biotransformadas. Este conjunto de ações hepáticas constitui o chamado "primeiro passo de metabolização". Nos hepatócitos os fármacos passam inicialmente por oxidação, redução e hidrólise. As reações oxidativas são as mais importantes nesta primeira fase de metabolização, ocorrem no citoplasma do hepatócito pela ação de enzimas do retículo endoplasmático que, centrifugado, forma partículas denominadas microssomos. Das enzimas oxidativas destacam-se as do citocromo P-450, que é formado por mais de 30 isoenzimas. Já numa segunda, ocorre a conjugação, a união da droga inicial ou de seus metabólitos, inativos ou não, com compostos polares pequenos. Com isto, a inativação dos fármacos se completa, formando-se compostos menos lipossolúveis, mais solúveis na água, no plasma, mais facilmente eliminados do organismo pelos rins (Lader, 1980; Guimarães, 2000; Roose e cols., 2006; Ritchie, 2007).

A partir do fígado a droga original, ou seu metabólito ainda ativo, atinge o Sistema Cardiovascular e une-se a proteínas plasmáticas (albumina principalmente). Esta ligação é reversível (A $\rightleftharpoons$ B), e somente a droga livre é capaz de penetrar em outros compartimentos, órgãos e sistemas. Este processo é também influenciado pela maior ou menor lipossolubilidade, e maior ou menor ionização do medicamento. Drogas mais lipossolúveis, e menos ionizáveis, são capazes de penetrar mais nos vários compartimentos corporais. No caso da lipossolubilidade, o que é característico dos psicofármacos, isto é fundamental. Após entrarem no SNC, no tecido muscular e/ou depósitos de gorduras, o que pode ocorrer concomitantemente, os psicofármacos podem retornar à corrente circulatória, voltar a circular pelo fígado, serem metabolizados, e excretados pela bile para o intestino por um mecanismo chamado entero-hepático, e daí chegam às fezes, e principalmente como metabólitos (inativos ou não) chegar aos rins, de onde, dependendo da hipossolubilidade e estado de ionização, serem finalmente eliminados ou reabsorvidos para a corrente circulatória (Lader, 1980; Guimarães, 2000).

Um conceito farmacocinético indispensável para a correta utilização de psicofármacos em idosos, com o que melhor ação clínica é produzida, com efeitos colaterais mais toleráveis, é o de meia-vida plasmática. Esta meia-vida sendo levada em conta, mais facilmente o estado de equilíbrio (plasmático, de ação biológica) é atingido (*steady-state*); ou seja, o tempo decorrido, geralmente medido pelo número de meias-vidas plasmáticas, entre o início do tratamento e o equilíbrio entre a quantidade de droga que está sendo usada e o teor eliminado. Com isto, a cada momento concentrações plasmáticas constantes são atingidas, e os resultados terapêuticos são mais regulares. Da mesma forma pode-se decidir em quantas tomadas diárias o medicamento deve ser usado, evitando-se picos plasmáticos, que podem ocasionar maiores efeitos colaterais, e número de tomadas diárias exagerado, com o que se diminui geralmente o uso correto do remédio (Lader, 1980; Guimarães, 2000; Ritchie, 2007).

O conceito de meia-vida plasmática leva em conta a cinética de absorção e a eliminação de primeira ordem. Neste caso, o quanto da droga absorvida ou eliminada no organismo não é constante é proporcional às concentrações consideradas, por exemplo, no plasma. Na cinética de ordem zero uma fração constante da droga é absorvida ou eliminada, o que independe da dose usada ou concentração plasmática atingida. De um modo geral, o uso de psicofármacos obedece à cinética de primeira ordem. Dependendo da forma de administração, no entanto, alguns psicofármacos têm cinética de absorção de ordem zero. Este é o caso, por exemplo, da fluoxetina de liberação lenta por via oral, e do haloperidol depot, de depósito, por via intramuscular. Estas preparações devem ser usadas com cautela no idoso. Quanto à excreção, um exemplo clássico de droga que obedece à cinética zero é o álcool, pois, independentemente do teor ingerido, ou da concentração plasmática atingida, sua velocidade de eliminação é de 10 ml/litro. Por isto intoxicações com o álcool no idoso podem ser catastróficas (Lader, 1980; Guimarães, 2000; Ritchie, 2007).

No idoso não é incomum a saturação dos mecanismos de eliminação das drogas pelo organismo. Isto pode-se dar tanto pela diminuição da capacidade de metabolização hepática ou da excreção renal. Com isto, a mais freqüente cinética de primeira ordem dos psicofármacos é substituída pela de ordem zero, com conseqüências clínicas graves. Isto é particularmente importante no caso de desordens renais ou hepáticas. Drogas com índice terapêutico baixo, como é o caso do lítio, com baixa relação entre a dose ou nível plasmático e a dose ou teor tóxico, são de uso problemático, ou mesmo contra-indicado nestes casos (Lader, 1980; Fliser, 1999; Mühlberg, 1999; Guimarães, 2000; Cogger e cols., 2005; Roose e cols., 2006; Ritchie, 2007).

Meia-vida plasmática (T ½) é o tempo decorrido para que a concentração plasmática inicial de uma droga caia pela metade. A maior parte dos medicamentos no organismo é eliminada após 4 ou 5 meias-vidas (aproximadamente 95%). Como intoxicações casuais ou intencionais com psicofármacos em idosos são relativamente freqüentes, levar em conta este parâmetro pode ser particularmente importante. Do ponto de vista da ação clínica desejável, o ideal a ser atingido é o *steady-state*, quando os efeitos colaterais são minimizados e os terapêuticos maximizados. Usualmente o tempo necessário para que este estado de equilíbrio seja atingido é de 4 a 5 meias-vidas. Neste estado, dobrar a dose não significa obrigatoriamente dobrar a concentração plasmática, porque a metabolização e excreção também aumentam (Lader, 1980; Guimarães, 2000; Ritchie, 2007).

Quanto ao intervalo entre as doses, eles podem chegar até a 2/3 de meia-vida plasmática, com o que não ocorrem grandes flutuações no nível plasmático. No idoso isto sempre deve ser lembrado. Com psicofármacos como a amitriptilina e o diazepam, nos quais a meia-vida plasmática é muito longa, uma única dose diária é recomendável; logicamente este raciocínio não é válido para o início do tratamento, principalmente em idosos, quando o recomendável é dividir a dose diária em várias tomadas (Lader, 1980; Guimarães, 2000; Karniol, 2001, 2006; Ritchie, 2007).

Genericamente, é possível afirmar que a população idosa é homogênea quanto à faixa etária, e bastante heterogênea em relação às características de cada paciente (Jacobi e cols., 2007). De fato, existe uma variabilidade individual marcante em relação aos vários fatores gerontológicos que influenciam a biodisponibilidade, a possibilidade da ação biológica de uma droga. A tendência à homogeneização destas características só ocorre em idades mais avançadas, acima dos 80-90 anos.

Existem, portanto, alterações gerais no organismo que ocorrem com o envelhecimento, mas elas não são homogêneas, e o estado clínico-funcional de cada paciente precisa ser considerado (Ritchie, 2007).

Um outro fator a ser considerado é a diminuição do teor de albumina plasmática, que pode se tornar intenso quando de infecções agudas, cirurgias ou desnutrições. Normalmente somente uma fração livre do psicofármaco atravessa a barreira hematoencefálica e penetra no SNC. No caso da queda do teor de albumina, a concentração da droga que atinge o SNC pode se tornar tóxica (Guimarães, 2000; Ritchie, 2007).

O conceito de volume de distribuição de uma droga é bastante útil no manejo dos psicofármacos no idoso, isto quando é factível a dosagem dos teores plasmáticos dos medicamentos (ver adiante). Seu aumento, ou seja, concentrações plasmáticas baixas diante da dose administrada, pode corresponder a maiores concentrações do fármaco no SNC, uma possibilidade maior de intoxicações (Guimarães, 2000; Ritchie, 2007).

O tratamento medicamentoso do idoso, em particular com psicofármacos, é bastante complexo, e é praticamente impossível para o clínico saber as características farmacocinéticas de cada uma das drogas a serem utilizadas. Esta complexidade se acentua quando levamos em conta as interações medicamentosas muito freqüentes e às vezes desnecessárias nos idosos. É necessário lembrar o fato de nos Estados Unidos as ações adversas de remédios estar entre a quarta e sexta maior causa de mortes, ocorrendo em particular com psicofármacos, muito prescritos a partir dos 60 anos (Laroche, 2006; Roose e cols., 2006; Ritchie, 2007).

Focalizaremos a seguir, afora os comentários já feitos, alguns outros princípios gerais farmacocinéticos a serem considerados para o uso racional dos psicofármacos em idosos (Roose e cols., 2006; Ritchie, 2007).

Absorção

A maioria das drogas precisa atingir a corrente circulatória, no caso, a face aquosa do plasma, para atingir os diversos locais de ação. Como referido, alguns fatores que influenciam a absorção das drogas, ou a passagem de um compartimento para outro, são: sua lipossolubilidade, estar na forma livre ou não ionizada, e que uma fração suficiente esteja livre, não ligada às proteínas plasmáticas. Além disto, a circulação sanguínea no órgão considerado também deve ser lembrada (Ritchie, 2007).

Algumas alterações com o envelhecimento podem interferir na absorção das drogas: existe geralmente uma diminuição da massa muscular e um depósito maior de gorduras no organismo, onde os psicofármacos podem ser armazenados com enganosos níveis plasmáticos. Alguns órgãos podem ter menor circulação sanguínea. No caso do fígado, isto acarreta uma menor oxigenação, diminuição da capacidade metabolizadora do hepatócito e conseqüentes teores plasmáticos elevados dos fármacos. Não é incomum também uma diminuição da massa hepática, de significado clínico complexo (Cogger, 2005; Ritchie, 2007).

Quanto ao estado de ionização dos medicamentos, são de absorção maior as formas não ionizadas. Os psicofármacos em geral são bases fracas, daí serem predominantemente absorvidos no intestino delgado, cujo pH é baixo, básico. Ou seja, a passagem da forma não-ionizada pelas paredes lipídicas das células pode ser profundamente alterada pelo uso concomitante de antiácidos, que freqüentemente faz parte da polimedicação no idoso (Guimarães, 2000; Roose, 2006; Ritchie, 2007).

A via mais rápida para que as drogas atinjam o SNC é a circulatória, sendo a oral a mais lenta. No caso da intramuscular, o objetivo é atingir o tecido gorduroso local, a partir do qual os psicofármacos, que usualmente são bastante lipossolúveis, podem ser absorvidos. A circulação local no músculo influencia a velocidade de absorção, daí indivíduos sob tensão normalmente absorvem mais rápido as substâncias. Isto não ocorre com algumas drogas, como o diazepam, cuja velocidade de absorção intramuscular é praticamente igual à da via oral. É necessário novamente relembrar que com o envelhecer diminui a irrigação sanguínea dos órgãos, e concomitantemente o teor de gordura no corpo aumenta. Alguns destes conceitos, portanto, precisam ser adaptados nesta faixa etária (Lader, 1980; Guimarães, 2000; Roose, 2006; Ritchie, 2007).

Quanto à via sublingual utilizada para administrar medicamentos como o clonazepam e olanzapina, ela tem as mesmas características no idoso e no jovem (Ritchie, 2007).

Distribuição

Os psicofármacos, uma vez no organismo, se distribuem pela água existente em seus vários compartimentos. Como exemplo, um homem de 70 kg tem seus 42 litros de água distribuídos nos 3 litros de plasma, 9 litros de líquido extracelular e 30 litros de fluído intracelular. Como referido, o parâmetro geralmente utilizado para verificar como uma dose se distribui pelo organismo é o volume de distribuição (Vd), ou seja, pela relação entre uma dose padrão que é administrada (X) e sua concentração plasmática algum tempo depois da administração, quando um equilíbrio é atingido (C).

Ou seja: $V = \dfrac{X}{C}$

Levando-se em conta uma situação ideal, quando a totalidade do medicamento foi absorvida, o Vd é igual a 3 litros, ou seja, a droga se encontra totalmente confinada na corrente circulatória, no plasma. Quando Vd = 42 litros, sua distribuição é uniforme pela água do organismo. Quando é maior que 42 litros, a concentração plasmática é baixa, e em grande parte concentrada em alguns tecidos. Pela sua grande lipossolubilidade, os psicofármacos se concentram no cérebro (Lader, 1980; Guimarães, 2000; Ritchie, 2007).

Como referido, com o envelhecimento o volume de distribuição aumenta. Com isto, drogas muito solúveis em lipídeos, como o diazepam, concentram-se no SNC. Neste caso, conseqüências clínicas maiores não ocorrem quando a capacidade de metabolização hepática não está alterada e compensa esta elevação (Ritchie, 2007).

Quanto à ligação com proteínas plasmáticas, é interessante que algumas drogas, como o Warfarim, que muitas vezes faz parte da polimedicação do idoso, concorrem com psicofármacos como a fluoxetina. Neste caso existe uma elevação do teor plasmático das duas drogas, o que pode ser importante clinicamente (Laroche e cols., 2006; Roose, 2006; Ritchie, 2007).

Metabolismo

Uma importância especial tem o sistema enzimático oxidativo da fase 1 de metabolização ligado ao citocromo P-450, que tem cerca de 30 isoenzimas diferentes atuando em vários substratos, com várias drogas. No caso, diversas drogas podem competir pela mesma isoenzima, inibindo ou estimulando a metabolização das outras. Como exemplo, venlafaxina, mirtazapina, duloxetina, fluoxetina, paroxetina, haloperidol, olanzapina e carbamazepina competem pela isoenzima CYP2D6. Este sistema pode ser inibido pelo haloperidol, e surpreendentemente por preparações à base de plantas, como é o caso da erva-de-são-joão. Esta planta induz uma outra enzima, a CYP450. Ou seja, estas interações são muito complexas, e as conseqüências para o nível plasmático das drogas envolvidas e eventual importância clínica são muito difíceis de predizer. Infelizmente a constatação deste fenômeno ocorre geralmente *a posteriori*, quando, por exemplo, é constatada falta de efeito clínico, ou efeitos colaterais graves já estão evidentes. Isto deve ser evitado em geral, e em particular com idosos (Obach, 2000; Laroche, 2006; Roose, 2006; Ritchie, 2007).

Importância clínica relevante é a capacidade de indução (estimulação) de isoenzimas do sistema P-450 por anticonvulsionantes, como a carbamazepina e fenobarbital, pelo etanol, pelo ato de fumar (nicotina), esteróides da adrenal e hormônios sexuais. Com isto pode haver uma diminuição do nível plasmático de algumas drogas e falha terapêutica (Ritchie, 2007).

A possibilidade da previsão genética das características de metabolização dos fármacos nos idosos poderia ser de grande importância, tendo em vista a não-homogeneidade que existe nesta faixa etária; o tratamento das depressões seria particularmente facilitado e efeitos colaterais seriam evitados. Na prática, porém, esta esperança na Farmacogenômica não se materializou (Nebert, 2003; Ritchie, 2007).

Excreção

As drogas puras ou seus metabólitos são eliminados do organismo por duas vias principais: urina e fezes, sendo que, em geral, os psicotrópicos o são por via renal. O rim, mesmo num envelhecimento normal, sofre uma série de alterações, como uma diminuição do tamanho e do número de glomérulos; estes podem sofrer um processo de esclerose com diminuição de sua função. Se estes acontecimentos não forem agravados por doenças clínicas como diabetes ou hipertensão, não levam *per se* a alterações no uso dos psicofármacos. Quando, no entanto, existem dúvidas quanto à fisiologia renal num paciente da terceira idade, recomenda-se que o clearance da creatinina seja feito antes da administração do psicofármaco. Pelo mesmo pode-se ter uma idéia do funcionamento renal que, quando severamente alterado, tem valores do clearance menores que 10 ml/minuto; valores intermediários situam-se entre 10 e 20 ml/minuto; e quase normais entre 20 e 50 ml/minuto. A partir daí, pode ser tomada uma decisão quanto a prescrever ou não um psicofármaco, ou que dose deve ser usada (Cockcroft & Genlt, 1976; Fliser, 1999; Mühlberg & Platt, 1999; Roose, 2006; Ritchie, 2007).

Conclusões

Se existe uma área onde conhecimentos gerais da Medicina e de suas ciências básicas são importantes, mesmo imprescindíveis, para operacionalizar intervenções terapêuticas, a prescrição de psicofármacos em idosos certamente é uma delas. O envelhecimento traz importantes alterações no funcionamento do nosso organismo que alteram a farmacocinética das drogas. Os padrões que existem para a prescrição deste tipo de medicamento são baseados em estudos clínicos feitos em populações mais jovens. Com isto, a prática clínica nesta área na terceira idade tem que se basear em conhecimentos adaptados. Basicamente no senescente existe uma maior disponibilidade de medicamento no organismo, o que acentua a importância de uso da máxima desta área: "comece com muita cautela e vá devagar" (Em inglês: "*Start low and go slow*"), ou algo como "inicie com doses mais baixas e observe atentamente a evolução do quadro clínico". Eu poderia acrescentar: "esteja preparado para surpresas". Isto se acentua quando polimedicação e doenças com intercorrências clínicas acontecem, o que é muito comum nos idosos (Ritchie, 2007).

Se existem dificuldades no manejo medicamentoso nesta área, quando elas são ultrapassadas as vantagens e benefícios para o paciente são indiscutíveis. Por exemplo, uma melhora notável no padrão de vida, como o observado com o citalopram na depressão, que interfere menos com a metabolização de outras drogas, ou quando pelo uso de um antidepressivo, constatamos que aquele paciente estava passando por uma depressão reversível, e não por uma demência (Ritchie, 2007).

Referências

1. Cockcroft DW & Gault MH. Prediction of creatinine clearance from serum creatinine. Nephron. 16:31-41, 1976.
2. Cogger VC e cols. Hepatic sinusoidal pseudocapillarisation with aging in the non-human primate. Exp Gerontology. 38:1101-1107, 2005.
3. Cooper G e cols. The AdhOC Study of older adult's adherence to medication in 11 countries. Am J Geriatric Psychiatry. 13:1067-1076, 2005.
4. Fliser D e cols. Renal handling of drugs in the healthy eldery. Creatinine clearance underestimates renal function and pharmacokinetics remain virtually uncharged. Europ J of Clin Pharm. 55:205-211, 1999.
5. Guimarães FS. Bases Farmacológicas. Em: Greeff FG & Guimarães FS. Eds. Fundamentos de Psicofarmacologia, pp. 1-28. São Paulo, Atheneu, 2000.
6. Jacobi R e cols. Oxford textbook of old age Psychiatry. Londres: Oxford University Press, 2007.
7. Jeste DV. Tardive dyakinesia in older patients. J Clin Psychiatry, 61:27-32, 2000.
8. Karniol IG. Aspectos críticos em relação ao uso dos antidepressivos. Palestra na Jornada Psiquiátrica. S. J. dos Campos, 2006.
9. _____. 32 anos de Psicofarmacólogo no Brasil: visão crítica a partir de uma trajetória pessoal. Temas. 59: 212-229, 2001.
10. Lader M. Introduction to psychopharmacology. Michigan, USA: The Upjohn Company, 1980.
11. Laroche ML e cols. Is inappropriate medication use a major cause of adverse drug reaction in the eldery? British Journal of Clinical Pharmacology. 63:177-186, 2006.
12. McKinney M & Jacksonville MC. Brain cholinergic vulnerability: relevance to behavior and disease. Biochem. Pharmac. 70:115-1124, 2005.
13. Mühlberg W & Platt D. Age-dependent changes in the kidneys: pharmacological implications. Gerontology, 45:243-253, 1999.
14. Nebert DW e cols. Pharmacogenomics and individualized drug therapy: high expectations and disappointing achievements. Amer J Pharmacogenomics. 3:361-370, 2003.
15. Obach RS. Inhibition of human cytochrone P450 enzymes by constituents of St. Johns' Wort, an herbal preparation, used in the treatment of depression. J Pharm And Exper Ther. 294:88-93, 2000.
16. Ritchie C. Psychopharmacology in the eldery. Em: Jacobi R e cols. (eds.) Oxford textbook of old age Psychiatry, pp. 194-200. Londres: Oxford University Press, 2007.
17. Roose SP e cols. Treatment during late life. Em: Schatzberg AF & Nemeroff CB (eds.) Essencials of Clinical Psychopharmacology, pp. 729-743. Washington, DC: American Psychiatric Publishing, Inc., 2006.

PSICOFARMACOLOGIA GERIÁTRICA

3

Farmacocinética e Farmacodinâmica no Idoso

Questões Pertinentes

Marcelo Allevato

O envelhecimento está associado a alterações no funcionamento de vários órgãos e sistemas. O sistema nervoso central não é exceção. Na realidade, essas mudanças não ocorrem de maneira uniforme, e existe uma considerável heterogeneidade das respostas farmacológicas nas populações geriátricas. As alterações do envelhecimento potencializam as variações genéticas relativas aos genes que codificam enzimas metabólicas e alvos farmacológicos, dentre outros protagonistas do universo farmacológico. Embora o genoma seja invariável, sua expressão é extremamente sensível à influência dos fatores ambientais. Portanto, o envelhecimento atua como um amplificador da variabilidade da resposta às drogas observada em populações mais jovens, o que adiciona um grau de complexidade ainda maior ao tratamento farmacológico do idoso.

Neste capítulo serão discutidas questões pertinentes aos efeitos do envelhecimento sobre a farmacodinâmica e a farmacocinética. Para uma melhor compreensão do tema, o capítulo será dividido em seis seções:

1. Farmacodinâmica e farmacocinética. O trajeto das drogas pelo organismo

Esta primeira seção tem por objetivo propiciar ao leitor uma revisão extremamente sucinta dos princípios básicos de farmacodinâmica e farmacocinética, e recapitular o trajeto percorrido pelas drogas no organismo. Tais informações serão extremamente úteis na compreensão dos efeitos do envelhecimento sobre cada etapa desta jornada, individualmente examinadas nas seções seguintes.

2. O envelhecimento afeta a liberação e a absorção das drogas? De que forma?

Esta seção trata em sua parte inicial dos efeitos do envelhecimento sobre o meio ambiente gástrico e intestinal, e da sua influência sobre a dissolução de cápsulas, comprimidos e outras formulações. A segunda parte discute os efeitos do envelhecimento sobre as barreiras metabólicas presentes nos enterócitos (aliança efluxo-metabolismo) e sobre a primeira passagem hepática.

3. Como o envelhecimento altera a distribuição das drogas? Como isto afeta a resposta, a tolerabilidade e a segurança?

Esta seção trata do deslocamento das drogas até seus alvos farmacológicos. Proteínas plasmáticas, fatores hemodinâmicos, quantidade de gordura e água corporais e permeabilidade da barreira hematoencefálica são alguns dos temas discutidos.

4. Como o envelhecimento afeta a farmacodinâmica?

Esta seção trata dos efeitos do envelhecimento sobre os alvos farmacológicos das drogas psicoativas: canais iônicos, receptores ligados às proteínas G e enzimas envolvidas na síntese e degradação de neurotransmissores são alguns dos exemplos.

5. Como o envelhecimento afeta a metabolização das drogas?

Esta seção discute os efeitos do envelhecimento sobre a quantidade e atividade das enzimas responsáveis pelo metabolismo oxidativo da Fase I, da conjugação da Fase II e dos sistemas de transporte da Fase III. A compreensão das implicações clínicas de tais alterações em pacientes expostos a múltiplos medicamentos, geralmente originários de diversas prescrições, é imprescindível para a prática segura da psicofarmacologia geriátrica.

6. Como o envelhecimento afeta a eliminação?

Esta seção trata principalmente das alterações induzidas pelo envelhecimento na excreção renal, principal via de eliminação dos psicofármacos, e dos efeitos da acumulação de metabólitos ativos, parcialmente ativos ou mesmo inativos com potencial de reativação em pacientes idosos.

Seção 1

Farmacocinética e Farmacodinâmica.
O trajeto das drogas pelo organismo

Habitualmente a farmacocinética e a farmacodinâmica são estudadas de forma separada, como compartimentos estanques. Prefiro concebê-las como etapas de uma viagem: a ida é constituída pela liberação, absorção, metabolismo de 1ª passagem e distribuição. A permanência no destino é a interação com os alvos farmacológicos. A volta é representada pela metabolização e pela excreção. Considero que a analogia facilita a compreensão do mecanismo como um todo, e a percepção de que, na verdade, todos os fenômenos farmacocinéticos e farmacodinâmicos relacionados a uma droga em um determinado organismo em condições de administração contínua ocorrem simultaneamente. Assim, no estado de equilíbrio, podemos ter num mesmo momento droga sendo liberada, absorvida, sofrendo metabolismo de primeira passagem, sendo distribuída, atuando nos alvos farmacológicos, sendo metabolizada e, por fim, excretada. O objetivo das seções seguintes é trazer à luz as alterações que o envelhecimento pode produzir em cada etapa desta jornada.

Seção 2

O envelhecimento afeta a liberação e a absorção das drogas? De que forma?

A liberação e a absorção das drogas constituem a primeira fase farmacocinética e abrangem desde o momento da deglutição até a primeira passagem hepática. O envelhecimento altera algumas das funções envolvidas nessas fases, e embora provavelmente muitas das alterações não sejam clinicamente significativas na maioria dos casos, é importante conhecê-las.

No caso da administração oral, já na ingestão podem estar presentes diminuição do fluxo salivar e secura de mucosa da cavidade oral, alterações motoras e dificuldades de deglutição. No entanto, a via sublingual não parece ser afetada pelo envelhecimento. O passo seguinte é o esvaziamento esofágico, que pode estar alterado por problemas de motilidade que o tornem mais lento. Esses fatores aparentemente triviais devem ser ativamente investigados quando da decisão da via de administração, uma vez que podem levar a problemas não somente de adesão, mas também de eficácia e segurança, e complicar a administração oral de algumas medicações[1].

Da mesma forma, a administração transdérmica tem sua eficiência afetada pelo envelhecimento. Esta via exige não somente a difusão transdérmica, mas também a absorção pela microcirculação e o transporte para a circulação sistêmica. Alterações da morfologia e das funções cutâneas podem afetar a penetração das drogas: secura da pele, alterações de atividade das glândulas sebáceas e da composição lipídica das camadas da pele, e achatamento da junção dermoepidermal levando à redução do número de alças capilares dermais. Compostos mais lipofílicos são mal absorvidos por esta via, independentemente da idade. Já compostos hidrofílicos e mais bem absorvidos por esta via têm melhor resposta em jovens do que em idosos. Portanto, com o envelhecimento pode haver uma barreira mais efetiva à absorção de drogas, especialmente para as hidrossolúveis, e a velocidade de absorção pode estar diminuída. O número limitado de estudos existentes não permite uma conclusão definitiva. Quanto à administração intramuscular, a massa muscular diminuída pode tornar a administração intramuscular dolorosa e a absorção errática, especialmente no caso das formulações de depósito[1].

De volta à administração oral, no estômago a redução da secreção de ácido gástrico e o conseqüente pH gástrico alterado pode modificar a absorção das drogas. Da mesma forma, a velocidade de esvaziamento gástrico diminuída pode influenciar a biodisponibilidade. O trânsito intestinal pode estar alentecido, possivelmente alterando a absorção de algumas medicações. Neste segmento, pode haver ainda redução da motilidade, diminuição da capacidade absortiva das células intestinais e comprometimento da irrigação sangüínea do intestino. No intestino delgado, os sistemas de efluxo das glicoproteínas P localizados nas vilosidades apicais dos enterócitos estão aparentemente preservados, porém os sistemas enzimáticos P450 3A4 que formam a aliança efluxo-metabolismo podem estar afetados pelo envelhecimento. A interação desses fatores pode afetar a biodisponibilidade das drogas. Da mesma forma, a eficiência da primeira passagem hepática estará afetada, o que poderia, teoricamente, aumentar a biodisponibilidade. Também este aspecto não foi ainda suficientemente estudado[1,2,3].

É importante notar que as alterações enumeradas em geral são pouco significativas clinicamente na absorção das drogas em idosos. A mais significativa modificação é a redução da velocidade de absorção. No entanto, a absorção é geralmente completa, e a biodisponibilidade equivalente[2,4]. Como uma palavra final de cautela, é obrigatório lembrar que tais alterações não terem sido consideradas clinicamente relevantes em estudos não é sinônimo de que devam ser descartadas como causas de efeitos adversos ou ineficácia em pacientes específicos, já que o envelhecimento acentua as diferenças, por somar à diversidade genotípica influências na expressão genética que tornam cada pessoa fenotipicamente única.

Seção 3

Como o envelhecimento altera a distribuição das drogas? Como isso afeta a resposta, a tolerabilidade e a segurança?

Uma consideração clássica com relação à distribuição em idosos é que estes teriam níveis médios de albumina plasmática reduzida, com relativa elevação dos níveis de α-1 glicoproteína. Teoricamente estas alterações podem levar a um aumento da fração livre e ativa de drogas com altas taxas de ligação às proteínas plasmáticas. Na prática existem dúvidas sobre o significado clínico destas alterações, a não ser no caso de pacientes desnutridos, ou acometidos por transtornos que causem hipoalbuminemia de instalação rápida[1,4].

Outra questão relativa às influências do envelhecimento sobre a distribuição é o papel do aumento do percentual de gordura e da diminuição da massa muscular. Drogas lipofílicas poderão ter seu volume de distribuição aumentado, e permanecer por períodos relativamente prolongados nesse compartimento, que passaria então a funcionar como um "reservatório" de droga ativa. Dois problemas farmacodinâmicos podem ser inferidos: menores níveis plasmáticos de droga ativa disponível para a distribuição até os alvos farmacológicos e retardo da eliminação, com prolongamento da meia-vida e possibilidade de acumulação caso não seja feito ajuste posológico[2,3]. Um problema adicional seria o aumento da sensibilidade de alvos farmacológicos periféricos, o que teoricamente pode ser uma das causas da exacerbação de efeitos adversos observados em pacientes geriátricos[5,6,7].

Uma última questão a ser considerada na distribuição aos alvos farmacológicos de interesse psicofarmacológico é a permeabilidade da barreira hematoencefálica: o envelhecimento está associado a mudanças significativas na permeabilidade da barreira, geralmente de instalação progressiva. Algumas condições clínicas como o diabetes, e outras associadas ao envelhecimento, como a hipertensão e a doença cerebrovascular, podem exacerbar as alterações. A diminuição da atividade dos transportadores de efluxo representados pelas glicoproteínas P foi demonstrada em diversos estudos, e, como conseqüência, o cérebro dos idosos pode estar exposto a níveis aumentados de drogas e toxinas. A diminuição de competência desta barreira está envolvida em alguns mecanismos patogênicos relacionados a demências, como a deposição de proteína β-amilóide na doença de Alzheimer[1,2,3].

Mais uma vez, a redução da atividade de uma função fisiológica corrobora a necessidade de se exercer a psicofarmacologia geriátrica com conhecimento e cautela. Nesses pacientes, a dose efetiva deve ser menor, e os mecanismos adaptativos podem minorar os efeitos adversos, tornando-os mais lentos.

Seção 4

Como o envelhecimento afeta a farmacodinâmica?
Qual sua influência sobre a tolerabilidade, a segurança e a eficácia dos medicamentos psicoativos nessa população?

O cérebro é um alvo farmacológico especialmente sensível ao envelhecimento. Alterações na estrutura e funcionamento do sistema nervoso tornam os pacientes idosos mais vulneráveis aos efeitos colaterais de medicações psicotrópicas: mesmo na ausência de doença neurológica ou psiquiátrica, a diminuição da densidade neuronal no córtex e no hipocampo, além da morte de células dos núcleos produtores de neurotransmissores, como o *locus coeruleus* e o núcleo basal de Meynert, tornam os efeitos colaterais mais acentuados e a resposta terapêutica protraída, ou mesmo ausente. Drogas psicotrópicas, anticonvulsivantes e anti-hipertensivas de ação central podem comprometer o funcionamento intelectual e a destreza motora. Os efeitos anticolinérgicos de alguns antidepressivos e antipsicóticos podem causar agitação, delirium e confusão nos idosos. Com base no conhecimento prévio das alterações farmacocinéticas relacionadas à idade, a sensibilidade aumentada às doses terapêuticas de medicamentos era atribuída a alterações na metabolização e na eliminação, e ao acúmulo das drogas. Está claro que muitos desses efeitos adversos são devidos à exacerbação da resposta, mesmo quando as drogas estão presentes na mesma concentração plasmática observada em pacientes jovens[3,5,6].

Por outro lado, a relação entre as mudanças farmacodinâmicas do envelhecimento e sua influência sobre a resposta às drogas tem sido pouco estudada. Provavelmente essas mudanças estão relacionadas a influências sobre a quantidade e sensibilidade de alvos farmacológicos e mecanismos adaptativos envolvidos na resposta terapêutica, inclusive síntese de proteínas.

Uma sensibilidade aumentada às drogas no envelhecimento tem sido postulada, mas nunca conclusivamente demonstrada. Em geral, a resposta farmacodinâmica é função do número e da afinidade dos receptores neuronais, da preservação da capacidade de transdução de sinal, da integridade das respostas celulares e de competente regulação homeostática. Densidade reduzida de receptores muscarínicos, opióides μ e dopaminérgicos D2 tem sido observada no envelhecimento. Além disso, a capacidade de realizar mudanças adaptativas em resposta à presença do fármaco, como a produção de novos receptores (*up regulation*) ou de retirada de receptores da membrana (*down regulation*) pode estar comprometida na velhice. Outro aspecto relevante é a atividade enzimática no envelhecimento, já que a produção de vários neurotransmissores pode estar comprometida pela redução da atividade de enzimas envolvidas em sua síntese. Por outro lado, a atividade catabólica de outras enzimas envolvidas na degradação de neurotransmissores pode estar aumentada. É muito provável que todas as mudanças citadas sejam funcional e clinicamente relevantes, mas as evidências são, até o momento, escassas[7,8,9].

As diferenças individuais na farmacodinâmica ficam evidentes quando concentrações plasmáticas semelhantes de uma droga causam efeitos diferentes. Em geral, pacientes idosos são mais sensíveis a efeitos adversos de psicotrópicos, mesmo em concentrações baixas. Este fato provavelmente é decorrente de uma menor eficiência de mecanismos homeostáticos, como controle postural, balanço hídrico, respostas circulatórias ortostáticas e regulação térmica, freqüentemente comprometidos nos idosos. Esses fatores podem interferir com a capacidade de adaptação fisiológica a medicamentos, o que gera mais efeitos adversos e menos resposta terapêutica, uma vez que as alterações da expressão genética subjacentes à resposta terapêutica podem teoricamente estar com sua velocidade e amplitude comprometidas[1].

Não existem, até o momento, evidências de que as propensões positivas ou negativas oriundas das variações genéticas mais estudadas em termos farmacodinâmicos até o momento se acentuem ou atenuem com o envelhecimento, embora seja bastante provável que a exposição prolongada aos fatores ambientais exerça considerável influência sobre este aspecto.

Por fim, é importante lembrar que, ao contrário do que se pode imaginar, os idosos não respondem necessariamente a níveis plasmáticos menores; é possível que respondam a doses orais menores que gerem níveis plasmáticos terapêuticos, devido às alterações farmacocinéticas do envelhecimento, e são mais sensíveis aos efeitos adversos nessas doses pela sensibilidade aumentada de alguns sistemas. O desafio da psicofarmacologia geriátrica é alcançar a efetividade máxima em cada paciente, com obtenção da melhor resposta terapêutica possível, com o mínimo de efeitos adversos e sem comprometer a segurança do paciente.

Seção 5

Como o envelhecimento afeta a metabolização das drogas?

Este é o mais complexo dos tópicos relativos à farmacocinética em geral. O envelhecimento adiciona complicadores extraordinários a esta questão, que serão discutidos a seguir.

O envelhecimento saudável está associado a mudanças hepáticas funcionais mínimas, com diminuição não significativa de massa e do fluxo sangüíneo, Funcionalmente, uma das questões é sobre o declínio da atividade das enzimas do citocromo P450. Quais seriam então as causas da redução do metabolismo oxidativo se não há redução da quantidade de enzimas? Alguns estudos destinados à elucidação desta questão produziram hipóteses bastante interessantes sobre o declínio funcional hepático observado no envelhecimento. No fígado, alterações microscópicas, como a pseudocapilarização dos sinusóides hepáticos com redução da difusão, associadas à redução da porosidade e alargamento do endotélio podem estar associadas à menor competência metabólica; alterações do endotélio sinusoidal podem restringir o suprimento de oxigênio e outros substratos para a metabolização das drogas. Estes achados foram corroborados pela avaliação dos hepatócitos por espectroscopia de prótons, que demonstrou hepatotoxicidade induzida por hipóxia[1].

Um dos problemas para a avaliação das alterações metabólicas associadas ao envelhecimento é a predominância absoluta de estudos de corte transversal com comparações entre médias de grupos. Certamente estudos longitudinais são mais adequados para esta finalidade, com comparações entre indivíduos e observação do declínio individual. Quanto às alterações de atividade enzimática, as enzimas do citocromo P450 são desigualmente afetadas. Estudos demonstraram metabolização diminuída para substratos de 1A2 e 2C9, diminuída ou inalterada para substratos de 2C19 e 3A4, e inalterada para substratos de 2D6. O comprometimento significativo relacionado ao envelhecimento está restrito ao metabolismo da Fase I; as enzimas da Fase 2 parecem não ter sua atividade alterada de forma considerável. Uma questão metabólica adicional diz respeito à influência do envelhecimento sobre a expressão genética dos polimorfismos.

Alguns polimorfismos podem ser vantajosos e outros deletérios para a sobrevivência. Com o envelhecimento, a proporção de metabolizadores lentos permanece estável, e este fato tem sido demonstrado pelo efeito fenotípico dos polimorfismos em 2C9 na dose de varfarina. As necessidades de ajuste da dose permanecem constantes[1,2].

Do ponto de vista anatômico, foi observada uma redução de volume de 20% a 30% da massa hepática em idosos. Esta diminuição volumétrica foi proporcional à redução na metabolização de algumas drogas em alguns estudos. No entanto, a redução de massa não está obrigatoriamente relacionada a alterações da eficiência metabólica[2,3,8].

Quanto à irrigação, drogas com altas taxas de extração hepática podem ter sua metabolização dificultada pela redução do fluxo sangüíneo relacionada ao envelhecimento[2,3,10].

A observação de indivíduos saudáveis de diversas faixas etárias pode prover uma estimativa confiável dos efeitos do envelhecimento sobre a metabolização das drogas. No entanto, na vida real esta não é a realidade da maioria dos idosos, muitos fragilizados, crônica ou agudamente doentes e usuários de múltiplas medicações. Situações de estresse, como internações hospitalares, podem causar um comprometimento adicional das capacidades metabólicas desta população[1,11].

Com o envelhecimento e a conseqüente redução da síntese de proteínas, a capacidade de ajustar as funções aos estímulos externos ficaria comprometida, o que nem sempre ocorre. Um exemplo é a persistência do fenômeno de indução metabólica no idoso: teoricamente, os idosos poderiam ter menor capacidade de sintetizar novas enzimas, que é o mecanismo pelo qual a indução se instala. Diversos estudos demonstraram a inexistência de diferenças significativas na indução metabólica causada pelo hábito de fumar e pela administração de fenitoína em jovens e idosos. Já quanto à inibição, esta não é dependente de síntese de novas enzimas. Alterações na vulnerabilidade à inibição seriam, portanto, relacionadas às alterações morfológicas ou funcionais das enzimas. Não foram demonstradas alterações na suscetibilidade à inibição em idosos até o momento, embora a polimedicação à qual estão usualmente expostos favoreça a inibição competitiva mútua entre substratos das mesmas enzimas[1,12].

Pode-se concluir que as alterações metabólicas relacionadas ao envelhecimento devem-se principalmente a algumas alterações de atividade enzimática, praticamente restritas ao metabolismo oxidativo, ou da Fase I. O grau de comprometimento observado está possivelmente mais relacionado ao estado de higidez ou doença dos pacientes individuais do que propriamente à idade cronológica. Da mesma forma, a exposição simultânea a múltiplas drogas constitui-se num fator de risco adicional nessas populações. Aparentes obviedades, como prescrição parcimoniosa em número de medicações e prudência na escalada das doses, são especialmente valiosas quando se as prescreve a populações de idosos não hígidos.

Seção 6

Como o envelhecimento afeta a eliminação?

A eliminação renal das drogas é uma das principais etapas farmacocinéticas, embora muitas vezes tenha sua importância subestimada pelo destaque dado às questões relativas à metabolização hepática. No caso dos psicofármacos, a trajetória metabólica usual inclui a metabolização oxidativa da Fase I, a cargo principalmente das enzimas do citocromo P450, e posterior inativação pela conjugação da Fase 2, realizada majoritariamente pelas UGT. Os compostos resultantes dessas etapas, quase sempre inativos e polares, são então excretados pelos rins. O envelhecimento está associado a alterações no fluxo sangüíneo renal, e também a alterações morfológicas e funcionais que comprometem a eficiência das três principais etapas da excreção renal: filtração glomerular, reabsorção tubular e secreção. De forma geral, o declínio observado nessas funções é uniforme. Estas alterações da função renal levam à acumulação de drogas excretadas diretamente por via renal, como o lítio, e de metabólitos ativos ou inativos[2,3,8]. Mesmo estes últimos podem constituir-se num risco potencial: as reações de conjugação podem ser revertidas e a droga acumulada reativada, embora isto não seja a regra. A acumulação de drogas ou metabólitos ativos é um risco bem mais constante, especialmente quanto a drogas de índice terapêutico baixo, como o próprio lítio anteriormente citado. Geralmente, os níveis de creatinina sérica permanecem dentro de limites normais, apesar da redução da taxa de filtração glomerular, em função da redução da massa muscular diminuída e da conseqüente produção de menos creatinina[1]. Portanto, o monitoramento da função renal por meio da medição dos índices de depuração de creatinina fornece uma estimativa confiável da função renal e pode orientar a prescrição em pacientes geriátricos. Uma recomendação prática adicional é manter a atenção a fatores dinâmicos, como o surgimento ou recuperação de estados de desidratação, que podem exigir ajustes da dose de manutenção anteriormente estabelecida[1].

Por fim, é importante lembrar que nessa população específica é recomendável a opção por drogas com altos índices terapêuticos e pouco vulneráveis a alterações da função renal.

Conclusão

O objetivo deste capítulo foi prover uma revisão sucinta dos efeitos do envelhecimento sobre a farmacodinâmica e a farmacocinética das drogas em geral, aplicáveis também às drogas psicoativas. A compreensão destes fenômenos é importante para a prática, especialmente em casos nos quais se identifica a ausência de resposta terapêutica em doses iguais ou maiores do que as utilizadas em pacientes jovens, ou o surgimento de efeitos adversos em doses muito baixas desafiam nosso raciocínio clínico. É importante ter em mente que a definição elástica de "idoso" na nossa sociedade esconde um aparente paradoxo: cada vez mais pessoas são incluídas nesta definição para a obtenção de vantagens triviais, como prioridade de atendimento, ou relevantes, como a proteção pelo Estatuto do Idoso, ao passo que a melhora das condições sanitárias e os avanços da medicina mantêm grande parte das pessoas consideradas idosas em um estado de higidez comparável ao das pessoas de meia-idade décadas atrás. Fica evidente, portanto, que as alterações descritas neste capítulo não irão se aplicar a "idosos" do ponto de vista legal, mas sim a pessoas com comprometimento clínico significativo. Os avanços da compreensão sobre a genética, e principalmente da influência do ambiente sobre a expressão genética, podem nos ensinar muito sobre estas constatações empíricas. Não há dúvida de que cada um de nós é um ente geneticamente único ao nascer, e hoje sabemos que as influências do ambiente irão aprofundar essa singularidade. Os idosos, cujo genoma foi mais longamente exposto às influências ambientais, constituem-se na mais heterogênea das populações em todos os aspectos, inclusive do ponto de vista farmacológico. Isto os torna pacientes especialmente desafiadores, nos quais a cautela recomendável não deve impedir a busca do melhor resultado terapêutico possível. Afinal, o velho axioma da farmacologia geriátrica: *"start low, go slow, but keep going"*, em tradução livre: "Comece com doses baixas, eleve-as devagar, mas não deixe de prosseguir", deve ser observado integralmente.

Referências

1. Cusack BJ. Pharmacokinetics in Older Persons. Am J Geriatr Pharmacother. Dec;2(4):274-302, 2004.
2. Jacobson SA, Pies RW, Katz IR. Basic Psychopharmacology and Aging, in Clinical Manual of Geriatric Psychopharmacology. American Psychiatric Publishing Inc. Washington p. 27-55, 2007.
3. Von Moltke LL, Abernethy DR, Greenblatt DJ. Kinetics and Dynamics of Psychotropic Drugs in the Elderly. in Szalman, Carl (ed.). Clinical Geriatric Psychopharmacology, fourth edition. Lippincott Williams & Wilkins, Baltimore, p. 87-114, 2004.
4. Wynne H. Drug Metabolism and Ageing. J Br Menopause Soc. Jun;11(2):51-6, 2005.
5. Bowie MW, Slattum PW. Pharmacodynamics in older adults: a review. Am J Geriatr Pharmacother. Sep;5(3):263-303, 2007.
6. Eldesoky ES. Pharmacokinetic-Pharmacodynamic Crisis in the Elderly. Am J Ther. Sep-Oct;14(5):488-98, 2007.
7. McLean AJ, Le Couteur DG. Aging Biology and Geriatric Clinical Pharmacology. Pharmacol Rev. Jun;56(2):163-84, 2004.
8. Roose SP, Pollock BG, Devanand DP. Treatment During Late Life. in Schatzberg AF, Nemeroff CB. (eds.) Textbook of Psychopharmacology. American Psychiatric Publishing Inc. Washington, p. 1083-1108, 2004.
9. Turnheim K. When Drug Ttherapy Gets Old: Pharmacokinetics and Pharmacodynamics in the Elderly. Exp Gerontol. Aug;38(8):843-53, 2003.
10. Turnheim K. Drug Therapy in the Elderly. Exp Gerontol. Nov-Dec;39(11-12):1731-8, 2004.
11. Mangoni AA, Jackson SH. Age-related Changes in Pharmacokinetics and Pharmacodynamics: Basic Principles and Practical Applications. Br J Clin Pharmacol. Jan;57(1):6-14, 2004.
12. Coleman MD. Effects of Age in Drug Metabolism. in Human Drug Metabolism: an Introduction. Wiley, Chichester, p. 148-151, 2005.

PSICOFARMACOLOGIA GERIÁTRICA

4

O Idoso Polimedicado

Complicações Usuais e Comorbidades Clínicas

Cybelle Maria Costa Diniz

Introdução

A evolução da farmacologia, especialmente após a Segunda Grande Guerra, possibilitou o controle de muitas doenças crônicas e a expansão da longevidade. A presença de múltiplas enfermidades é um fato no envelhecimento populacional. Ramos e cols. (1998) encontraram, em idosos residentes na comunidade, apenas 5,6% que declaravam não possuir doenças crônicas, enquanto 33,2% afirmavam ter mais de cinco[1].

Por outro lado, os idosos são particularmente sensíveis aos efeitos colaterais, em virtude de mudanças orgânicas decorrentes do envelhecimento. Devido a modificações estruturais do sistema nervoso central (SNC), ao idoso doses terapêuticas podem ser tóxicas, apesar de este fato não ocorrer em todos os pacientes. Modificações da composição corporal, das funções renal e hepática também são responsáveis por alterações da farmacocinética de muitas drogas. Por último, o uso concomitante de medicações expõe indivíduos desta faixa etária ao risco de interações medicamentosas[2].

Em estudo da população de aposentados na cidade do Rio de Janeiro, Rosenfeld e cols. (2008) encontraram uma média de 3,7 medicações por pessoa; além disso, um terço usava cinco ou mais medicações. As medicações cardiovasculares foram as mais usadas (34,4%), enquanto medicações psicoativas foram identificadas em 15,5% dos entrevistados. A presença de múltiplas medicações esteve associada com uma melhor condição socioeconômica e pior percepção de saúde. Outro fato relevante foi que 85% dos remédios foram tomados por ordem médica[3].

Ao olhar um ambulatório de saúde mental, a situação é ainda mais crítica. Almeida e cols. (1999) publicaram o padrão de uso de medicamentos em idosos atendidos em ambulatório de psicogeriatria. A média foi de 2,46 medicamentos por paciente; 41,3% utilizavam até três medicações, e 10% tomavam cinco ou mais. Antidepressivos, medicações cardiovasculares e benzodiazepínicos foram os mais usados. Um outro dado importante foi que 18,5% dos pacientes utilizavam medicações consideradas impróprias para o uso em geriatria pelo critério de Stuck modificado[4].

O termo "polimedicação" tem sido usado em lugar de "polifarmácia". O primeiro refere-se ao uso simultâneo e crônico de diferentes fármacos[5], já o segundo tem uma definição sujeita a controvérsias; está associado ao uso de medicação para tratamento de efeito colateral de outra droga ou ao aumento do número de medicações, considerado para tal cinco ou mais fármacos[6]. Do ponto de vista prático, os dois termos são usados como sinônimos.

Uso concomitante de muitas medicações no idoso é então uma realidade. Onder e cols. (2002) realizaram estudo prospectivo com mais de vinte mil idosos; observou-se que 3,4% foram internados para tratamento de efeitos adversos e que, desses, 4% foram a óbito. O idoso polimedicado tem uma alta morbidade e mortalidade. O impacto econômico desta situação é enorme e, com as perspectivas de crescimento da população idosa, será um grave problema econômico e de saúde pública[7].

Este capítulo visa revisar as principais conseqüências do idoso polimedicado (quedas, hipotensão ortostática e estado confusional agudo) e alertar para os potenciais riscos do uso de psicofármacos em doenças de ocorrência comum na faixa etária acima dos 60 anos (doenças cardiovasculares, tiroidianas, diabetes melittus e distúrbios nutricionais).

Quedas

De todas as conseqüências da polimedicação, as quedas são as mais temidas e mais estudadas. O custo direto e o indireto são altos, e o potencial de dano é real.

Entende-se por "queda" o deslocamento não intencional do corpo para um nível inferior à posição inicial, com incapacidade de correção em tempo hábil, determinado por circunstâncias que comprometem a estabilidade, independentemente de causar perda da consciência ou qualquer tipo de lesão[8]. Para que ocorra uma queda, é necessário perturbação do equilíbrio e/ou falência do controle postural.

O "controle postural" pode ser definido como um processo por meio do qual o SNC gera padrões de atividade muscular, necessários para que o centro de massa corporal esteja dentro da base de sustentação. Para tanto, o SNC depende de informações provenientes do meio externo (visão) e interno (sistema vestibular e propiocepção) para poder escolher qual a estratégia mais adequada à manutenção da postura. Cabe ao aparelho locomotor efetuar a ordem de adequação postural. Qualquer situação que afete este processo pode desencadear uma queda.

Infelizmente, a causa da queda é multifatorial. Dificuldade ou dano em vários pontos do processo de controle postural acabam por resultar em queda.

A queda não deve ser vista como um evento isolado. Geralmente, é um marcador de fragilidade e mortalidade. Constitui a sexta causa de óbito entre indivíduos com idade superior a 65 anos. Além disso, a queda pode causar outras conseqüências, como fraturas, imobilidade e medo de cair, que, isoladamente ou em conjunto, causam redução da independência e aumento da institucionalização[9]. A figura 1 ilustra como esses eventos estão vinculados entre si.

Dentre as fraturas, a mais grave e incapacitante é a de colo de fêmur; a maior causa de institucionalização de mulheres. O tratamento é cirúrgico e, associado a um programa de reabilitação, busca restaurar a funcionalidade do paciente.

O medo de cair pode apresentar-se com várias intensidades, desde desmotivação e insegurança até um quadro fóbico em que o indivíduo fica completamente paralisado e incapaz de locomover-se.

A incidência de quedas em idosos com mais de 65 anos varia entre 28-35% ao ano[9]. À medida que se observam os mais idosos, a incidência anual de quedas pode atingir 51% no grupo daqueles com mais de 85 anos[8]. Vale salientar que esta foi a parcela da população que mais cresceu, segundo os dados do censo de 2000/IBGE[10].

Mulheres e pessoas com dependência para atividades da vida diária (AVD) são mais suscetíveis às quedas.

Dentre as causas de quedas, o uso de três ou mais medicações está associado à elevação na sua maior incidência[11].

O uso de psicofármacos é descrito como relacionado às quedas. Em um estudo de farmacovigilância, na França, os autores avaliaram as características dos pacientes e das medicações em uso. As quedas foram significativamente associadas à exposição a benzodiazepínicos, antidepressivos tricíclicos e inibidores da recaptação de serotonina (IRS), bem como nitratos[12].

O uso de antipsicóticos típicos e atípicos também foi descrito como fator de aumento do risco de cair em idosos na comunidade. Neste estudo, os autores também pesquisaram a possibilidade de diferentes classes de BZD (curta ação x longa ação) estarem associadas às quedas. Concluíram que, independentemente do tipo de BZD ou de antipsicótico, o risco existe, e é alto[13].

PSICOFARMACOLOGIA GERIÁTRICA

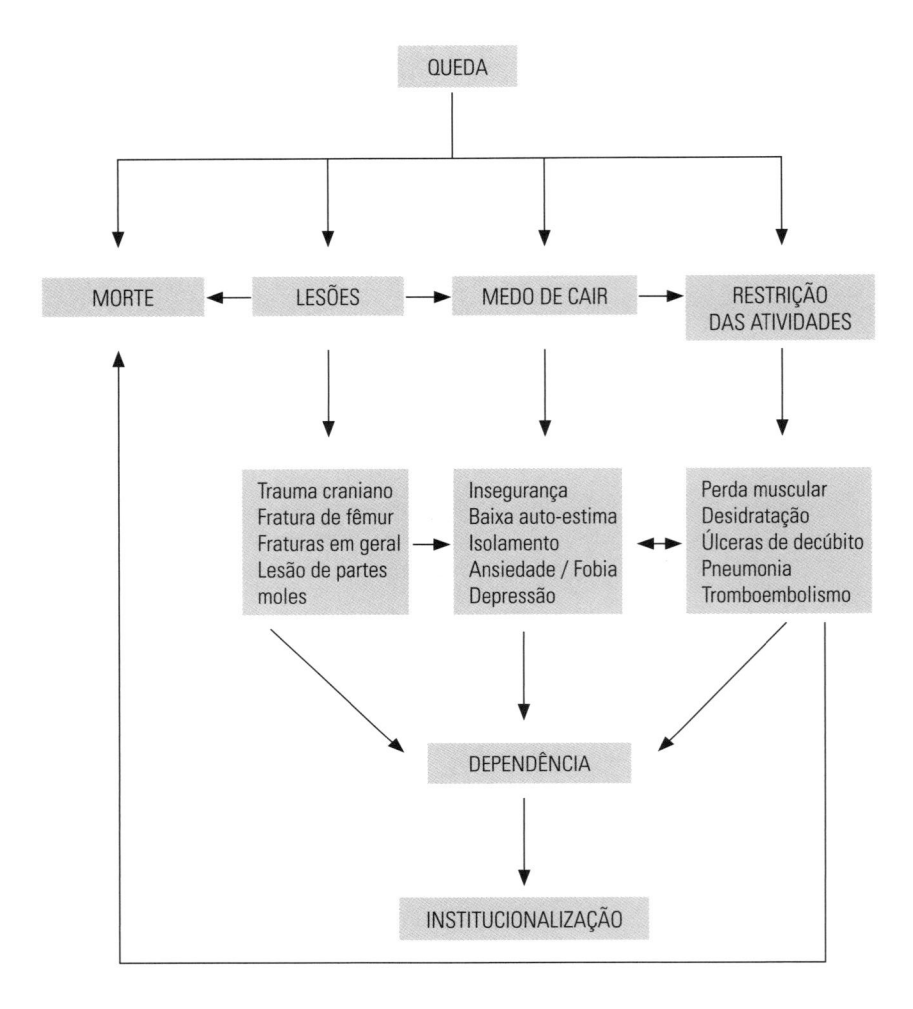

```
                          QUEDA
          ┌─────────────────┼─────────────────┐
          │         │       │        │
          ▼         ▼       ▼        ▼
       MORTE ◄── LESÕES ──► MEDO DE CAIR ──► RESTRIÇÃO
         ▲         │            │            DAS ATIVIDADES
         │         ▼            ▼                 │
         │   Trauma craniano   Insegurança   Perda muscular
         │   Fratura de fêmur  Baixa auto-estima  Desidratação
         │   Fraturas em geral ◄──► Isolamento ◄──► Úlceras de decúbito
         │   Lesão de partes   Ansiedade / Fobia   Pneumonia
         │   moles             Depressão           Tromboembolismo
         │         │            │                  │
         │         └────────────▼──────────────────┘
         │                  DEPENDÊNCIA
         │                       │
         │                       ▼
         └───────────── INSTITUCIONALIZAÇÃO
```

Figura 1 . Quedas e suas conseqüências.

Estudo finlandês realizou uma revisão sistemática da literatura referente à associação de medicações e o risco de quedas e de fraturas relacionadas a quedas, concluindo que antidepressivos, antipsicóticos e benzodiazepínicos foram relacionados às quedas de forma contundente, enquanto os anticonvulsivantes e anti-hipertensivos apresentaram uma fraca associação[14].

Entre outras medicações de uso rotineiro em idosos que também podem causar quedas estão: anti-histamínicos, diuréticos, antiarrítmicos (especialmente os de classe A1; ex.: quinidina), hipoglicemiantes e antiinflamatórios não hormonais. O uso concomitante desses fármacos com medicações psicoativas pode elevar, de forma substancial, o risco de quedas, e deve ser evitado.

Para prevenir as quedas, o prescritor de psicofármacos deve ter um diagnóstico bem firmado a fim de não tratar sintomas. Uma vez que esteja plenamente convencido da necessidade do uso, questionar sobre a ocorrência de quedas no último ano, redução na acuidade visual e a presença de diabetes, osteoartrose e doenças cardíacas. Alertar familiares e ao próprio paciente para o risco de quedas. Incentivar atividade física e hidratação. Na presença de duas ou mais quedas no último ano, o risco deve ser discutido com os familiares e outros profissionais de saúde, pois o tratamento para o idoso que cai deve envolver uma equipe multiprofissional.

Hipotensão ortostática

Apesar de ser descrita como fator de risco para quedas, a hipotensão ortostática (HO) deve ser discutida à parte, por sua importância na avaliação clínica do idoso que irá utilizar psicofármacos.

Entende-se por "hipotensão ortostática" a queda de 20 mmHg na pressão arterial sistólica, ou 10 mmHg na diastólica, ao mudar o indivíduo da posição deitada para a em pé, seja sintomática ou não. Para identificar a HO, é necessário medir a PA em diferentes posições: deitado, sentado e em pé, com intervalos 1-3 minutos entre as medidas. Essa condição pode causar quedas, redução da perfusão cerebral ou miocárdica[15].

Existe uma prevalência de HO, na população geriátrica ambulatorial, de 10%-16%, mas, entre os idosos com 75 anos ou mais, chega a 30%.

É freqüentemente observada no uso de antipsicóticos e antidepressivos. Pacientes com insuficiência cardíaca, em uso de diuréticos, e diabéticos são, indiscutivelmente, as populações de maior risco para HO. O uso de antidepressivos tricíclicos, IMAO, barbitúricos e fenotiazinas deve ser contra-indicado para pacientes com este perfil descrito[16].

Medicações com ação de bloqueio alfa-adregérgico (ex.: finasterida) também causam HO, e o uso concomitante em idosos que utilizem psicofármacos aumenta o risco de quedas.

Uma vez identificada HO, o paciente deve ser orientado a manter hidratação vigorosa, dormir com o decúbito elevado cerca de 10 cm, usar meias elásticas no período diurno, realizar movimentos com os membros inferiores (preferencialmente os que envolvam as panturrilhas e pés) antes de se sentar ou ficar em pé. Essas medidas colaboram de forma efetiva para a melhoria da HO. A prescrição deve ser revista em busca de medicações que possam induzir a HO, conforme descrito acima.

Estado confusional agudo

A definição de "estado confusional agudo" (ECA) está apresentada no capítulo 7, onde é possível encontrar os critérios para diagnóstico e tratamento.

Como uma das principais causas de ECA está o uso de medicações. Qualquer medicação pode, até que se prove o contrário, causar ECA, devido ao potencial de reação idiossincrásica. Isoladamente, medicações respondem por cerca de 12%-39% dos casos de *delirium*[17].

As medicações psicoativas são referidas como fator de risco e preditoras de ECA na maioria dos estudos[18].

Os benzodiazepínicos, analgésicos narcóticos (ex.: morfina), antidepressivos e agentes com ação anticolinérgica são os mais citados.

Os anticolinérgicos são os que mais induzem a estado confusional agudo e crônico. Além de medicações psicoativas (tricíclicos, antipsicóticos), existem muitas medicações com ação anticolinérgica intrínseca, de uso comum na prática clínica (quadro 1). A ação cumulativa desses fármacos pode resultar em uma grave situação e induzir ao ECA, especialmente nos que já são portadores de síndromes demenciais que cursam com redução da acetilcolina, como Doença de Alzheimer e de Lewy.

Outra situação possível é a presença de sedação como conseqüência do uso de muitas medicações. Mesmo que não haja critérios para ECA, a sedação pode causar redução na atenção e na memória, perda funcional, sedentarismo e isolamento social. Devido à alteração na biodisponibilidade de muitas medicações, o efeito sedativo, desejável no período noturno, pode ser prolongado para o período diurno ou, o que é mais grave, não ocorrer no período desejado, e sim durante o dia. Esta última situação resulta na elevação da dose de medicações sedativas e perpetuação do quadro de insônia[2].

Para evitar a ocorrência de sedação, o prescritor deve fazer um levantamento completo do sono e atividades diurnas. A introdução de medicações de ação central deve ser feita individualmente, isto é, um fármaco por vez, para observar a presença de sintomas sugestivos de ECA. Na presença de sinais e sintomas de ECA, impõe-se a retirada imediata da medicação envolvida.

Quadro 1. Medicações com ação anticolinérgica

Classe	Exemplo
Diuréticos	furosemida
Antiarritimicos	digoxina
Anti-histamínicos	hidroxizina, difenildramina
Corticóide	predinisona
Bloqueador H2	cimetidina, ranitidina
Antiespasmódico	hioscina, oxibutinina
Broncodilatador	teofilina

Doenças cardiovasculares

As modificações no aparelho cardiovascular do indivíduo que envelhece abrangem todos os segmentos. É possível identificar mudanças na estrutura muscular, valvar e elétrica do coração. Os vasos também apresentam alterações da elasticidade e maior fragilidade dos seus componentes.

Dentre as doenças cardíacas, arritmias, insuficiência cardíaca congestiva (ICC), doenças isquêmicas, hipertensão arterial sistêmica (HAS) são as mais freqüentes entre os idosos e as de maior interesse para o médico que utiliza psicofármacos.

A Sociedade Brasileira de Cardiologia, por meio do Grupo de Estudos de Cardiogeriatria, publicou as diretrizes para diagnóstico e tratamento dessas doenças. Recomenda-se a leitura atenta dessa publicação para revisão de conceitos, diagnóstico e tratamento das moléstias cardiovasculares em idosos[19].

A importância de conhecer o estado cardiovascular do idoso antes de prescrever qualquer medicação de ação central deve-se ao fato de que medicações psicoativas podem ter ação cardiovascular, interagir com drogas usadas para tratamento de cardiopatias ou precipitar sintomas da esfera cardíaca. Além disso, como já mencionado, existem remédios usados para tratamento dessas doenças que têm ação anticolinérgica intrínseca e podem precipitar sintomas psíquicos.

No tratamento do idoso deprimido e hipertenso, alguns cuidados devem ser tomados. Medicações utilizadas para controle de HAS como alfametildopa, clonidina e betabloqueadores de ação central (ex.: propranolol) podem induzir a depressão, o que obriga à mudança de classe de anti-hipertensivos. Antidepressivos de ação dual podem elevar a pressão arterial. Este efeito é mais pronunciado na introdução e elevação da dose. Logo, devem ser evitados em hipertensos não-compensados, miocardiopatas e pacientes com doença cérebro-vascular. Diuréticos podem causar HO, e o uso concomitante com antidepressivos tricíclicos é desaconselhado.

Antidepressivos tricíclicos têm ação direta sobre a condução cardíaca. O mesmo também é verdade para fenitoína e outros anticonvulsivantes. O uso dessas medicações em idosos deve ser antecedido por um eletrocardiocagrama ou avaliação cardíaca mais ampla.

Recentemente, os anticolinesterásicos tiveram sua segurança cardiovascular questionada. Entre os possíveis efeitos indesejados estão: bradiarritimias e síncope por estímulo parassimpático. No eletrocardiograma o alargamento do espaço P-R pode ser observado[20,21].

Não é por acaso que as medicações cardiovasculares e psicofármacos foram os mais citados no início deste capítulo.

Para cuidar de um idoso, é então necessária uma visão ampla de sua saúde e, na grande maioria dos casos, um contato com o outro especialista que cuida do paciente. Definir as diretrizes do tratamento e priorizar as medidas higieno-dietéticas são ações fundamentais para uma boa prática médica junto ao idoso polimedicado e polipatológico.

Doença tireoidiana

O diagnóstico de doença tireoidiana é fundamental no idoso, contudo, nem sempre é fácil. A sobreposição dos sinais e sintomas clínicos pode levar à confusão, pois estes pacientes perdem a dicotomia clássica que existe no jovem. Assim, sintomas, como diarréia, perda de peso, tremor, insônia, inquietude, arritmia e ICC deixam de ser exclusivos do hipertireoidismo e podem ocorrer no hipotireoidismo em idosos. No quadro de hipotireoidismo, os sinais clássicos de sonolência, ganho de peso e obstipação podem passar desapercebidos e predominar queixas cognitivas ou da esfera do humor.

Para o diagnóstico de doença tireoidiana devem ser realizadas dosagens de hormônio tireoestimulante (TSH), T4 livre, T3 e anticorpos antiperoxidase e antitireoglobulina.

Uma condição freqüente entre idosos é o hipotireoidismo subclínico. Caracteriza-se pela elevação do TSH e dosagens normais ou ligeiramente baixas de T4 livre. O tratamento desta situação é controverso[22].

Conseqüentemente, na investigação de síndromes depressivas e demenciais em idosos é necessária a avaliação da função tireoidiana. Em muitos casos, o tratamento da disfunção tireoidiana não corrige o problema, mas pode melhorar a resposta ao tratamento e a qualidade de vida.

Atenção especial merece a prescrição de lítio. Este fármaco interfere em várias etapas do metabolismo da tireóide e pode induzir o hipotireoidismo. Assim, além de controle da função renal e do ECG, a dosagem dos hormônios tireoidianos deve fazer parte do acompanhamento do indivíduo que usa essa medicação[23].

Diabetes melittus

É uma doença altamente prevalente entre idosos. A Organização Mundial de Saúde (OMS) e a Sociedade Brasileira de Diabetes estabelecem, como critério para o diagnóstico de diabetes melittus (DM) a presença de sintomas característicos da doença (polidipsia, polifagia e poliúria) e a elevação da glicemia casual (a qualquer hora do dia) acima 200 mg/dl, confirmada pela glicemia de jejum acima de 126 mg/dl. O DM é uma doença sistêmica e causa lesão em órgãos-alvo, como olhos, coração, rins e vasos[24].

A síndrome plurimetabólica é uma situação de risco cardiovascular que combina intolerância à glicose, hiperinsulinemia e obesidade central. É acompanhada por elevação do LDL colesterol e redução do HDL colesterol, alteração da hemostasia, hipertensão e microalbuminúria[25].

Os antipsicóticos atípicos foram associados à indução ao DM. Em revisão da literatura, os autores ressaltam que os indivíduos que desenvolveram DM após iniciar o uso desta classe de medicação, especialmente olanzapina e clozapina, mas também risperidona e quetiapina, tinham fatores de risco para DM (história familiar, obesidade e raça negra); e concluem com o alerta de que, em grupos de risco para DM, o uso de antipsicóticos deve ser parcimonioso, e que deve haver um controle rígido do peso e da glicemia[26].

A maior dificuldade no tratamento de afecções psíquicas e neurológicas no idoso diabético está no alto potencial de interação medicamentosa. A grande maioria dos hipoglicemiantes é metabolizada pelo citocromo P450, bem como a maioria dos psicofármacos. Como exemplos: paroxetina, fluoxetina e donepezila elevam o nível dos hipoglicemiantes no plasma e aumentam a possibilidade de hipoglicemia. A fenitoína também tem forte interação com hipoglicemiantes, e o uso conjunto causa elevação dos níveis séricos de fenitoína, com possibilidade de toxicidade. Em caso de dúvida, sempre vale a consulta a publicações ou sites especializados para pesquisar o potencial risco de interação medicamentosa.

Outro fator que deve ser levado em conta é a possibilidade de medicações causarem aumento do apetite e ganho de peso. Ambos podem complicar o controle glicêmico do idoso com DM. Isto é fato no uso de antidepressivos, antipsicóticos e estabilizadores de humor. Manter um controle de peso e um recordatório alimentar e estímulo à atividade física ajudam a controlar o peso. É salutar a orientação de um nutricionista para elaboração de um cardápio adequado às restrições e preferências alimentares.

Distúrbios nutricionais

Existem muitos motivos para que um idoso apresente moléstias relacionadas à ingestão incorreta de alimentos. O grande número de doenças crônicas impõe muitas restrições; redução do número de dentes faz com que ele opte por alimentos mais moles; e diversos níveis de dependência física, mental ou de comunicação restringem o idoso a alimentos prontos ou à redução do número de refeições.

Para o idoso polimedicado, além de tudo isto somam-se efeitos colaterais de medicações, como: alteração da produção de saliva, da motilidade do trato digestivo, do apetite. Logo, esses idosos são de alto risco para desenvolver distúrbios nutricionais[27].

A OMS orienta que, para a população acima de 60 anos, os valores do índice de massa corporal (IMC) sejam modificados (ver quadro 2). Observar que, para a população adulta, os valores de referência para definir eutrofia e desnutrição são diferentes. Para calcular o IMC, é necessário medir peso e altura do indivíduo. O cálculo é dado pela divisão do peso em quilogramas (kg) pelo quadrado da altura em metros (m)[28,29].

Os idosos portadores de síndromes demenciais e depressão apresentam alto risco de desnutrição. A presença de sarcopenia, redução da massa magra, é um dos mais importantes marcadores de fragilidade em idosos.

A presença de baixos níveis de albumina plasmática causa aumento na biodisponibilidade das drogas, e o risco de toxicidade é maior. Na detecção de hipoalbuminemia, deve haver uma preocupação especial do prescritor em identificar qual medicação tem maior afinidade de ligação a proteínas e, assim, poder mensurar qual droga estará com sua concentração plasmática elevada. A ajuda de um farmacêutico colabora, de forma efetiva, para evitar ou diagnosticar regimes terapêuticos inadequados.

Cada vez mais freqüentemente observa-se a presença de idosos obesos e sarcopênicos. Esses indivíduos apresentam IMC elevado, mas a avaliação da sua massa magra demonstra grave redução da musculatura esquelética. A farmacocinética das medicações é completamente modificada. Esse grupo de indivíduos tem alta mortalidade, morbidade e menor nível de independência[30].

Medicações psicoativas causam impacto importante no peso, a saber: antidepressivos podem modificar o apetite e causar ganho de peso; já os antipsicóticos foram relacionados ao aumento do peso corporal e desenvolvimento de síndrome plurimetabólica; e os anticolinesterásicos são responsáveis por perda do apetite, perda de peso e sintomas digestivos, os quais podem ser limitantes.

A interação entre alimento e medicação deve ser pesquisada. Classicamente o uso de IMAO impõe restrições alimentares (ver Capítulo 6), apesar do uso limitado em idosos. Antiparkinsonianos, por sua vez, sofrem interações importantes com os alimentos, especialmente proteínas.

Quadro 2. Valores de IMC para adultos e idosos, segundo a OMS

	Adulto	Idosos
Desnutrição	abaixo de 20	abaixo 22
Eutrofia	20 – 25	22 – 27
Obesidade	acima de 25	acima de 27

Quadro 3. Efeitos adversos e medicações que contribuem para perda de peso

Efeito colateral	Medicação
Anorexia	amantadina, anticonvulsivantes, levodopa, antipsicóticos, opiáceos
Boca seca	anticolinérgicos
Diseusia	anticolinérgicos, carbamazepina, levodopa, lítio, opiáceos, tricíclicos, selergilina
Disfagia	amantadina, levodopa,
Nausea e vômitos	amantadina, agonistas dopaminérgicos, levodopa, fenitoina, IRS, tricíclicos

Modificado: Santos, 2006.

Conclusão

O uso de psicofármacos na faixa etária geriátrica deve ser cercado de cuidados. Esta população apresenta muitas patologias associadas e o uso concomitante de múltiplas medicações é freqüente.

O prescritor necessita estar familiarizado com as modificações do envelhecimento e saber realizar uma avaliação mais ampla da saúde do paciente idoso. Isso inclui a avaliação do risco de quedas, do estado nutricional, cardiovascular e metabólico.

Referências

1. Ramos LR e col. Two-year follow-up study of elderly residents in São Paulo: methodology and preliminar results. Rev. Saúde Pública. 1998; 32(5):397-407.
2. Avorn J. Drug prescribing, drug taking, adverse reactions and compliance in elderly pacients. In: SALZMAN, C. Clinical Geriatric Psychopharmacology. 3. ed. Boston: Williams & Wilkins; 1998.p. 21- 47.
3. Rozenfeld S, Fonseca MJM, Acurcio FA. Drug utilizacion and polypharmacy among elderly in Brazil. Rev Panam Salud Publica/Pan Am J Public Health. 2008;23(1): 34-43.
4. Almeida OP, Ratto L, Garrido R, Tamai S. Fatores preditores e conseqüências clínicas do uso de múltiplas medicações entre idosos atendidos em um serviço ambulatorial de saúde mental. Rev Bras Psiquiatr. 1999;21(3):152-157
5. Pantel RB. Polypharmacy and the elderly. J Infus Nurs. 2003;26(3):166-169.
6. Medeiros-Souza P, Santos-Neto LL, Kusano LTE, Pereira MG. Diagnosis and control of polypharmacy in the elderly. Rev Saude Public. 2007;41(6):1049-1053.
7. Onder G, Pedoner C, Landi F, Cesari M, Della Verona C, Bernabeik et al. Aderse drug reactions as cause of hospital admissions: Results from Itallian Group of Phamacoepidemiology in the Elderly (GIFA). J Am Geriatr Soc. 2002;50(12):1962-1986.
8. Pereira SRM, Buksman S, Perracini M, Py L, Barreto KML, Leite VMM. Queda em idosos. Disponível em: www.sbgg.org.br/profissional/publicações/quedas.pdf.
9. Paixão Junior CM, Heckman MF. Distúrbios da Postura e da Marcha. In: Freitas EV, Py L, Cançado FAX, Doll J, Gorzoni ML. Tratado de Geriatria e Gerontologia. 2. ed. Rio de Janeiro: Guanabara Koogan; 2006. p. 950-961.
10. IBGE. Fundação Instituto Brasileiro de Geografia e Estatística. Projeção da população do Brasil para o período de 1980 – 2050. Revisão 2004. Rio de Janeiro, 2004.
11. Leipzig RM, Cumming RG, Tinetti ME. Drugs and falls in older people: a systematic review and meta-analysis: I. Psychotropic drugs. J Am Geriatr Soc. 1999;47:30-39.
12. Souchet E, Lapeyre-Mestre M, Monterstruc J-L. Drug related falls: a study in the French Pharmacovigilance database. Gerontology. 2005;14(1):11-16.
13. Landy F, Onder G, Cesari M, Barillaro C, Russo A, Bernabei R. Silver Network Home Care Study Group. Psychotropic Medications and Risk for Falls Among Community-Dwelling Frail Older People: An Observational Study. J Gerontol A Biol Sci Med Sci 2005;60(5):622-626.
14. Hartikainen S, Lönnross E, Louhivuori K. Medication as a risk factor for fall: critic sistematic review. J Gerontol A Biol Sci Med Sci. 2007;62(10):1172- 1181.
15. Duda-Soares JL. Hipotensão ortostática: O estado da arte. Medicina Interna. 2001;8(2):80-88.

16. McGann PE. Comorbidity in heart failure in the elderly. Clin Geriatr Med. 2000;16(3):631-648.
17. Alagiakrishnan K, Wiens CA. An approach to drug induced delirium in the elderly. Postgrad Med J. 2004;80:388-93.
18. Moore AR, O'Keeffe ST. Drug-induce cognitive impairment in the elderly. Drugs Aging. 1999; 15(1): 15-28.
19. Franken RA, Taddei CFG e col. I diretrizes do grupo de estudos em cardiogeriatria da Sociedade Brasileira de Cardiologia. Arq Bras Cardiol. 2002;79(supll 1):1-46.
20. Ferreri F, Agbokou C, Gauthier S. Cardiovascular effects of cholinesterase inhibitors in Alzheimer's disease. Rev Neurol (Paris). 2007 Oct;163(10):968-974.
21. Bordier P, Garrigue S, Lanusse S, Margaine J, Robert F, Gencel L, Lafitte A. Cardiovascular effects and risk of syncope related to donepezil in patients with Alzheimer's disease. CNS Drugs. 2006;20(5):411-7.
22. Arrigo T, Wasniewska M, Crisafulli G, Lombardo F, Messina MF, Rulli I, Salzano G, Valenzise M, Zirilli G, De Luca F. Subclinical hypothyroidism: the state of the art. J Endocrinol Invest. 2008 Jan;31(1):79-84
23. Laurberg P, Andersen S, Bülow Pedersen I, Carlé A. Hypothyroidism in the elderly: pathophysiology, diagnosis and treatment. Drugs Aging. 2005;22(1):23-38.
24. Consenso da Sociedade Brasileira de Diabetes: diagnóstico e classificação do diabetes melito e tratamento do diabetes melito tipo II. Arq Bras Endocrinol Metabol. 2000; 44 (supll 1): 58-353.
25. Souza JRM, Coelho Filho OR, Coelho OR. Fatores de risco cardiovasculares. Rev Bras Méd. 2006; 63: 29-37.
26. Cohen D. Atypical antipsychotics and new onset diabetes mellitus. An overview of the literature. Pharmacopsychiatry. 2004; 37(1): 1-11.
27. Santos VH e Resende CHA. Nutrição e envelhecimento. In: Freitas EV, Py L, Cançado FAX, Doll J, Gorzoni ML. Tratado de Geriatria e Gerontologia. 2. ed. Rio de Janeiro: Guanabara Koogan; 2006. p. 930-941.
28. Word Health Organization. Physical status: the use and interpretation of antropometry. Geneve, WHO, 1995. [Technical Report Series, 854.]
29. Lipschitz DA. Screening for nutritional status in the elderly. Prim Care. 1994; 21(1): 55-57.
30. Baumgartrer RS, Wayne SJ, Waters DL, Janssen I, Gallagher D, Morley JE. Sarcopenic obesity predicts Instrumental Activities of Daily Living disability in the elderly. Obesity Research. 2004; 12(12): 1995-2004.

PSICOFARMACOLOGIA GERIÁTRICA

5

Depressão e Demência: Comorbidade

Da Epidemiologia ao Tratamento

Marcos Antonio Lopes

Depressão e demência são duas síndromes bastante prevalentes na terceira idade. Levando-se em consideração os principais diagnósticos depressivos, as duas síndromes acometem aproximadamente 10% das pessoas idosas[1,2]. Ademais, estão entre as sete principais doenças responsáveis pelo "prejuízo global das doenças" (*Global Burden of Disease*) na população geral de "economias de mercado de todo o mundo", segundo dados da Organização Mundial de Saúde em conjunto com o Banco Mundial e a Universidade de Harvard. Utilizando um indicador que avalia os "anos de vida com incapacidade" (*DALY – Disability Adjusted Life Years*), este levantamento observou que a Depressão Maior Unipolar e a Demência (juntamente com outras doenças degenerativas do Sistema Nervoso Central) ocupam respectivamente o segundo e o sétimo lugar entre as doenças associadas à incapacidade na população, correspondendo a 10% da incapacidade global[3].

Paralelamente ao crescente envelhecimento da população mundial, particularmente nos países em desenvolvimento, a expectativa é de que um conjunto maior de pessoas progressivamente vai sofrer o impacto destas doenças sobre sua saúde e, conseqüentemente, sua qualidade de vida. Neste sentido, é imperativo o profundo conhecimento de como se apresentam e se distribuem na população, para que medidas de prevenção e tratamentos específicos logo possam ser aplicados a cada uma das doenças. No entanto, depressão e demência dividem uma estreita relação epidemiológica e clínica entre os idosos, e muitas vezes dificultam o diagnóstico diferencial, retardando o estabelecimento de uma intervenção adequada.

Epidemiologia

O importante levantamento populacional realizado nos Estados Unidos da América, *Epidemiological Catchment Area*, estimou as seguintes prevalências de transtornos depressivos em idosos: 1% de Depressão Maior; 2% de Distimia; e 15% de "sintomas depressivos"[2]. Com taxas de prevalência dos dois principais transtornos depressivos inferiores às observadas na população mais jovem, este estudo serviu de referência para a observação de que a depressão seria menos prevalente na terceira idade. No entanto, a grande ocorrência de "sintomas depressivos" levantou a hipótese de que os critérios convencionalmente empregados para o diagnóstico não seriam adequados para a identificação destes quadros nos idosos, os quais teriam uma apresentação clínica de depressão diferente das pessoas mais jovens[4]. No Brasil, empregando-se diagnósticos mais abrangentes, um estudo realizado na cidade de São Paulo encontrou uma probabilidade bem menor de pessoas idosas (idade igual ou maior a 60 anos) apresentarem "transtorno depressivo" ao longo da vida, quando comparadas à faixa etária mais jovem; contudo, a chance de desenvolver "distimia" foi bastante semelhante[5]. Com relação à distribuição de depressão na população idosa, os principais fatores associados à ocorrência de "depressão no idoso" são sexo feminino; estado civil: solteiros ou separados; baixo nível socioeconômico; pobre suporte social; ocorrência de eventos adversos; e declínio da saúde física com incapacidades[6].

Se considerarmos a população de idosos com idade maior ou igual a 65 anos, a prevalência de demência em todo o mundo situa-se em torno de 7,0%, com taxas médias entre os continentes que variam de 2,2% na África;

5,8% na Ásia; 6,2% na América do Norte; 7,1% na América do Sul; a 8,9% na Europa[1]. Há uma grande variabilidade nos resultados dentro do mesmo país, com taxas entre 5,5% e 8,5% no Japão[7,8]; 4,8% e 9,6% nos Estados Unidos da América (EUA)[9,10]; e 5,5% a 14,9% na Espanha[11,12]. No Brasil temos três estudos recentes, no Estado de São Paulo, com taxas de 7,1%[13], 7,2%[14] e 16,2%[15] (neste estudo foi feito um ajuste considerando as perdas na primeira fase). Os principais fatores de risco associados à demência são idade; sexo feminino; fatores genéticos (apoEe4); e fatores vasculares[16].

No entanto, a coexistência de depressão e demência é bastante alta. Idosos depressivos com freqüência se queixam de problemas cognitivos (memória), assim como idosos demenciados com freqüência apresentam sintomas depressivos. Esta constatação é válida para os vários tipos de demência, como se pode observar na tabela abaixo, com taxas muito altas dos diferentes tipos de diagnósticos depressivos. Ademais, a ocorrência de transtorno depressivo tende a ser mais alta nos casos de Demência Vascular do que nos pacientes com Doença de Alzheimer.

Tabela 1. Prevalência de transtornos depressivos em sujeitos idosos com Comprometimento Cognitivo Leve (MCI) e vários tipos de demência

	Autores	Depressão maior	Depressão menor	Sintomas depressivos
MCI	Lyketsos et al., 2002[17]			8,6
Demência	Lyketsos et al., 2002[17] Lyketsos et al., 2000[18] Lopes et al., 2007[19]		32,7	24,0 24,0
D. Alzheimer (DA)	Zubenko et al., 2003[20] Starkstein et al., 2005[21] Tatsch et al., 2006[22]	22,5 - 54,4 26,0	26,0	30,0
D. Alzheimer/ D. Vascular (DA/DV)	Reichman & Coyne, 1995[23] Newman, 1999[24] Park et al., 2007[25] Ballard et al., 2000[26] Li et al., 2001[27]	10,5/29,0* 3,2/21,2 10,2/20,4#		8,0/19,0 19,9/31,4
Demência na D. Parkinson	Ehrt et al., 2007[28]		21,0	

* OR: 8,2 / # OR: 2,2

Comorbidade – aspectos clínicos e neurofisiológicos

A freqüente comorbidade entre depressão e demência suscita, desta forma, o questionamento de qual seria a melhor explicação para esta relação tão estreita. Lauter e Dame, 1991[29], fizeram uma exposição objetiva sobre o tema, ainda hoje bastante útil, porém necessitando de revisão à luz do conhecimento atual (ver figura 1).

DEPRESSÃO COM { DECLÍNIO COGNITIVO / DEMÊNCIA (Pseudodemência)
Os sintomas cognitivos fariam parte do quadro clínico do transtorno depressivo.
DEMÊNCIA COM DEPRESSÃO
Os sintomas depressivos (transitórios ou de longa duração) constituiriam uma reação psicológica ou seriam secundários à lesão cerebral da demência.
DEPRESSÃO NA DEMÊNCIA
O transtorno depressivo (de início precoce e recorrente ou tardio) seria sobreposto à demência.

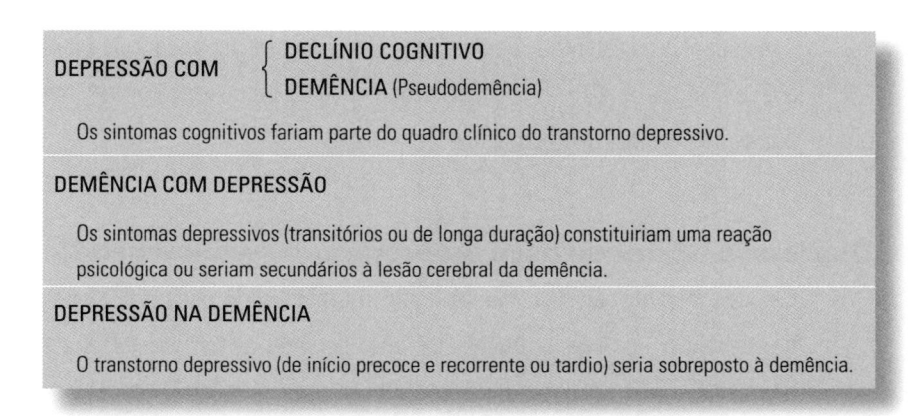

Figura 1. Relação entre depressão e demência.

Pseudodemência

O termo pseudodemência é usado há pelo menos 50 anos, mas passou a ser mais bem caracterizado nos últimos 25 anos. Largamente utilizado, era definido pela presença de comprometimento cognitivo (memória e aprendizado, principalmente) causado por doença psiquiátrica, provavelmente não progressivo, potencialmente reversível, e não explicado por doença neuropatológica[30]. O atributo "pseudo" devia-se ao fato de que o conceito de demência pressupunha uma evolução progressiva e irreversível[31]. Atualmente, esta forma de evolução não é plenamente aplicável aos critérios gerais para o diagnóstico de demência e, portanto, não corrobora o emprego do termo "pseudo". Além disso, particularmente a depressão de início tardio no idoso está associada a alterações neuropsicológicas e estruturais do cérebro, situando-se muito "próxima" da demência[32]. O que também parecia ter uma evolução benigna, no sentido da remissão definitiva dos sintomas cognitivos com a melhora do quadro clínico depressivo, não vem se confirmando em estudos longitudinais. Mesmo quando a remissão é completa, esses casos de "depressão com demência" têm um risco maior de evoluir para demência e, desta forma, deveriam ser monitorados[33,34]. O perfil dos déficits cognitivos poderia indicar o tipo de demência, com pior desempenho em atenção, orientação e memória, predispondo à ocorrência de Doença de Alzheimer e disfunção executiva ao desenvolvimento de outras demências "não-Alzheimer"[35].

Depressão – fator de risco ou pródromo de demência?

Estudos longitudinais têm demonstrado o aumento do risco de Doença de Alzheimer em idosos deprimidos, corroborando a hipótese de que a depressão no idoso seria um fator de risco para o desenvolvimento de demência. Sujeitos com Comprometimento Cognitivo Leve, quando deprimidos, teriam um risco duas vezes maior de conversão para Doença de Alzheimer[36]. Um risco superior a duas vezes também ocorre em idosos deprimidos e não demenciados, mesmo após o controle de variáveis cognitivas[37]. No entanto, Chen et al., 1999, observaram a presença de sintomas depressivos mais no início da demência do que no período anterior, e concluíram que a depressão seria mais um pródromo do que um fator preditivo para o desenvolvimento de demência[38].

Demência com depressão

A associação de sintomas depressivos com a percepção da perda de memória tem corroborado a perspectiva de depressão como uma reação psicológica[38]. Contudo, este dado é pouco consistente, e esta perspectiva é vista como pouco freqüente[39]. Por outro lado, a hipótese de ser secundária às alterações biológicas da Doença de Alzheimer é reforçada por estudos *post-mortem*, os quais observaram em sujeitos com esta doença o declínio da expressão de receptores serotoninérgicos[40] e a perda seletiva de células noradrenérgicas em locus ceruleus do cérebro[41].

Depressão na demência

Se esta perspectiva for considerada como a existência de duas condições independentes sendo causadas por um fator comum, três mecanismos poderiam estar implicados: 1) processo neuroendócrino: um aumento da estimulação do eixo Hipotálamo-Hipófise-Adrenal ocorreria tanto na depressão quanto na Doença de Alzheimer[42]; 2) processo inflamatório: apoptose induzida por inflamação + redução de fatores neurotróficos protetores (causada pelo aumento de glucocorticóides cerebrais) poderia predispor à depressão e à demência[43]; 3) alterações cerebrovasculares poderiam levar ao desenvolvimento de "depressão pós-avc" / "depressão vascular" e demência pós-avc / demência vascular[44].

Depressão da doença de Alzheimer

Esta categoria diagnóstica foi apresentada por um consenso de especialistas que concebiam a depressão presente nos casos de Doença de Alzheimer como sendo uma entidade nosológica distinta[45]. Desta forma, seus idealizadores propuseram várias modificações nos critérios convencionalmente usados para o transtorno depressivo, como se observa na figura 2.

O consenso fez uma referência sobre as possíveis causas para cada tipo de alteração: perda de interesse, perda de iniciativa e retardo psicomotor seriam em parte atribuídos à disfunção subcortical, que ocorre no início da Doença de Alzheimer; comorbidades vasculares na Doença de Alzheimer, principalmente subcorticais, predisporiam à ocorrência de sintomas depressivos de maneira geral.

Três ou mais dos sintomas abaixo:
Duração mínima de 2 semanas (nem todos os dias ou na maior parte do dia)
Humor deprimido, diminuição de afeto positivo ou prazer, em resposta a contatos sociais ou atividades usuais (uma variação da anedonia)
Retraimento social, *tearfullness* (em pacientes menos verbais), irritabilidade, perda de energia, sentimento de inutilidade, desesperança, culpa, idéias de morte, idéia de suicídio
Alteração do apetite, sono e atividade psicomotora (devem ser distinguidas das alterações da Doença de Alzheimer)
Sintomas causam sofrimento significativo ou prejuízo funcional
Critérios de exclusão: efeito do uso de substância, delirium ou outra condição tal como depressão maior

Figura 2. Critérios diagnósticos da Depressão da Doença de Alzheimer.

Ao final, os especialistas destacaram o uso das principais escalas para a avaliação dos sintomas depressivos: *Cornell Scale for Depression in Dementia*, que seria o padrão ouro; GDS (*Geriatric Depression Scale*), com boas validade e confiabilidade nas fases leve e moderada da demência; *Hamilton Depression Rating Scale*, que poderia requerer a informação do cuidador (assim como a *Cornell Scale*); NPI (*Neuropsychiatric Inventory*) e BEHAVE-AD (*Behavioral Pathology in Alzheimer's Disease*), cuja avaliação dos itens depressivos poderia ser útil.

No entanto, três críticas devem ser consideradas no uso destes critérios: a superestimação de depressão, em decorrência do menor número e da qualidade dos sintomas exigidos, principalmente na fase avançada; a dificuldade para a identificação do "afeto positivo", que se confundiria com apatia; e a baixa confiabilidade do critério "irritabilidade" (denotando uma instabilidade do mesmo)[21].

Outros achados dizem respeito ao fato de que a presença de depressão na Doença de Alzheimer parece estar mais associada ao sexo feminino[46], à piora na disfunção social e nas AVDs – atividades de vida diária –[21] e à presença de sintomas psicóticos[20]. Quanto à presença de depressão no curso da doença (entre as fases), os estudos são inconsistentes[39]. Pode haver apresentação clínica tanto de Depressão Maior quanto de "Depressão Menor"[21].

Depressão e demência – diagnóstico diferencial

Vários sintomas são comuns à depressão e à demência. Retardo psicomotor, insônia, perda de peso, afeto irritável e diminuição da concentração estão entre os critérios diagnósticos para episódio depressivo (ver figura 3) e fazem parte das principais alterações comportamentais e psicológicas associadas à demência[17,22]. Embora até o momento a ênfase tenha sido destinada à perspectiva da comorbidade, no processo de diagnóstico é preciso considerar também a possibilidade da presença de apenas um dos transtornos.

A *depressão no idoso* tem uma apresentação clínica com predomínio de sintomas "somáticos" (inapetência, insônia e diminuição da energia) e menos elementos psicológicos, tais como baixa auto-estima e culpa, o que dificulta o diagnóstico de transtorno depressivo nos pacientes com comprometimento cognitivo[4]. A existência dos sintomas psicológicos, no entanto, reforça a presença de um transtorno depressivo. A *depressão de início tardio*, por sua vez, mais se aproxima dos quadros demenciais, na medida em que apresenta maior prejuízo neuropsicológico, maior alargamento de ventrículos cerebrais laterais e taxas mais altas de demência na evolução[6]. O mesmo raciocínio se aplica ao conceito de *"depressão vascular"*, que se caracteriza por início tardio, ausência de história familiar, retardo psicomotor, incapacidade, alterações neuropsicológicas, doença cerebrovascular (neuroimagem) e pior resposta a tratamento farmacológico[44]. Por outro lado, o prejuízo cognitivo da Doença de Alzheimer é mais acentuado, mesmo na fase leve (com declínio da memória de reconhecimento, linguagem e praxia), do que na *depressão no idoso* sem demência[45].

5 ou mais dos sintomas abaixo (pelo menos um dos 5 deve ser "humor deprimido" ou "interesse ou prazer reduzidos"):
período mínimo de 2 semanas
humor deprimido
interesse ou prazer reduzidos
diminuição do apetite ou peso (ou aumento)
diminuição do sono (ou aumento)
retardo psicomotor (ou aumento)
perda de energia
culpa ou sensação de inutilidade
diminuição da concentração
idéia de suicídio
Sintomas causam sofrimento significativo ou prejuízo funcional
Não se devem aos efeitos fisiológicos diretos de uma substância ou a uma condição médica geral

Critérios adaptados do DSM-IV – *Diagnostic and Statistical Manual of Mental Disorders, fourth edition*[17].

Figura 3. Critérios para o diagnóstico de "Episódio Depressivo Maior".

A identificação de sintomas depressivos em pacientes com demência também pode se tornar difícil por outras duas razões. Os pacientes com demência percebem os sintomas depressivos como menos graves quando comparados aos cuidadores[48]; por isso a importância de se obter as informações com as pessoas que os acompanham. Na fase avançada da demência os problemas de linguagem dificultam a investigação dos sintomas; portanto, o destaque deveria ser dado às manifestações comportamentais, tais como retraimento social, lentificação psicomotora, apatia, diminuição do discurso espontâneo, mudanças abruptas do comportamento, irritabilidade e agressividade[45].

Depressão da doença de Alzheimer – tratamento

Existem várias opções de tratamentos não-farmacológicos para a Depressão da Doença de Alzheimer, tais como terapia comportamental para o paciente e intervenções dirigidas ao cuidador[39]. Nesta seção a abordagem será destinada apenas ao tratamento farmacológico.

Uma recente revisão procurou avaliar os tratamentos farmacológicos para a Depressão da Doença de Alzheimer, destacando oito ensaios clínicos controlados com placebo[49]. Inicialmente é preciso observar que a comparação entre eles ficou difícil, na medida em que houve inconsistência com relação aos diagnósticos de depressão e comprometimento cognitivo/demência e aos instrumentos utilizados para a detecção da eficácia ao tratamento[39]. Não obstante a necessidade de outros ensaios confirmando seus principais achados, estes estudos testaram principalmente duas gerações de antidepressivos e encontraram os seguintes resultados.

De maneira geral, os melhores resultados foram alcançados quando o diagnóstico foi mais restritivo (apenas Depressão Maior, segundo os critérios do DSM III ou IV), com três dos quatro estudos demonstrando superioridade sobre o placebo. O inverso ocorreu quando o diagnóstico foi mais abrangente (presença de sintomas depressivos, distimia, "depressão menor" ou Depressão Maior), com três dos quatro estudos não encontrando diferença em relação ao placebo[39]. Dois antidepressivos tricíclicos foram avaliados, com doses relativamente baixas (abaixo de 100 mg/d), ambos com piora na cognição entre os resultados secundários, e apenas a clomipramina (não a imipramina) mostrando-se superior ao placebo na melhora dos sintomas depressivos. Três ISRS (inibidores seletivos de recaptação de serotonina) foram testados em cinco estudos: fluoxetina (40 mg/dia), sem eficácia; citalopram (30 mg/dia) e sertralina (100 e 150 mg/dia), cada um com dois resultados opostos[49]. Como pode se observar por estes dados, mais indagações do que recomendações podem ser levantadas. Entre as possíveis aplicações, é válido enfatizar a melhor resposta nos casos específicos de Depressão Maior[39], e alertar sobre o risco de piora cognitiva com o uso dos antidepressivos tricíclicos.

Um outro estudo avaliou os "*guidelines*" da Associação Americana de Psiquiatria e da Academia Americana de Neurologia para o tratamento da Depressão da Doença de Alzheimer, e destacou os seguintes pontos: a ineficácia da imipramina; a melhor tolerabilidade dos antidepressivos tricíclicos com menos atividade anticolinérgica (tal como a nortriptilina); a posição de "primeira escolha" para os ISRS, com destaque para o citalopram[50].

Resumo

A coexistência de depressão e demência é bastante alta. A relação entre depressão e demência é bastante estreita no que diz respeito à etiologia e à clinica. Provavelmente, a depressão que ocorre junto com a demência é multifatorial e mais associada às alterações que acompanham o envelhecimento. Pode haver várias apresentações clínicas: sintomas depressivos isolados, "depressão menor", Depressão Maior e "Depressão da Doença de Alzheimer". A possibilidade de adaptações dos critérios diagnósticos da "Depressão da Doença de Alzheimer", principalmente na fase avançada, deve ser considerada com cautela; o tratamento farmacológico parece ser mais eficaz na Depressão Maior; mais estudos avaliando a eficácia dos psicofármacos são necessários.

Referências

1. Lopes MA, Hototian SR, Reis GC, Elkis H, Bottino CMC. Systematic Review of Dementia Prevalence 1994 to 2000. Dementia & Neuropsychologia. 2007;1:230-40.
2. Blazer DG, Hughes DC, George LK. The Epidemiology of depression in an elderly community population. Gerontologist. 1987;27:281-7.
3. Murray CJL, Lopez AD (eds.). The global burden of disease and injury series, volume 1: A comprehensive assessment of mortality and disability from diseases, injuries, and risk factors in 1990 and projected to 2020. Cambridge, MA: Published by the Harvard School of Public Health on behalf of the World Health Organization and the World Bank, Harvard University Press. 1996.
4. Spar JE, La Rue A. Concide Guide to Geriatric Psychiatry. American Psychiatry Press. Washington, 1990.
5. Andrade LHSG, Lolio CA, Gentil Filho V, Laurenti R. Epidemiologia dos transtornos mentais em uma área definida de captação da cidade de São Paulo, Brasil / Epidemiology of mental disorders in a catchment area in Sao Paulo, Brazil. Rev Psiquiatr Clín. 1999; 26(5):257-61.
6. Alexopoulus GS. Affective Disorders. In: Sadavoy J, Lazarus LW, Jarvik LF et al. (eds.) Comprehensive Review of Geriatric Psychiatry. 2. ed. Washington DC and London: American Psychiatry Press. 1996, p 563-92.
7. Kiyohara Y, Yoshitake T, Kato I et al. Changing Patterns in the Prevalence of Dementia in a Japanese Community: The Hisayama Study. Gerontology. 1994; 40(suppl. 2): 229-35.
8. Shiba M, Shimogaito J, Kose A et al. Prevalence of Dementia in the Rural Village of Hanazono-mura, Japan. Neuroepidemiology. 1999; 18:32-6.
9. Hendrie HC, Osuntokun B, Hall K et al. Prevalence of Alzheimer's Disease and Dementia in two Communities: Nigerian Africans and African Americans. Am J Psychiatry. 1995; 152:1485-92.
10. Breitner JCS, Wyse BW, Anthony JC et al. APOE-e4 count predicts age when prevalence of AD increases, then declines. The Cache County Study. Neurology. 1999; 53:321-31.
11. Lobo A, Saz P, Marcos G, Dia JL, De-La-Camara C. The prevalence of dementia and depression in the elderly community in a southern european population. The Zaragoza Study. Arch Gen Psychiatry. 1995; 52:497-506.
12. Pi J, Olivé JM, Roca J, Masana L. Prevalence of dementia in a semi-rural population of Catalunya, Spain. Neuroepidemiology 1996; 15:33-4111. Van Der Flier WM, Scheltens P. Epidemiology and Risk Factors of Dementia. J Neurol Neurosurg Psychiatry. 2005;76(Suppl V)v2–v7.
13. Herrera E Jr, Caramelli P, Silveira AS et al. Epidemiologic survey of dementia in a community-dwelling Brazilian population. Alzheimer Dis Assoc Disord. 2002 Apr-Jun;16(2):103-8.
14. Lopes MA, Hototian SR, Bustamante SEZ et al. Prevalence of Dementia and Alzheimer's disease in Ribeirão Preto, Brazil: a community survey in elderly population. In: Twelfth Congress of the International Psychogeriatric Association, 2005, Stockholm. International Psychogeriatrics. Danvers: Cambridge University Press. 2005. v. 17. p. 210.

15. Bottino CMC, Azevedo D, Tatsch M et al. Estimate of Dementia Prevalence in a Community Sample from São Paulo, Brazil. Dementia and Geriatric Cognitive Disorders. 2008; 26:291-9.
16. Van Der Flier WM, Barkhof F, Scheltens P. Shifting paradigms in dementia: toward stratification of diagnosis and treatment using MRI. Ann N Y Acad Sci. 2007 Feb;1097:215-24.
17. Lyketsos CG, Lopez O, Jones B, Fitzpatrick AL, Breitner J, DeKosky S. Prevalence of neuropsychiatric symptoms in dementia and mild cognitive impairment: results from the cardiovascular health study. JAMA. 2002 Sep 25;288(12):1475-83.
18. Lyketsos CG, Steinberg M, Tschanz JT, Norton MC, Steffens DC, Breitner JC. Mental and behavioral disturbances in dementia: findings from the Cache County Study on Memory in Aging. Am J Psychiatry. 2000 May;157(5):708-14.
19. Lopes MA, Bottino CMC. Depreesion in Dementia – Prevalence and Clinical Pattern in a Community Survey. In: VI Reunião de Pesquisadores em Doença de Alzheimer e Desordens Relacionadas, 2007, Ouro Preto. Dementia & Neuropsychologia. São Paulo: Associação Neurologia Cognitiva e do Comportamento. 2007. v. 1. p. 26.
20. Zubenko GS, Zubenko WN, Mcpherson S et al. A collaborative study of the emergence and clinical features of the major depressive syndrome of Alzheimer's disease. Am J Psychiatry. 2003 May;160(5):857-66.
21. Starkstein SE, Jorge R, Mizrahi R, Robinson RG. The construct of minor and major depression in Alzheimer's disease. Am J Psychiatry. 2005 Nov;162(11):2086-93.
22. Tatsch MF, Bottino CM, Azevedo D et al. Neuropsychiatric symptoms in Alzheimer disease and cognitively impaired, nondemented elderly from a community-based sample in Brazil: prevalence and relationship with dementia severity. Am J Geriatr Psychiatry. 2006 May;14(5):438-45.
23. Reichman WE, Coyne AC. Depressive symptoms in Alzheimer's disease and multi-infarct dementia. J Geriatr Psychiatry Neurol. 1995 Apr;8(2):96-9.
24. Newman SC. The prevalence of depression in Alzheimer's disease and vascular dementia in a population sample. J Affect Disord. 1999 Jan-Mar;52(1-3):169-76.
25. Park JH, Lee SB, Lee TJ et al. Depression in vascular dementia is quantitatively and qualitatively different from depression in Alzheimer's disease. Dement Geriatr Cogn. Disord 2007;23(2):67-73.
26. Ballard C, Neill D, O'brien J, Mckeith IG, Ince P, Perry R. Anxiety, depression and psychosis in vascular dementia: prevalence and associations. J Affect Disord. 2000 Aug;59(2):97-106.
27. Li Y, Meyer JS, Thornby J. Depressive symptoms among cognitively normal versus cognitively impaired elderly subjects. Int J Geriatr Psychiatry. 2001 May;16(5):455-61.
28. Ehrt U, Brønnick K, De Deyn PP et al. Subthreshold depression in patients with Parkinson's disease and dementia – clinical and demographic correlates. Int J Geriatr Psychiatry. 2007 Oct;22(10):980-5.
29. Lauter H, Dame S. Depressive disorders and dementia: the clinical view. Acta Psychiatr Scand Suppl. 1991;366:40-6.

30. Mahendra B. Depression and dementia: the multifaceted relationship. Psychol Med. 1985;15:227-36.
31. Sachdev PS, Smith S, Angus-Lepan H, Rodriguez P. Pseudodementia twelve years on. Journal of Neurology, Neurosurgery, and Psychiatry. 1990;53:254-259.
32. Alexopoulos GS, Young RC, Meyers BS. Geriatric depression: age of onset and dementia. Biol Psychiatry. 1993 Aug 1;34(3):141-5
33. Alexopoulos GS, Meyers BS, Young RC, Mattis S, Kakuma T. The course of geriatric depression with "reversible dementia": a controlled study. Am J Psychiatry. 1993 Nov;150(11):1693-9.
34. Copeland JRM, Davidson IA, Dewey ME, Gilmore C, Larkin BA, Mcwilliam C, Saunders PA, Scott A, Sharma V, Sullivan C. Alzheimer's disease, other dementias, depression and pseudodementia: prevalence, incidence and three-year outcome in Liverpool. Br J Psychiatry. 1992;161:230-39.
35. Jean L, Simard M, Van Reekum R, Clarke DE. Differential cognitive impairment in subjects with geriatric depression who will develop Alzheimer's disease and other dementias: a retrospective study. International Psychogeriatrics. 2005;17(2):289–301.
36. Modrego PJ, Ferrández J. Depression in patients with mild cognitive impairment increases the risk of developing dementia of Alzheimer type: a prospective cohort study. Arch Neurol. 2004 Aug;61(8):1290-3.
37. Devanand DP, Sano M, Tang MX et al. Depressed mood and the incidence of Alzheimer's disease in the elderly living in the community. Arch Gen Psychiatry. 1996 Feb;53(2):175-82.
38. Chen P, Ganguli M, Mulsant BH, Dekosky ST. The Temporal Relationship Between Depressive Symptoms and Dementia. A Community-Based Prospective Study. Arch Gen Psychiatry. 1999;56:261-266.
39. Lee HB, Lyketsos CG. Depression in Alzheimer's disease: heterogeneity and related issues. Biol Psychiatry. 2003 Aug 1;54(3):353-62.
40. Lorke DE, Lu G, Cho E, Yew DT. Serotonin 5-HT2A and 5-HT6 receptors in the prefrontal cortex of Alzheimer and normal aging patients. BMC Neurosci. 2006 Apr 27;7:36.
41. Zubenko GS. Biological correlates of clinical heterogeneity in primary dementia. Neuropsychopharmacology. 1992; 6:77–93.
42. Swaab DF, Bao AM, Lucassen PJ. The stress system in the human brain in depression and neurodegeneration. Ageing Res Rev. 2005 May;4(2):141-94.
43. Leonard BE, Myint A. Inflammation and depression: is there a causal connection with dementia? Neurotox Res. 2006 Oct;10(2):149-60.
44. Newberg AR, Davydow DS, Lee HB. Cerebrovascular disease basis of depression: post-stroke depression and vascular depression. Int Rev Psychiatry. 2006 Oct;18(5):433-41.
45. Olin JT, Schneider LS, Katz IR et al. Provisional diagnostic criteria for depression of Alzheimer disease. Am J Geriatr Psychiatry. 2002 Mar-Apr;10(2):125-8.
46. Stoppe A, Scalco MZ. Depressão e Doença de Alzheimer. In: BOTTINO, Cássio Machado de Campos; BLAY, Sérgio Luiz; LAKS, Jerson (orgs.). Demência e Transtornos Cognitivos em Idosos. Rio de Janeiro: Guanabara Koogan. 2006. p. 273-81.

47. American Psychiatric Association. Diagnostic and statistical manual of mental disorders, 4th ed. Washington DC: American Psychiatric Association. 1994.
48. Chemerinski E, Petracca G, Sabe L, Kremer J, Starkstein SE. The specificity of depressive symptoms in patients with Alzheimer's disease. Am J Psychiatry. 2001 Jan;158(1):68-72.
49. Lyketsos CG, Olin J. Depression in Alzheimer's Disease: Overview and Treatment. Biol Psychiatry. 2002;52:243–252.
50. Swartz M, Barak Y, Mirecki I, Naor S, Weizman A. Treating Depression in Alzheimer's Disease: Integration of Differing Guidelines. International Psychogeriatrics. 2000: 12(3), 2000: 353-58.

PSICOFARMACOLOGIA GERIÁTRICA

6

Tratamento Farmacológico da Depressão na Terceira Idade

Sergio Luís Blay
Valeska Marinho

Introdução

A depressão é um dos eventos psíquicos mais comuns na terceira idade, e apresenta algumas peculiaridades no que diz respeito aos dos sintomas e na relação com fatores de risco biológicos, sociais e genéticos (Shear *et al.*, 2005).

A data de início dos sintomas, na idade adulta ou em fases avançadas da vida, permite classificar subtipos de depressão que parecem estar associados com diferenças em fatores de risco, evolução e prognóstico. A depressão de Início Tardio, definida como ocorrência do primeiro episódio de depressão após os 60 anos (Charney *et al.*, 2003), caracteriza-se por maior grau de apatia, disfunção cognitiva e alteração de neuroimagem (Charney *et al.*, 2003). Os fatores genéticos parecem ser menos proeminentes e existe evidência sugerindo que fatores cerebrais orgânicos podem ter significado etiológico (Baldwin e Tomenson, 1995; Baron, 1981).

O curso clínico é tipicamente desfavorável com episódios mais freqüentes por tempo de vida (Koenig e Blazer, 2004). Os sintomas parecem ser transitórios em 14%, e a remissão ocorre em 23%; em 44% o curso é flutuante e desfavorável e em 32% dos pacientes o curso é crônico (Beekman et al., 2002).

Os idosos com depressão tendem a ter respostas ao tratamento semelhantes aos jovens (Mitchell e Subramaniam, 2005), entretanto, cuidados adicionais relacionados às possíveis interações medicamentosas, mudanças farmacocinéticas e possivelmente farmacodinâmicas presentes com o envelhecimento devem ser observados (Pollock, 2005).

As premissas na abordagem terapêutica seguem os princípios considerados para o tratamento da depressão em outras faixas etárias. As informações obtidas com estudos clínicos de antidepressivos conduzidos em populações de adultos, entretanto, não devem ser generalizadas para populações de idosos. Considerando este aspecto, ainda são poucos os estudos de qualidade metodológica conduzidos entre idosos e, especialmente, entre idosos portadores de comorbidades clínicas.

Mantendo em vista os fatores expostos acima, abordaremos a seguir os aspectos que norteiam o tratamento da depressão nos idosos.

Objetivos do tratamento

O objetivo de qualquer tratamento, assim como no tratamento da depressão no adulto, deve ser atingir a remissão completa dos sintomas, incluindo a resolução de sintomas residuais (Kupfer; 2005). O risco de novos episódios da doença, assim como entre adultos, torna-se maior entre idosos com sintomas residuais e entre aqueles recuperados que mantêm prejuízo funcional e/ou psicossocial (Kupfer, 2005).

A redução de incapacidades e limitações funcionais, prevenção de morbidade, melhora na qualidade de vida e na cognição são aspectos freqüentemente presentes na depressão tardia e que devem ser considerados no plano terapêutico do idoso deprimido.

Fases do tratamento

O tratamento pode ser avaliado em três fases distintas. A fase aguda dura de 4 a 8 semanas; a terapia de continuação – período de 6 a 12 meses – após a resolução do episódio *índex*; e o tratamento de manutenção, que dura em média 2 anos.

Na fase aguda do tratamento procura-se a remissão total da sintomatologia e resposta clínica favorável, com melhora de até 50% do quadro, além do adequado controle de efeitos colaterais. O objetivo da fase de continuação do tratamento é prevenir o retorno dos sintomas depressivos e permitir a total recuperação das funções e papéis sociais do paciente. Já durante a terapia de manutenção procura-se preservar esta recuperação e prevenir a recorrência de novos episódios de depressão maior (Kupfer, 2005).

As estratégias utilizadas para tratamento agudo, de manutenção e prevenção de recaídas de episódios depressivos em jovens – farmacoterapia, psicoterapia interpessoal, a combinação de medicação e psicoterapia, e eletroconvulsoterapia – também têm se mostrado eficazes nos idosos (Baldwin *et al.*, 2003; Charney *et al.*, 2003).

Intervenções psicossociais

A avaliação das intervenções não-farmacológicas para tratamento de idosos deprimidos na comunidade foi recentemente avaliada por *experts* na área (Frederick *et al.*, 2007) e foram sugeridas recomendações de opções terapêuticas a serem seguidas (Steinman *et al.*, 2007). As intervenções recomendadas foram: gerenciamento de cuidados na depressão, modelo adotado no tratamento de outras doenças crônicas, que inclui o diagnóstico e monitoração do tratamento utilizando entrevistas estruturadas, orientação psicoeducacional sobre doença, facilitação para abordagem psicoterápica e monitoração do uso de antidepressivos; e a Terapia Cognitvo-comportamental (Steinman *et al.*, 2007; Snowden *et al.*, 2008). Abordagens como terapia em grupo e outros subtipos de psicoterapia não são recomendadas pelos *experts* em função da escassez de evidência científica. Técnicas de reabilitação e terapia ocupacional foram avaliadas em número suficiente de estudos e não são recomendadas pelos resultados ineficazes (Steinman *et al.*, 2007; Snowden *et al.*, 2008).

Intervenções farmacológicas

As estratégias farmacológicas utilizadas para tratamento em jovens têm se mostrado eficazes nos idosos. Os dados sobre segurança e eficácia para prescrição de antidepressivos de diferentes classes (ISRS, IRSN, tricíclicos) são provenientes de poucos estudos placebo-controlados conduzidos entre idosos. As evidências disponíveis, apesar de ainda insuficientes, permitem estabelecer um perfil adequado de eficácia do tratamento com antidepressivos tricíclicos, ISRS e possivelmente IRSN. As principais diferenças residem no perfil de eventos adversos e no maior ou menor número de estudos com metodologia apropriada conduzidos em idosos com antidepressivos de diferentes classes. Outras classes de medicamentos, como os inibidores da monoaminoxidase (IMAO), a trazodona, lítio, anticonvulsivantes, antipsicóticos (especificamente a olanzapina e quetiapina), psicoestimulantes, hormônios, podem contribuir para o tratamento da depressão. Contudo, dada a especificidade deste capítulo e o nível de evidências desses compostos para o tratamento da depressão no idoso esses tópicos não serão abordados.

As dificuldades encontradas para o estabelecimento de uma conduta terapêutica adequada é que muitos dados sobre uso de antidepressivos são provenientes de informações obtidas a partir de estudos com adultos de diferentes faixas etárias. Os estudos placebo-controlados conduzidos entre idosos são escassos até o momento, e incluem um pequeno número de pacientes na amostra (Mottram *et al.*, 2006). As limitações para uso destas informações são grandes, pois os dados provenientes de estudos utilizando amostras com adultos jovens ou de meia-idade não devem ser generalizados para idosos. As informações sobre eficácia, segurança e tolerabilidade devem ser provenientes de estudos com idosos, contemplando as peculiaridades inerentes a esta faixa etária. A utilização de estudos conduzidos entre idosos, com placebo no grupo controle, é também uma forte recomendação (Charney *et al.*, 2003), justificada pela taxa de resposta ao placebo encontrada neste grupo e pela freqüência de estudos negativos descritos na literatura (Roose e Schatzberg, 2005).

A escolha do antidepressivo ideal deve levar em consideração fatores como eficácia da substância, segurança e tolerabilidade. Em recente revisão sistemática da literatura, Mottram e colaboradores (2006) não encontraram diferença de eficácia na comparação entre classes de antidepressivos. Os grupos diferiam em termos de abandono do tratamento e eventos adversos, ambos mais comuns com Antidepressivos Tricíclicos (AT) que com Inibidores Seletivos de Recaptura de Serotonina (ISRS).

Os Inibidores Seletivos de Recaptura de Serotonina (ISRS) têm demonstrado ser substâncias eficazes, seguras e bem toleradas no tratamento de depressão em idosos (Roose e Schatzberg, 2005), sendo as drogas consideradas de primeira escolha para início do tratamento (Mulsant e Pollock, 2004). A opção pelo uso de ISRS é especialmente interessante nas situações de comorbidade entre depressão e doenças clínicas, entretanto, especial atenção deve ser dada às possibilidades de interação medicamentosa (Mulsant e Pollock, 2004).

Os eventos adversos mais comuns com este grupo de antidepressivos são os distúrbios gastrintestinais, especialmente náuseas, a síndrome de secreção inapropriada do hormônio antidiurético, com relatos de hiponatremia significativa entre idosos (Bouman *et al.*, 1998; Kirby *et al.*, 2002; Wilkinson *et al.*, 1999), distúrbios do sono (insônia/sonolência), bradicardia, alterações da pressão arterial (hipotensão/hipertensão), efeitos extrapiramidais

Tabela 1. Inibição do citocromo P450 e possibilidade de interação medicamentosa

	Cit P450 1A2	Cit P450 2C9/2C19	Cit P450 2D6	Cit P450 3A4	Potencial de interação medicamentosa
Citalopram	+	0	+	0	Baixo
Escitalopram	+	0	+	0	Baixo
Sertralina	+	+	+	+	Baixo
Paroxetina	+	+	+++	+	Moderado
Fluoxetina	+	++	+++	++	Alto
Fluvoxamina	+++	+++	+	++	Alto
Mirtazapina	0	0	0	+	Baixo
Venlafaxina	0	0	0	0	Baixo
Duloxetina	0	0	++	0	Moderado

e disfunção sexual, incluindo impotência, alteração da libido, anorgasmia e distúrbios da ejaculação.

A escolha do antidepressivo também pode ser influenciada por características como velocidade no início da resposta e comorbidade com sintomas ansiosos. A venlafaxina e mirtazapina apresentaram início de ação mais rápido nos idosos quando comparadas a ISRS em estudos controlados, sugerindo que antidepressivos com ação sobre a neurotransmissão noradrenérgica e serotoninérgica possam apresentar velocidade de resposta mais rápida também em idosos (Whyte *et al.*, 2004a). Os antidepressivos de ação dual (inibidores de recaptura de noradrenalina e serotonina – IRSN), bastante estudados tanto para transtornos depressivos como para transtornos ansiosos em jovens, têm sido estudados em idosos, embora ainda sejam necessários estudos com maior número de pacientes para avaliar com precisão o perfil de segurança e tolerabilidade neste grupo etário.

A venlafaxina foi avaliada em estudos abertos em idosos (Ibor et al., 2008; Johnson et al., 2006) e no grupo acima de 80 anos (Baca et al., 2006). Foram conduzidos estudos comparativos com ISRS (Allard et al., 2004; Mazeh et al., 2007; Schatzberg e Roose, 2006), com a nortriptilina (Kok et al., 2007) e com estratégias de potencialização em pacientes resistentes ao tratamento (Whyte et al., 2004b). A venlafaxina apresentou superioridade nos parâmetros de resposta e remissão quando comparada à paroxetina (Mazeh et al., 2008) e resultados sem diferença significativa na comparação com fluoxetina (Schatzberg e Roose, 2006) e citalopran (Allard et al., 2004). Entre os pacientes com depressão grave apresentou resposta semelhante à encontrada com nortriptilina (Kok et al., 2007) e naqueles pacientes com depressão refratária mostrou-se melhor tolerada e com eficácia semelhante às estratégias de potencialização (Whyte et al., 2004b)

A duloxetina, outra medicação de ação dual, tem apresentado resposta satisfatória em termos de eficácia e segurança, segundo recentes estudos publicados (Nelson et al., 2005; Raskin et al., 2007; Raskin et al., 2008; Wise et al., 2007; Wohlreich et al., 2004). Foram realizados estudos abertos (Wohlreich et al., 2004), duplo-cegos, comparado ao placebo, avaliando eficácia (Nelson et al., 2005; Raskin et al., 2007), segurança e tolerabilidade (Raskin et al., 2008), em populações de idosos com comorbidades clínicas, tais como doença vascular, diabetes, artrite (Wise et al., 2007) e em pacientes com depressão resistente a ISRS (Karp et al., 2008). Nestes estudos a duloxetina foi significativamente superior ao placebo na redução de sintomas depressivos (Nelson et al., 2005; Raskin et al., 2007; Wise et al., 2007; Wohlreich et al., 2004), dolorosos (Nelson et al., 2005; Raskin et al., 2007) e na melhora da cognição (Raskin et al., 2007). Demonstrou perfil de segurança e tolerabilidade adequado (Raskin et al., 2008), inclusive entre idosos com comorbidades clínicas (Wise et al., 2007). Em estudo aberto com uso de duloxetina em pacientes com depressão resistente a ISRS, a resposta completa foi observada em 50% dos casos, enquanto 17,5% apresentaram resposta parcial (Karp et al., 2008).

Os antidepressivos de ação dual diferem entre si com relação ao perfil de eventos adversos. A venlafaxina apresenta como eventos adversos mais comuns náuseas, diarréia/constipação, sudorese excessiva, disfunção sexual, hipertensão ou hipotensão arterial e outros eventos cardiovasculares, como palpitação, taquicardia, arritmia, além de boca seca, aumento na pressão intra-ocular e retenção urinária. Entre idosos a monitoração de parâmetros cardiovasculares é recomendada, em função do desenvolvimento de problemas cardiovasculares em 28% dos pacientes em uso de venlafaxina em estudo clínico recentemente conduzido entre idosos (Johnson et al., 2006). Os eventos adversos mais comuns com a duloxetina são náuseas, vômitos, perda ponderal, tontura, boca seca, diarréia/constipação, fadiga, insônia/sonolência. Entre idosos, os mais freqüentemente relatados nos ensaios clínicos foram boca seca, náusea e diarréia (Raskin et al., 2008).

A bupropiona tem sido uma substância bastante utilizada para manejo da depressão em jovens, tanto como monoterapia quanto em terapia combinada de potencialização de ISRS. O uso de bupropiona é especialmente interessante nos tabagistas com depressão, pessoas com disfunção sexual e com queixas de fadiga. A bupropiona ainda não foi satisfatoriamente estudada entre idosos, e a segurança da associação entre esta e os demais antidepressivos não foi estabelecida neste grupo. O uso em monoterapia em idosos com depressão foi objeto de alguns estudos (Branconnier et al., 1983; Kane et al., 1983; Steffens et al., 2001; Weihs et al., 2000), e existe alguma evidência sugerindo sua eficácia e boa tolerabilidade, sendo os eventos adversos mais comuns crises convulsivas, insônia, euforia, agitação, boca seca, cefaléia, anorexia e perda ponderal, náuseas/vômitos, constipação, tremor, mialgia, rash cutâneo, reações anafiláticas/alérgicas.

A mirtazapina, droga com ações noradrenérgicas e serotoninérgicas específicas (NaSSA), aumenta a transmissão adrenérgica e serotoninérgica. Sua farmacodinâmica evidencia uma ação seletiva ao receptor 5HT1A, desviando-se dos receptores 5HT2, 5HT3; aliada a uma ação histaminérgica, dá um perfil de ação particular mais sedativo, diminuindo a ansiedade, agitação, insônia. Além disso, apresenta uma menor freqüência de alterações sexuais e de alterações gastrintestinais, como náusea. O perfil de efeitos colaterais da mirtazapina incluem ganho de peso e sonolência excessiva.

Os tricíclicos são com freqüência contra-indicados neste grupo etário, que de modo geral apresenta maior sensibilidade aos eventos adversos de drogas psicotrópicas. Entre eles destacam-se: tonturas, quedas, efeitos cardiotóxicos, retenção urinária, prisão de ventre, *delirium*, entre outros. Deste modo, os antidepressivos tricíclicos são considerados substâncias de terceira linha no tratamento da depressão em idosos (Mulsant e Pollock, 2004), com exceção da nortriptilina, medicamento bem estudado nesse grupo etário (Reynolds *et al.*, 1999; Reynolds *et al.*, 2006), e que mostra um perfil de efeitos colaterais menos pronunciado do que outros tricíclicos.

As evidências disponíveis, apesar de ainda insuficientes, permitem concluir que a eficácia do tratamento, tanto em fase aguda, de continuação (Mottram *et al.*, 2006) e manutenção (Reynolds *et al.*, 1999; Reynolds *et al.*, 2006) com antidepressivos tricíclicos, ISRS e possivelmente IRSN, está bem estabelecida (Mulsant e Pollock, 2004; Roose e Schatzberg, 2005). A orientação converge para a instituição do tratamento em episódios iniciais, avaliação da necessidade de uso de medicação profilática e tratamento de recaídas precocemente (Charney *et al.*, 2003).

O tempo de espera até a resposta inicial ao antidepressivo (4 ou 12 semanas), tempo de manutenção do tratamento (6 meses ou 24 meses) e uso de estratégias combinadas ainda carecem de consenso entre pesquisadores (Reynolds *et al.*, 1999; Sackeim *et al.*, 2005). Algoritmos sobre escolha da melhor substância para início de tratamento, parâmetros eficazes de resposta, substância a ser utilizada em caso de não resposta ao primeiro antidepressivo tentado são tópicos ainda não respondidos no momento e merecedores de estudos futuros.

Tratamento Farmacológico da Depressão na Terceira Idade ▸▸ CAPÍTULO 6

Tabela 2. Nome da substância, nome comercial, doses utilizadas em idosos

Princípio Ativo	Produtos comercializados	Doses estudadas em idosos
Citalopram	Cipramil®, Denyl®, Procimax®, Alcytam®, Citalopram®, Cittá®, Maxapran®	20-40 mg/dia
Escitalopram	Lexapro®	10-20 mg/dia
Sertralina	Zoloft®, Tolrest®, Assert®, Serenata®, Novativ®, Cloridrato de Sertralina®; Dieloft®	50-200 mg/dia
Paroxetina	Aropax®, Pondera®, Cebrilin®, Benepax®, Roxetin®, Cloridrato de Paroxetina®; Arotin®	20-40 mg/dia
Fluoxetina	Prozac®, Eufor®, Daforin®, Fluxene®, Verotina®, Psiquial®, Deprax®, Depress®, Fluoxetin®, Nortec®, Neofluoxetin®, Prozen®, Cloridrato de Fluoxetina®	20-40 mg/dia
Fluvoxamina	Luvox®	50-300 mg/dia
Mirtazapina	Remeron®, Mirtazapina®	15-45 mg/dia
Venlafaxina	Efexor XR®, Efexor®, VenliftOD®, Venlafaxin®; Alenthus XR®	50-225 mg/dia
Duloxetina	Cymbalta®	60-120 mg/dia
Bupropiona	Wellbutrin SR®; Bup®; Zetron®; Cloridrato de Bupropiona®; Zyban®	150-300 mg/dia
Imipramina	Tofranil®, Imipra®, Depramina®, Uni Imiprax®	50-150 mg/dia
Amitriptilina	Tryptanol®, Amytril®, Neop Amitriptilin®, Protanol®, Cloridrato de Amitriptilina®	50-150 mg/dia
Nortriptilina	Pamelor®, Cloridrato de Nortriptilina®	25-100 mg/dia

Adesão ao tratamento

O tratamento da depressão no idoso pode levar vários meses. Muitos pacientes conseguem fazer uso de medicações de uso diário sem dificuldade. Não existem muitas preocupações com relação ao uso dos comprimidos, sua ação e efeitos colaterais. As avaliações do ponto de vista cultural, existencial, senso de autodomínio, autocontrole não são afetadas. Quando existe resposta ao tratamento, os pacientes reconhecem que os medicamentos restauraram seu bem-estar, aliviaram seus sintomas e costumam ser gratos aos médicos que os prescreveram.

Entretanto, existe outra parcela considerável de pacientes nos quais o diagnóstico de depressão é sentido como estranho, e o uso de medicações inspira resistência, protestos, desafios, argumentações e recusas. O paciente luta contra o diagnóstico e a necessidade de fazer uso de medicamentos de qualquer tipo, inclusive os de uso continuado. Nesses casos a dificuldade em aderir à medicação é freqüente, assumindo as formas de expressão mais habituais: o não uso, a falha ou a interrupção. As conseqüências destas várias formas de não-adesão podem desencadear a intensificação dos sintomas, a recaída e a recorrência.

Em vista disto, o tema da aderência deve ser abordado ao se prescrever medicações antidepressivas. O êxito do tratamento também é explicado em parte pela atenção do médico a esses problemas. Algumas atitudes podem contribuir para a maior adesão ao protocolo: avaliação do problema, fornecimento de informação e educação do processo ao paciente e à família, antecipação dos efeitos e efeitos colaterais, estabelecimento de vínculos de confiança, diminuição do número de doses usadas ao dia, monitoração e discussão do uso das prescrições rotineiramente, envolvimento do outros familiares no processo. Em casos extremos, sobretudo se não houver resposta ao emprego adequado dos antidepressivos, pode ser útil fazer dosagens sanguíneas, não só para avaliar as doses séricas, mas também a eventualidade da não adesão.

Referências

1. Allard P, Gram L, Timdahl K, Behnke K, Hanson M, Søgaard J. Efficacy and tolerability of venlafaxine in geriatric outpatients with major depression: a double-blind, randomised 6-month comparative trial with citalopram. Int J Geriatr Psychiatry. 2004, Dec.; 19(12):1123-30.

2. Baca E, Roca M, Garcia-Calvo C, Prieto R. Venlafaxine extended-release in patients older than 80 years with depressive syndrome. Int J Geriatr Psychiatry. 2006 Apr.; 21(4):337-43.

3. Baldwin RC, Anderson D, Black S, Evans S, Jones R, Wilson K, Iliffe S. Guideline for the management of late-life depression in primary care. Int J Geriatr Psychiatry. 2003 Sep.; 18(9):829-38.

4. _____; Tomenson B. Depression in Later Life A Comparison of Symptoms and Risk Factors in Early and Late Onset Cases. Br J Psychiatry. 1995; 167: 649-652.

5. Beekman AT, Geerlings SW, Deeg DJ, Smit JH, Schoevers RS, De Beurs E, Braam AW, Penninx BW, Van Tilburg W. The natural history of late-life depression: a 6-year prospective study in the community. Arch Gen Psychiatry. 2002 Jul.; 59(7):605-11.

6. Bouman WP, Pinner G, Johnson H. Incidence of selective serotonin reuptake inhibitor (SSRI) induced hyponatraemia due to the syndrome of inappropriate antidiuretic hormone (SIADH) secretion in the elderly. Int J Geriatr Psychiatry. 1998 Jan.; 13(1):12-5.

7. Branconnier RJ, Cole, J.O.; Ghazvinian, S.; Spera, K.F.; Oxenkrug, G.F.; Bass, J.L. Clinical pharmacology of bupropion and imipramine in elderly depressives. J Clin Psychiatry. 1983 May; 44:130-3.

8. Charney DS, Reynolds CFIII, Lewis L, Lebowitz BD, Sunderland T, Alexopoulos GS, Blazer DG, Katz IR, Meyers BS, Arean PA, Borson S, Brown C, Bruce ML, Callahan CM, Charlson ME, Conwell Y, Cuthbert BN, Devanand DP, JO Gibson M, Gottlieb GL, Krishnan KR, Laden SK, Lyketsos CG, Mulsant BH, Niederehe G, Olin JT, Oslin DW, Pearson J, Persky T, Pollock BG, Raetzman S, Reynolds M, Salzman C, Schulz R, Schwenk TL, Scolnick E, Unutzer J, Weissman MM, Young RC. Depression and Bipolar Support Alliance Consensus Statement on the Unmet Needs in Diagnosis and Treatment of Mood Disorders in Late Life. Archives of General Psychiatry. 2003 July; 60(7): 664-672.

9. Frederick JT, Steinman LE, Prohaska T, Satariano WA, Bruce M, Bryant L, Ciechanowski P, Devellis B, Leith K, Leyden KM, Sharkey J, Simon GE, Wilson N, Unützer J, Snowden M. Late Life Depression Special Interest Project Panelists. Community-based treatment of late life depression an expert panel-informed literature review. Am J Prev Med. 2007 Sep.; 33(3):222-49.

10. Ibor JJ, Carrasco JL, Prieto R, García-Calvo C. Ceres Study Group. Effectiveness and safety of venlafaxine extended release in elderly depressed patients. Arch Gerontol Geriatr. 2008 May-Jun.; 46(3):317-26.

11. Johnson EM, Whyte E, Mulsant BH, Pollock BG, Weber E, Begley AE, Reynolds CF. Cardiovascular changes associated with venlafaxine in the treatment of late-life depression. Am J Geriatr Psychiatry. 2006 Sep.; 14(9):796-802.

12. Kane JM, Cole K, Sarantakos S, Howard A, Borenstein M. Safety and efficacy of bupropion in elderly patients: preliminary observations. J Clin Psychiatry. 1983 May; 44:134-6.

13. Karp JF, Whyte EM, Lenze EJ, Dew MA, Begley A, Miller MD, Reynolds CF. 3rd. Rescue pharmacotherapy with duloxetine for selective serotonin reuptake inhibitor nonresponders in late-life depression: outcome and tolerability. J Clin Psychiatry. 2008 Mar.; 69(3):457-63.

14. Kirby D, Harrigan S, Ames D. Hyponatraemia in elderly psychiatric patients treated with Selective Serotonin Reuptake Inhibitors and venlafaxine: a retrospective controlled study in an inpatient unit. Int J Geriatr Psychiatry. 2002 Mar.; 17(3):231-7.

15. Koenig HG, Blazer DG. Mood Didorders. In: Blazer DG, Steffens DC, Busse EW. (ed.) The American Psychiatric Publishing textbook of geriatric psychiatry. Arlington: American Psychiatric Publishing, Inc; 2004. p. 387-411.

16. Kok RM, Nolen WA, Heeren TJ. Venlafaxine versus nortriptyline in the treatment of elderly depressed inpatients: a randomised, double-blind, controlled trial. Int J Geriatr Psychiatry. 2007 Dec.; 22(12):1247-54.

17. Kupfer DJ. Achieving adequate outcomes in geriatric depression: standardized criteria for remission. J Clin Psychopharmacol. 2005 Aug.; 25(4 Suppl 1):S24-8.

18. Mazeh D, Shahal B, Aviv A, Zemishlani H, Barak Y. A randomized, single-blind, comparison of venlafaxine with paroxetine in elderly patients suffering from resistant depression. Int Clin Psychopharmacol. 2007 Nov.; 22(6):371-5.

19. Mitchell AJ, Subramaniam H. Prognosis of depression in old age compared to middle age: a systematic review of comparative studies. Am J Psychiatry. 2005 Sep.; 162(9):1588-601.

20. Mottram P, Wilson K, Strobl J. Antidepressants for depressed elderly. Cochrane Database Syst Rev. 2006 Jan. 25; (1):CD003491.

21. Mulsant BH, Pollock BG. Psychopharmacology. In: Blazer DG, Steffens DC, Busse EW. (ed.) The American Psychiatric Publishing textbook of geriatric psychiatry. Arlington: American Psychiatric Publishing, Inc; 2004. p.387-411.

22. Nelson JC, Wohlreich MM, Mallinckrodt CH, Detke MJ, Watkin JG, Kennedy JS. Duloxetine for the treatment of major depressive disorder in older patients. Am J Geriatr Psychiatry. 2005 Mar.; 13(3):227-35.

23. Pollock BG. The pharmacokinetic imperative in late-life depression. J Clin Psychopharmacol. 2005 Aug.; 25(4 Suppl 1):S19-23.

24. Raskin J, Wiltse CG, Dinkel JJ, Walker DJ, Desaiah D, Katona C. Safety and tolerability of duloxetine at 60 mg once daily in elderly patients with major depressive disorder. J Clin Psychopharmacol. 2008 Feb.; 28(1):32-8.

25. Raskin J, Wiltse CG, Siegal A, Sheikh J, Xu J, Dinkel JJ, Rotz BT, Mohs RC. Efficacy of duloxetine on cognition, depression, and pain in elderly patients with major depressive disorder: an 8-week, double-blind, placebo-controlled trial. Am J Psychiatry. 2007 Jun.; 164(6):900-9.

26. Reynolds CF 3rd, Dew MA, Pollock BG, Mulsant BH, Frank E, Miller MD, Houck PR, Mazumdar S, Butters MA, Stack JA, Schlernitzauer MA, Whyte EM, Gildengers A, Karp J, Lenze E, Szanto K, Bensasi S, Kupfer DJ. Maintenance treatment of major depression in old age. N Engl J Med. 2006 Mar. 16;354(11):1130-8.

27. _____, Frank E, Perel JM, Imber SD, Cornes C, Miller MD, Mazumdar S, Houck PR, Dew MA, Stack JA, Pollock BG, Kupfer DJ. Nortriptyline and interpersonal psychotherapy as maintenance therapies for recurrent major depression: a randomized controlled trial in patients older than 59 years. JAMA. 1999 Jan. 6; 281(1):39-45.

28. Roose SP, Schatzberg AF. The efficacy of antidepressants in the treatment of late-life depression. J Clin Psychopharmacol. 2005 Aug.; 25(4 Suppl 1):S1-7.
29. Sackeim HA, Roose SP, Burt T. Optimal length of antidepressant trials in late-life depression. J Clin Psychopharmacol. 2005 Aug.; 25(4 Suppl 1):S34-7.
30. Schatzberg A, Roose S. A double-blind, placebo-controlled study of venlafaxine and fluoxetine in geriatric outpatients with major depression. Am J Geriatr Psychiatry. 2006 Apr.; 14(4):361-70.
31. Shear K, Roose SP, Lenze EJ, Alexopoulos GS. Depression in the elderly: the unique features related to diagnosis and treatment. CNS Spectr. 2005 Aug.; 10(8 Suppl 10):1-13.
32. Snowden M, Steinman L, Frederick J. Treating depression in older adults: challenges to implementing the recommendations of an expert panel. Prev Chronic Dis. 2008 Jan.; 5(1):A26.
33. Steinman LE, Frederick JT, Prohaska T, Satariano WA, Dornberg-Lee S, Fisher R, Graub PB, Leith K, Presby K, Sharkey J, Snyder S, Turner D, Wilson N, Yagoda L, Unutzer J, Snowden M. Late Life Depression Special Interest Project (SIP) Panelists. Recommendations for treating depression in community-based older adults. Am J Prev Med. 2007 Sep.; 33(3):175-81.
34. Steffens DC, Doraiswamy PM, Mcquoid DR. Bupropion SR in the naturalistic treatment of elderly patients with major depression. Int J Geriatr Psychiatry. 2001 Sep.; 16(9):862-5.
35. Weihs KL, Settle EC Jr, Batey SR, Houser TL, Donahue RM, Ascher JA. Bupropion sustained release versus paroxetine for the treatment of depression in the elderly. J Clin Psychiatry. 2000 Mar.; 61(3):196-202.
36. Whyte EM, Dew MA, Gildengers A, Lenze EJ, Bharucha A, Mulsant BH, Reynolds CF. Time course of response to antidepressants in late-life major depression: therapeutic implications. Drugs Aging. 2004; 21(8):531-54.
37. _____, Basinski J, Farhi P, Dew MA, Begley A, Mulsant BH, Reynolds CF. Geriatric depression treatment in nonresponders to selective serotonin reuptake inhibitors. J Clin Psychiatry. 2004 b, Dec.; 65(12):1634-41.
38. Wilkinson TJ, Begg EJ, Winter AC, Sainsbury R. Incidence and risk factors for hyponatraemia following treatment with fluoxetine or paroxetine in elderly people. Br J Clin Pharmacol. 1999 Feb.; 47(2):211-7.
39. Wise TN, Wiltse CG, Iosifescu DV, Sheridan M, Xu JY, Raskin J. The safety and tolerability of duloxetine in depressed elderly patients with and without medical comorbidity. Int J Clin Pract. 2007 Aug.; 61(8):1283-93. Epub 2007 Jun. 22.
40. Wohlreich MM, Mallinckrodt CH, Watkin JG, Hay DP. Duloxetine for the long-term treatment of major depressive disorder in patients aged 65 and older: an open-label study. BMC Geriatr. 2004 Dec. 7;4:11.

PSICOFARMACOLOGIA GERIÁTRICA

7

Delirium em Idosos,
Questões do Dia-a-dia Clínico

Sergio Ricardo Hototian

Definição

Define-se delirium em idosos como estado confusional agudo, uma síndrome neuropsiquiátrica adquirida, de instalação recente, que varia de algumas horas ou dias, podendo atingir, no máximo, 6 meses (CID-X 1992 OMS)[1].

Campbell, no *Dicionário de Psiquiatria*[2], define delirium como: "transtorno cognitivo com prejuízo relativamente global que consiste em déficits de atenção, de excitação, de consciência, de memória, de orientação, de percepção e da fala ou da linguagem. Também são freqüentes mudanças no ciclo de sono-vigília e atividade psicomotora anormal".

A imprecisão dos termos acima aumenta a dificuldade do reconhecimento precoce dos casos, que recebiam diversas denominações, como: encefalopatia metabólica, psicose tóxica, síndrome cerebral aguda, entre outros.

Estudo conduzido por Swigart e colaboradores no Departamento de Psiquiatria da Universidade de Minesotta, Estados Unidos, avaliou 541 hospitais-escola quanto aos fatores relacionados aos erros no diagnóstico de delirium. Os autores observaram que as conseqüências do erro diagnóstico foram: o aumento dos índices de morbidade, mortalidade, internações de longa duração e elevação dos custos hospitalares[3].

Voyer e colaboradores[4], em estudo conduzido em Quebec, avaliaram a acurácia da documentação de enfermagem quanto aos sintomas de delirium descritos nos prontuários, concluindo que menos de 1/3 destes apresentavam referências quanto aos sintomas, indicando a necessidade de melhor documentá-los. Isto talvez se deva ao fato de que os sintomas são relatados pelo paciente; sujeitos com delirium são investigados durante o curso da crise, e não nos momentos de lucidez.

Considerando que os sinais clínicos tendem a flutuar no decorrer do dia, com freqüente piora à noite, pode-se concluir que tanto os registros dos sintomas referidos pelo paciente fora da crise quanto os sinais observados pela equipe multidisciplinar merecem relato nos prontuários.

Em estudo publicado por Radtke e colaboradores[5], em que foram comparados três scores de screening para delirium em salas de recuperação cirúrgica, os autores relatam que, embora haja um freqüente número de casos de delirium em salas de recuperação anestésica, foram raramente utilizadas escalas para monitorização nesses pacientes.

Em 124 pacientes adultos admitidos em sala de recuperação anestésica do estudo, 14% dos sujeitos apresentaram delirium pelos critérios do DSM IV; 7% pelo CAM; 3% pelo DDS; e 24% pelo NUDESC, sugerindo esta última escala uma alternativa para o reconhecimento precoce desses casos em ambiente pós-anestésico.

Diante de tais observações, um número grande de pesquisadores tem se esforçado no sentido de desenvolver estratégias de avaliação mensuráveis, através de escalas ou algoritmos, de forma a estabelecer pistas diagnósticas e terapêuticas na condução dos pacientes idosos com delirium.

Wei e colaboradores[6], em estudo publicado no *Journal American Geriatric Society*, conduziram revisão sistemática do uso da escala CAM (*Confusion Assessment Method*). O objetivo foi examinar as propriedades psicométricas das traduções da escala, um algoritmo diagnóstico para a identificação do delirium. Foram revisados 239 artigos originais, concluindo-se que na tentativa de melhorar a identificação clínica precoce de casos de delirium, os autores sugerem que o uso do CAM deve ser procedido durante testagem cognitiva de avaliação clínica diária, recomendando treinamento específico aos aplicadores.

A utilização de escalas padronizadas no período da manhã e no final da tarde pode gerar informações muito úteis na condução dos casos de delirium, em especial a escala CAM validada em nosso meio por Fabri e colaboradores, 2001[7].

Escala CAM

Quadro 1. CAM em sua versão validada para a língua portuguesa

CONFUSION ASSESSMENT METHOD - CAM	
1. Início Agudo	
Há evidência de uma mudança aguda do estado mental de base do paciente?	( )
2. Distúrbio da Atenção*	
a) O paciente teve dificulade em focalizar sua atenção, por exemplo, distraiu-se facilmente ou teve dificuldade em acompanhar o que estava sendo dito?	
Não presente (ausente) em todo o momento da entrevista	( )
Presente em algum momento da entrevista, porém de forma leve	( )
Presente em algum momento da entrevista, de forma marcante	( )
Incerto	( )
b) Se presente ou anormal, este comportamento variou durante a entrevista, isto é, tendeu a surgir e desaparecer ou aumentar e diminuir de gravidade?	
Sim	( )
Não	( )
Incerto	( )
Não aplicável	( )
c) Se presente ou anormal, descreva o comportamento:	
3. Pensamento Desorganizado	
O pensamento do paciente era desorganizado ou incoerente, com a conversação dispersiva ou irrelevante, fluxo de idéias pouco claro ou ilógico, ou mudança imprevisível de assunto?	( )
4. Alteração do Nível de Consciência	
Em geral, como você classificaria o nível de consciência do paciente?	
Alerta (normal)	( )
Vigilante (hiperalerta, hipersensível a estímulos ambientais, assustando-se facilmente)	( )
Letárgico (sonolento, facilmente acordável)	( )
Estupor (dificuldade para despertar)	( )
Coma	( )
Incerto	( )
5. Desorientação	
O paciente ficou desorientado durante a entrevista, por exemplo, pensando que estava em outro lugar que não o hospital, que estava no leito errado, ou tendo noção errada da hora do dia?	( )
6. Distúrbio (prejuízo) da Memória	
O paciente apresentou problemas de memória durante a entrevista, tais como incapacidade de se lembrar de eventos do hospital, ou dificuldade para se lembrar de instruções?	( )
7. Distúrbios da Percepção	
O paciente apresentou sinais de distúrbios da percepção, como, por exemplo, alucinações, ilusões ou interpretações errôneas (pensando que algum objeto fixo se movimentava)?	( )

continua ➚

8. Agitação Psicomotora	
Parte 1 - Durante a entrevista, o paciente apresentou aumento anormal da atividade motora, tal como agitação, beliscar de cobertas, tamborilar com os dedos ou mudança súbita e freqüente de posição? Retardo Psicomator Parte 2 - Durante a entrevista, o paciente apresentou diminuição anormal da atividade motora, como letargia, olhar fixo no vazio, permanência na mesma posição por longo tempo, ou lentidão exagerada de movimentos?	( )
9. Alteração do Ciclo Sono-Vigília	
O paciente apresentou sinais de alteração do ciclo sono-vigília, como sonolência diurna excessiva e insônia noturna?	( )
*As perguntas listadas abaixo deste tópico froram repetidas para cada tópico em que são aplicáveis.	

Quadro 2. Confusion Assessment Method (CAM)*

Algoritmo Diagnóstico
Característica 1 - Início agudo e curso flutuante
A informação usualmente é obtida do familiar ou cuidador. A resposta é usualmente considerada positiva quando há evidência de uma mudança aguda do estado mental de base do paciente, com flutuação dos sintomas durante o dia.
Característica 2 - Distúrbio da atenção
Informação por meio da entrevista do avaliador. A resposta é considerada positiva quando o paciente, por exemplo, tem dificuldade em focalizar sua atenção, distrai-se facilmente ou tem dificuldade em acompanhar o que está sendo dito.
Característica 3 - Pensamento desorganizado
Informação por meio da entrevista do avaliador. A resposta é considerada positiva quando o pensamento mostrar-se desorganizado ou incoerente, com a conversação dispersiva ou irrelevante, fluxo de idéias pouco claro ou ilógico, ou mudança imprevisível de assunto.
Característica 4 - Alterações do nível de consciência
Informação através de observação direta do examinador. A resposta é considerada positiva quando o paciente encontrar-se vigilante (hiperalerta, hipersensível a estímulos ambientais, assustando-se facilmente); letárgico (sonolento, facilmente acordável); em estupor (com dificuldade para acordar) ou em coma.
* O diagnóstico de delirium segundo o CAM requer a presença das características 1 e 2 associadas às características 3 ou 4.

Quadros 1 e 2
Fonte: Replicados de Fabri RM, "Instrumentos de Avaliação de Delirium", Delirium – Uma Síndrome Mental Orgânica, Santos FS, Editora Atheneu, 2008.

Diagnóstico diferencial

O diagnóstico diferencial é difícil, tendo em vista a comorbidade freqüente entre demência, delirium e depressão, especialmente durante situação emergencial.

Dentre os erros diagnósticos possíveis, merecem referência pacientes idosos agudamente agitados que são precipitadamente diagnosticados como portadores de quadros demenciais e, na maioria das vezes, excessivamente medicados ou sedados.

Tendo em vista que as síndromes demenciais são entidades clínicas complexas, multifatoriais, com repercussões médico-legais freqüentes, devemos ser prudentes ao evitarmos a precipitação no diagnóstico de demência, sobretudo durante um único episódio de delirium.

Tabela 1. Diagnóstico diferencial de delirium e demência

Aspecto	Delirium	Demência
Memória comprometida	+++	+++
Pensamento comprometido	+++	+++
Julgamento comprometido	+++	+++
Turvação da consciência	+++	-
Déficits importantes da atenção	+++	+
Flutuação ao longo do dia	+++	+
Desorientação	+++	++
Perturbações visuais vívidas	++	+
Fala incoerente	++	+
Ciclo perturbado de sono-vigília	++	+
Exacerbação noturna	++	+
Insight	++	++
Início agudo ao subagudo	++	-ø

Freqüência das características clínicas de delirium contrastadas com demência:
+++ sempre presente
++ geralmente presente
+ ocasionalmente presente
- geralmente ausente

Fonte: Adaptada de Linton, 1984, p. 117.

Tabela 2. Diagnóstico diferencial entre delirium e outras patalogias

	Delirium	Demência	Depressão	Psicose Reativa Breve	Esquizofrenia
Início	Agudo	Insidioso	Variável	Súbito	Variável
Curso em 24 horas	Flutuante	Progressivo	Variação diurna	Estável	Variável
Nível de consciência	Prejudicado (obnubilado)	Prejudicado em estágio avançado	Geralmente normal	Preservado	Preservado
Atenção e memória	Desatenção Déficit de memória	Déficit de memória SEM déficit de atenção evidente	Déficit atencional Memória preservada	Pode ser seletivamente prejudicada	Memória preservada
Reversibilidade	Sim	Não	Sim Mas pode ser recorrente	Sim	Não tem exacerbações
Psicose presente?	Comum (geralmente ideação simples)	Incomum	Ocorre em, porcentagem pequena	Sim ilusões e alucinações	Comum (sintomas psicóticos complexos)
EEG	Lentificação generalizada em 80%	Lentificação generalizada em 80%	Geralmente normal	Geralmente normal	Geralmente normal

Tabelas 1 e 2
Fonte: Replicados de "Delirium – Uma Síndrome Mental Orgânica", Santos FS, Editora Atheneu, 2008.

Psicopatologia

Delirium em idosos está longe de um entendimento pleno, podendo gerar grande dificuldade conceitual – um dos principais viéses confundidores em psiquiatria geriátrica.

De forma breve e sucinta, relataremos algumas dúvidas práticas do dia-a-dia clínico relativas a termos psiquiátricos freqüentemente utilizados no delirium.

Avaliaçāo do nível de consciência, da qualidade do pensamento, da sensopercepção, do humor, orientação, memória e raciocínio são as dúvidas mais freqüentes.

A: Consciência – lucidez

Consciência

A escala de avaliação de níveis de consciência mais utilizada é a Escala de Glasgow, que avalia graus de consciência (de 3 a 15, sendo que 3 corresponde ao coma profundo, e 15, consciência plena)[9].

A experiência clínica mostra que a área de alteração da grandeza cognitiva predominante no delirium é o nível de consciência, e, em especial, a atenção, sendo as demais alterações secundárias a esta.

B: Delirium – delírio

É de extrema importância a aplicação correta dos termos delirium e delírio no dia-a-dia clínico. O primeiro é uma categoria diagnóstica da Classificação Internacional de Doenças, a CID-X (OMS, 1993)[1] e do DSM-IV (Manual Diagnóstico e Estatístico da Associação Psiquiátrica Americana – APA, 1994)[8], entendido como estado de confusão mental agudo.

Delírio é uma manifestação psicopatológica do conteúdo do pensamento, encontrado principalmente nas psicoses e, por definição, consiste na alteração do juízo de realidade, dificuldade de distinguir o verdadeiro do falso, e ocorre durante a lucidez da consciência. Portanto, lucidez corresponde ao estado à luz de consciência, e não à capacidade de discernimento dos fatos, podendo estar presente nas demências ou mesmo nos estados psicóticos em fase delirante.

C: Orientação – desorientação

É freqüente o uso do termo "desorientado" como sinônimo de confusão mental, o que é incorreto. Quando afirmamos que um paciente está desorientado, é necessário checar se a desorientação é no tempo ou no espaço, limitando o uso do termo a estas condições.

D: Sensopercepção

Ilusão – alucinação

Ilusão é o termo utilizado para definir uma imagem descrita pelo paciente, cujo contorno desaparece ao se acender a luz, sendo mais comum em crianças.

Alucinação visual é o termo empregado quando uma imagem é nítida sem o objeto e não desaparece ao se acender a luz. Exemplo: zoopsias (alucinações de animais na síndrome de abstinência de drogas, como *delirium tremens* do alcoolismo).

Alucinação auditiva é o termo empregado para definir a audição de vozes de pessoas que não estão presentes, ou responder a elas através de risos sem motivo ou movimento dos lábios, mussitação. Pode estar presente no delirium, sendo freqüente nas esquizofrenias.

E: Humor

Observa-se que variações de estados de humor podem mesclar alterações de qualquer uma das grandezas cognitivas, como, por exemplo, hipotenacidade e hipervigilância no estado de humor eufórico, além da hipotenacidade do humor depressivo.

A grande questão é a correta avaliação da apatia.

Quando a apatia é depressiva, geralmente está presente na queixa do paciente.

A apatia demencial é um sinal clínico de demência ou doença sistêmica de comorbidade clínica, como, por exemplo, tumor de pâncreas ou síndromes paraneoplásicas.

F: Memória

Memória operacional ou de curto prazo é aquela que dura em torno de dois minutos, sendo utilizada no dia-a-dia das atividades rotineiras, como ligar e desligar o gás, trancar as portas, dirigir o carro.

Trata-se da memória que é perdida na doença de Alzheimer.

No delirium pode ser prejudicada em função de depender da atenção para ser operacionalizada.

A depressão também afeta a memória operacional através da hipotenacidade.

G: Raciocínio: abstração, aprendizado e estratégia executiva

O raciocínio depende de todas as funções anteriores, sendo que o raciocínio abstrato utiliza conceitos, enquanto o raciocínio concreto utiliza símbolos estáticos ou marcos visíveis, como equações matemáticas, por exemplo.

O aprendizado é função de qualquer uma das estratégias do raciocínio, podendo ocorrer em níveis baixos de inteligência.

Quanto aos declínios observados nas demências, observa-se uma perda acentuada de aprendizado presente nas alterações primárias de memória, como na doença de Alzheimer, e acentuadas nas crises de delirium desses pacientes.

O aprendizado, capacidade de elaboração de uma solução a um problema que se apresenta, é a capacidade cognitiva de avaliar corretamente o problema, vencer etapas, incorporar regras e assimilar pistas e informações elaboradoras de uma solução funcional, motora ou ideomotora.

Pacientes com delirium têm um declínio global do aprendizado a partir da disfunção da primária da atenção.

Desinibição é a falha de um componente inibidor na liberação do impulso negativo, verbal, motor ou ideomotor, e implica a execução de uma tarefa fora dos padrões de atitude comparados ao próprio paciente.

Exemplo: mudanças bruscas, como falar palavrões, tornar-se jocoso ou mesmo agredir fisicamente a equipe médica ou familiares.

Epidemiologia

Estudos de fatores de risco revelam altos índices de prevalência de delirium em idosos em unidades de cuidados intensivos cirúrgicos ou medicina do trauma. Estudo conduzido por Pandharipande e colaboradores mostrou que 7 em 10 pacientes de unidades intensivas de cirurgia e trauma apresentavam delirium[10].

Os índices variam de 30% a 60% de prevalência em pacientes internados em hospitais clínicos, portadores de doenças agudas, como infecções e distúrbios metabólicos, ou doenças crônicas descompensadas agudamente. Estima-se que 50% dos idosos internados nos hospitais clínicos apresentam delirium, especialmente os mais idosos.

Envelhecimento – fator de risco para delirium?

Considerando que a sobreposição delirium em casos de demência é freqüente, a hipótese colinérgica, já conhecida como predominante na gênese das demências tipo Alzheimer, alimenta a hipótese fisiopatológica de que o delirium em idosos seja um déficit predominante de acetilcolina.

Critérios diagnósticos: CID-10 e DSM-IV

1 CID-10: F05 Delirium, não induzido por álcool e outras substâncias psicoativas

Esta categoria não pode ser aplicada para estados de delirium associados ao uso de drogas psicoativas especificadas em F10 a F19. Estados delirantes decorrentes de medicações prescritas devem ser codificados aqui. Em tais casos, a medicação envolvida também deve ser registrada por meio de um código adicional T do capítulo XIX da CID-10.

Diretrizes diagnósticas

Para um diagnóstico definitivo, sintomas leves ou graves devem estar presentes em cada uma das seguintes áreas:

(A) comprometimento de consciência e atenção (em um *continuum* de obnubilacão à coma; capacidade reduzida para dirigir, focar, sustentar e mudar a atenção);

(B) perturbação global da cognição (distorções cognitivas, ilusões e alucinações – mais freqüentemente visuais; comprometimento do pensamento abstrato e compreensão, com ou sem delírios transitórios, mas tipicamente com algum grau de incoerência; comprometimento das memórias imediata e recente, mas com a memória remota relativamente intacta; desorientação temporal, assim como em casos mais graves, espacial e pessoal);

(C) perturbações psicomotoras (hipo ou hiperatividades e mudanças imprevisíveis de uma a outra; tempo de reação aumentado; aumento ou diminuição do fluxo da fala; intensificação da reação de susto);

(D) perturbações do ciclo sono-vigília (insônia ou, em casos graves, perda total do sono ou reversão do ciclo sono-vigília; sonolência diurna; piora noturna dos sintomas; sonhos perturbadores ou pesadelos, os quais podem continuar como alucinações após o despertar);

(E) perturbações emocionais; por exemplo, depressão, ansiedade ou medo, irritabilidade, euforia, apatia ou perplexidade abismada.

O início é usualmente rápido, o curso flutuante ao correr do dia e a duração total da condição menor do que seis meses. O quadro clínico acima é tão característico, que um diagnóstico razoavelmente confiável de delirium pode ser feito mesmo se a causa subjacente não está claramente estabelecida. Em adição a uma história de uma doença cerebral ou física subjacente, uma evidência de disfunção cerebral (p. ex. um eletroenceflograma anormal mostrando usual, mas não invariavelmente, uma lentificação da atividade de base) pode ser requerida se há dúvida diagnóstica.

Inclui os termos antigamente usados:
        Síndrome cerebral aguda
        Estado confusional agudo (não alcoólico)
        Psicose infecciosa aguda
        Reação orgânica aguda
        Síndrome psico-orgânica aguda

Diagnóstico diferencial: Delirium deve ser distinguido de outras síndromes orgânicas, especialmente demência (F00 – F03), de transtornos psicóticos agudos e transitórios (F23 -) e de estados agudos na esquizofrenia (F20 -) ou transtornos do humor (afetivos) (F30 – F39), nos quais aspectos confusionais podem estar presentes. Delirium induzido por álcool e outras substâncias psicoativas deve ser codificado na seção apropriada (F10.4).

F05.0   Delirium, não sobreposto à demência como descrita
F05.1   Delirium, sobreposto à demência
F05.8   Outro delirium
   Inclui: Delirium de origem mista
          Estado confusional ou delirium subagudo
F05.9   Delirium, não especificado

2   Critérios diagnósticos para delirium segundo DSM-IV:

A. Perturbação da consciência (isto é, redução da clareza da consciência em relação ao ambiente), com redução da capacidade de direcionar, focalizar, manter ou deslocar a atenção.

B. Uma alteração na cognição (tal como déficit de memória, desorientação, perturbação da linguagem) ou desenvolvimento de perturbação da percepção que não é mais bem explicada por demência preexistente, estabelecida ou em evolução.

C. A perturbação desenvolve-se ao longo de um curto período de tempo (em geral de horas a dias), com tendência a flutuações no decorrer do dia.

D. Existem evidências, a partir da história, exame físico ou achados laboratoriais, de que a perturbação é causada por conseqüências fisiológicas diretas de condição médica geral.

Nota para a codificação: se o delirium está sobreposto à demência preexistente do tipo Alzheimer ou demência vascular, indicá-lo codificando o subtipo apropriado de demência, por exemplo, 290.3 demência do tipo Alzheimer, com início tardio, com *delirium*.

Nota para a codificação: incluir o nome da condição médica geral no eixo I, por exemplo, 293.0 *delirium* devido à encefalopatia hepática; codificar também a condição médica geral no eixo III.

Eventos desencadeantes de delirium em idosos

Vários autores têm discutido a hipótese de o delirium ser a manifestação agudizada de um futuro estado demencial, desencadeado por fatores etiológicos, como:

- Desnutrição
- Desidratação
- Infecção
- Anemia
- Hipóxia
- Distúrbio metabólico
- Distúrbio eletrolítico
- Distúrbio vascular: AVC, IAM
- Tumor
- Trauma
- Estado pós-operatório
- Doença de base descompensada: ICC
  - Insuficiência renal
  - Pacientes com câncer
- Efeito anticolinérgico de uma droga
- Interações medicamentosas

Tratamento

Algoritmo para avaliação e tratamento do delirium em idosos, EADE "The Elderly Algorithm for Delirium" (Hototian, S.R.)

I. Etapa em unidade de emergência médica ou Pronto Atendimento;
IA. História clínica e exame físico detalhado com relato no prontuário;
IB. Exame mental com a aplicação da Escala de Glasgow e da Escala CAM;
IC. Exames sugeridos:

Hemograma completo, bioquímica sérica básica, glicemia, ácido fólico, dosagem de vitamina B 12, T4 livre e TSH, função hepática, urina 1, urocultura e raio-x simples de tórax.

Outros exames, como, por exemplo, tomografia computadorizada de crânio ou punção lombar, poderão ser solicitados, conforme a apresentação clínica. Gasometria arterial deve ser sugerida em casos de hipóxia.

II. Investigação do diagnóstico etiológico:

1. Presença ou não de demência prévia?
2. Estudo da interação medicamentosa possível: há interação medicamentosa?

   Sim ou não? Se sim, qual o grau (B, C, D ou X – segundo as normas do FDA).
3. Qual o risco de acidentes, quedas ou agressões?
4. Informante confiável?
5. Necessidade de internação imediata? Internar em qual unidade: de Terapia Intensiva, Enfermaria, Quarto?

III. **Paciente internado**

1. Paciente desidratado? (Sim ou não). Se sim, distúrbio metabólico?
    A. Hiperglicemia?
    B. Se sim, é a primeira crise?
    C. Se for a primeira crise, checar a presença de processo pancreático inflamatório ou neoplásico: dosagem de amilase sérica, dosagem de marcadores tumorais

2. Paciente nutrido ou desnutrido?

3. Paciente ictérico?
    3a. Colicistite aguda?
    3b. Hepatite?
    3c. Cirrose?

4. Hipóxia?

5. Paciente com doença prévia? A doença pode explicar o quadro atual?

6. Paciente é terminal? Faz uso de analgésicos opiáceos ou não-opiáceos?

7. Faz uso de medicações anticolinérgicas?

Exemplo de medicações anticolinérgicas em idosos (sujeito a atualizações na literatura):

Diuréticos: furosemida
Antiarrítmicos: digoxina
Antihistamínicos: hidroxisina, difenildramina, prometazina
Corticóide: prednisona
Bloqueadores H2: cimetidina, ranitidina
Anti-espasmódico: hioscina, oxibutinina
Broncodilatador: teofilina

Antiparkinsoniano: biperideno

Antibióticos: ciprofloxaxino

Antidepressivos: tricíclicos (amitriptilina, imipramina, clomipramina) e tetracíclicos: (nortriptilina)

IV. **Esquema de causa etiológica seguida por sugestão de solução clínica:**

Hipóxia: aporte adequado de oxigênio

Infecção ou sepse: antibioticoterapia através de protocolos específicos

Distúrbios hematológicos: compensação através de protocolos específicos

Desnutrição: aporte nutricional adequado

Desidratação: hidratação

Distúrbio metabólico: corrigir índices glicêmicos e distúrbio ácido-básico

Distúrbio eletrolítico: corrigir sódio e potássio

Distúrbio vascular: AVC, IAM: implementar protocolo para AVC, protocolo para IAM

Tumor: conduta padrão e solicitação de avaliação específica

Trauma: avaliação de equipe cirúrgica

HPN Hidrocefalia de pressão normal-clínica: quedas, declínio cognitivo agudo e perda de esfíncteres: avaliação neurocirúrgica para derivação ventrículo-peritonial

Estado confusional pós-operatório: uso de haloperidol de 0,5 a 2,0 mg via oral

Doença de base descompensada: estabilizar quadro clínico:

    ICC

    Insuficiência renal

    Insuficiência respiratória

    Síndrome neoplásica ou paraneoplásica

Efeito anticolinérgico de uma medicação: suspender a medicação

Interações medicamentosas: suspender medicamentos se a interação for C, D ou X

(Sugerimos consultar sites específicos como o do FDA)

V. **Medidas de tratamento não-psicofarmacológicas**

A. Evitar sobrecarga sensorial e ruídos desnecessários;
B. Providenciar ambiente adequado, mantendo similaridade com o ciclo dia-noite, com iluminação suave;
C. Providenciar cuidados não essenciais para o período diurno;
D. Manter a presença de amigo ou parente como referencial de orientação;
E. Evitar o uso de restrições mecânicas, se possível;
F. Se a restrição mecânica for medida inevitável, cuidar para que as faixas não sejam tensionadas;
G. Todo procedimento deverá ser informado ao paciente e a seus responsáveis.

VI. **Tratamento psicofarmacológico**

Em casos de agitação psicomotora, não reversível com medidas clínicas sugeridas anteriormente, ou se o paciente apresentar risco de auto ou alo-destruição que necessite de medidas imediatas, são indicados:

1. Uso de haloperidol de 0,5 a 2,0 mg via oral/dia; ou
2. Risperidona 0,25 mg a 2,5 mg vo/dia; ou
3. Olanzapina 2,5 mg a 5,0 mg vo/dia (prática não convencional, fora de indicação de bula); ou

4. Quetiapina 25 mg, iniciar com 1 cp vo/dia, podendo chegar a 75 mg/dia (prática não convencional, fora de indicação de bula); ou
5. Donepezil 5,0 mg vo/dia em caso de delirium sobreposto a demências (prática não convencional, fora de indicação de bula).

Obs.: 3, 4 e 5 em fase de estudo.

VII. Prognóstico

Se após seis meses de tratamento não ocorrer remissão completa do quadro clínico, havendo como seqüela perda da independência para as atividades instrumentais do dia-a-dia, fica caracterizado o diagnóstico de demência.

Referências

1. Classificação de Transtornos Mentais e de Comportamento da CID-10: Descrições clínicas e diretrizes diagnósticas. Coord. Organização Mundial da Saúde. Porto Alegre: Artmed, 1993.
2. Campbell Robert J. Dicionário de Psiquiatria. 8. ed. Porto Alegre: Artmed, 2009.
3. Swigart SE, Kishi Y, Thurber S, Kathol RG, Meller WH. Misdiagnosed delirium in patient referrals to a university-based hospital psychiatry department. Psychosomatics. 49(2):104-8,Mar./Apr. 2008.
4. Voyer P, Cole MG, McCusker J, St-Jacques S, Laplante J. Accuracy of nurse documentation of delirium symptoms in medical charts. Int J Nurs Pract. 14 (2):165-77, Apr. 2008.
5. Radtke FM, Franck M, Schneider M e cols. Comparison of three scores to screen for delirium in the recovery room. Br J Anaesth. 2008, sep. 101(3):338-43. Epub 2008 Jul 3.
6. Wei LA, Fearing MA, Sternberg EJ, Inouye SK. The confusion Assessment Method: a systematic review of current usage. J Am Geriatr Soc. 2008, may. 56 (5): 823-30. Epub 2008 Apr 1.
7. Fabri RM. Instrumentos de Avaliação do Delirium, capítulo do livro Delirium, uma Síndrome Mental Orgânica. Santos, F.S. (coord.). Editora Atheneu, 2008.
8. DSM IV – Manual Diagnóstico e Estatístico da Associação Psiquiátrica Americana. APA, 1994.
9. Jones JR, Royden H. Neurologia de Netter. Porto Alegre: Artmed, 2006.
10. Pandharipande P et cols. Prevalence and risk factors for development of delirium in surgical and trauma intensive care unit patients. J Trauma. 2008, jul. 65(1):34-41.

PSICOFARMACOLOGIA GERIÁTRICA

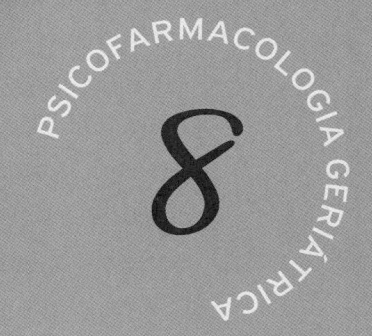

8

Tratamento Farmacológico da Doença de Alzheimer

Paulo Henrique Ferreira Bertolucci

Ivan Hideyo Okamoto

Com o acelerado envelhecimento da população, as demências tornaram-se um motivo de preocupação para os sistemas de saúde, pelo crescimento exponencial de pessoas que apresentarão alguma das formas das doenças deste grupo. Calcula-se que, hoje, algo em torno de 750 mil a um milhão de brasileiros apresentem demência, número este que só deve aumentar. Isto significa um grupo cada vez maior de pessoas tipicamente com doenças de longa duração e crescente dependência para as atividades da vida diária.

O tratamento das demências pode ser considerado sob três aspectos gerais: (a) tratamento farmacológico específico das demências, (b) tratamento não-farmacológico, e (c) tratamento dos distúrbios do comportamento.

Embora importante, e parte essencial do manejo das demências, o tratamento dos distúrbios do comportamento não será abordado neste capítulo. O tratamento não-farmacológico envolve diferentes estratégias, como a reabilitação e o manejo ambiental para a prevenção e tratamento das alterações do comportamento. Só mais recentemente estas abordagens têm sido avaliadas de maneira objetiva e sistemática. Embora importante este aspecto do tratamento, também não será abordado aqui.

Por um longo período as demências foram tratadas, sem sucesso, com drogas que procuravam aumentar o fluxo sanguíneo para o cérebro ou que poderiam acentuar a atividade metabólica cerebral. A este período de tratamento inespecífico sucedeu o tratamento específico das demências, como disponível atualmente, que se baseia no conhecimento das alterações neuroquímicas associadas a elas. Sendo as demências um grupo heterogêneo, para algumas existe tratamento deste tipo disponível, enquanto para outras esta possibilidade necessita aprofundamento da compreensão de sua patogênese.

A doença de Alzheimer é, de longe, a causa mais freqüente de demência, correspondendo a 50% a 70% do total de casos. É também aquela sobre a qual os conhecimentos das alterações neuroquímicas estão mais aprofundados, e é sobre estas alterações que se baseiam as terapias atualmente disponíveis.

Drogas com ação colinérgica

Pode ser considerada como marco inicial do tratamento das demências a constatação de que, na doença de Alzheimer, existe um déficit colinérgico. Foi demonstrada uma redução na síntese de acetilcolina (ACh) na doença de Alzheimer, secundária à redução na atividade da enzima de síntese da acetilcolina, a colina acetil transferase (CAT), por perda de neurônios colinérgicos projetados no hipocampo e córtex cerebral. Posteriormente verificou-se que ocorre também depleção de receptores nicotínicos (Nordberg, 2001).

A enzima colina acetil transferase (CAT), que é produzida no *nucleus basalis* de Meynert, é transportada para estruturas alvo no sistema nervoso central, como a formação hipocampal, córtex cerebral e amígdala, onde catalisa a reação de síntese da ACh a partir da colina e acetilcoenzima A. Depois de formada, a ACh é liberada na fenda sináptica, onde poderá ser acoplada a dois tipos de receptores – o muscarínico ou o nicotínico. A ACh restante é degradada pela enzima acetilcolinesterase (AChE) na fenda sináptica em colina e acetato, que são as bases de sua formação. Além da AChE, a ACh também é degradada pela butirilcolinestersase (BChe). Em condições fisiológicas, a BChe parece ter pouco relevância, mas na DA existem evidências de que sua atividade pode aumentar, de modo que esta enzima pode se tornar um fator relevante de degradação da ACh e, portanto, de sua disponibilidade no SNC.

Como conseqüência desses achados, a primeira tentativa medicamentosa para tratar a perda cognitiva na DA foi a reposição colinérgica. Foi tentado o uso do substrato da ACh, a colina, e da lecitina, que tem alta concentração de colina, mas não se verificou efeito significativo, pois existe uma baixa penetração no sistema nervoso central através da barreira hematoencefálica, há curta duração de efeito e, portanto, limitada aplicabilidade terapêutica. O uso de agonistas nicotínicos e muscarínicos também não foi bem-sucedido, ou por falta de eficiência ou por efeitos colaterais inaceitáveis. A única droga com ação significativa como modulador nicotínico é a galantamina, que também atua como inibidor da AChE.

Outra abordagem são os inibidores das colinesterases (IChEs), que atuam na fenda sináptica inibindo a degradação da ACh. Foram testados clinicamente, e mostraram resultados, tacrina, donepezil, rivastigmina e galantamina. Com estas drogas foi possível verificar melhora sintomática, com um nível aceitável de efeitos colaterais. Embora compartilhem um princípio geral – a inibição da Ache –, estas drogas apresentam diferenças de perfil, com a rivastigmina sendo a única que inibe também a BChE, e a galantamina a única que modula receptores nicotínicos. Ainda não está claro se estas diferenças têm de fato um significado de maior eficiência, embora, no caso da rivastigmina, tenha sido observada correlação entre desempenho cognitivo e inibição da BChE em um pequeno grupo de pacientes (Giacobini *et al.*, 2002).

Os IChEs foram testados em grandes estudos multicêntricos, envolvendo centenas de pacientes. Foi possível demonstrar sua eficácia, em comparação com placebo, nos testes de desempenho cognitivo, e também foi observado seu impacto sobre as alterações do comportamento (Cummings, 2003) e a dependência funcional. A resposta aos IChEs é variável: alguns pacientes apresentam melhora, sem que isso signifique o retorno ao nível de funcionamento anterior à demência; um grupo ainda maior apresenta estabilização, isto é, não se observa melhora, mas também não há piora, ou esta passa a ser menos intensa que antes do início do tratamento; e há um grupo que não responde. Neste sentido é importante que se tenha em mente que estabilização dos sintomas é uma resposta. Este padrão foi observado para o donepezil (Rogers e Friedhoff, 1998), galantamina (Raskind et al., 2000) e rivastigmina (Anand et al., 1996). Os IChEs têm apresentação em comprimido (donepezil e galantamina), cápsula (rivastigmina) e adesivo transdérmico (rivastigmina). Os IChEs são indicados na fase leve a moderada, ou moderadamente grave no caso do donepezil, da doença de Alzheimer.

Os IChEs devem ser iniciados em dose baixa e aumentados gradualmente. Não existe consenso sobre o intervalo ideal para o incremento da dose, mas quanto maior for, menor a chance de efeitos colaterais. O uso de IChEs deveria ser feito levando em consideração alguns princípios gerais:

- O aumento da dose deve ser feito em intervalos não menores que quatro semanas;

- É essencial que seja atingida a dose mínima e, preferencialmente, seja usada a maior dose tolerada (5 mg/dia para donepezil, 16 mg/dia para galantamina e 6 mg/dia para rivastigmina em cápsula, ou 5 mg/dia em transdérmico);

- A a avaliação de resposta deveria ser feita a partir de três meses após atingir a dose mínima.

A resposta deveria ser avaliada não apenas considerando-a como estimada por escalas de desempenho cognitivo, como o Miniexame do Estado Mental, mas, também, e principalmente, pela avaliação das atividades de vida diária, já que uma resposta ao primeiro método de avaliação não necessariamente tem correlação com as atividades de vida diária.

Os efeitos colaterais são um aspecto limitante para o uso dos IChEs. Embora idealmente estas drogas devessem ter ação específica no sistema límbico e neocórtex, isto não ocorre; efeitos colaterais mais comuns acontecem por aumento da disponibilidade de ACh em outras áreas cerebrais, ou seja, por ação central. São comuns náuseas, vômitos e diarréia; tonturas; cefaléia; anorexia e desconforto epigástrico; dor abdominal; piora da confusão e agitação. Mais raramente podem acontecer hipertensão, síncope e arritmia cardíaca. Os efeitos colaterais são por ação central, o que significa que história prévia de gastrite ou úlcera péptica não é contra-indicação a estas medicações. Por outro lad, o uso de protetores gástricos não será útil em caso de náuseas, vômitos ou dor abdominal. Os efeitos colaterais costumam ser transitórios, e, caso sejam toleráveis, a única medida a tomar é não aumentar a dose até que desapareçam totalmente. Caso sejam intoleráveis, podem ser tomadas as seguintes medidas:

- Reduzir a medicação para a dose anterior e aumentar quatro semanas após o desaparecimento dos sintomas;
- Insistir que a medicação seja tomada após uma refeição;
- Associar medicação sintomática de acordo com o efeito colateral, sempre lembrando que este ocorre por ação central.

Para pacientes com história de arritmia cardíaca o uso destas drogas deve ser cuidadosamente avaliado.

Drogas com ação glutamatérgica

O uso deste tipo de medicação nas demências baseia-se na constatação de que estruturas que contêm receptores glutamatérgicos são danificadas no curso da doença de Alzheimer, que as mudanças clínicas e algumas das alterações neuroquímicas desta doença podem ser induzidas experimentalmente com agonistas glutamatérgicos potentes, e que existe correlação entre as alterações clínicas da doença e déficit de fibras glutamatérgicas de associação. A hipótese é que o canal de íons associado aos receptores glutamato tem maior permeabilidade ao cálcio, o que faz com que haja um aumento na atividade de fundo, prejudicando a detecção de sinal quando glutamato é liberado em maior quantidade no processo de memória e aprendizado. Adicionalmente, a atividade glutamatérgica de fundo aumentada pode contribuir para a perda neuronal, pelo influxo aumentado de cálcio. A única droga deste grupo disponível atualmente é a memantina, um antagonista glutamatérgico de moderada potência, indicado para a fase moderadamente grave a grave da doença de Alzheimer (Winblad & Poritis, 1999). Do mesmo modo como os IChEs, a memantina deve ser aumentada gradualmente. A dose a ser atingida é 10 mg duas vezes ao dia, iniciando com 5 mg (meio comprimido) e aumentando meio comprimido por semana até atingir a dose ideal. A droga costuma ser bem tolerada, mas podem ser observados efeitos colaterais, como agitação, tonturas, cefaléia, quedas, diarréia ou obstipação e incontinência urinária. Do mesmo modo como com os IChEs, estes efeitos costumam ser transitórios. Quando intoleráveis é recomendável reduzir a dose e aumentar novamente após seu completo desaparecimento.

Uso Associado

A utilização de memantina associada com inibidores de AChE tem sido uma prática crescente em nosso meio. Tariot e cols., 2004, demonstraram que o uso associado de IchE (donepezil no artigo) com memantina em pacientes com DA moderada a grave pode apresentar melhor resposta que o uso de IChEs isolado, avaliando-se cognição, atividades de vida diária, melhora global e comportamento, além de ser bem tolerada.

Novas perspectivas de tratamento de DA

A inexistência de medicações que modifiquem o curso clínico da DA, até o momento, fez com que os esforços para pesquisa e desenvolvimento de drogas para a DA se voltassem para as diferentes etapas da patologia da doença. Têm surgido, então, drogas com possível efeito modificador da doença, entretanto, ressaltamos que são drogas ainda em estudo, em fases iniciais de pesquisa clínica, sem comercialização nem evidência científica no momento. Várias formas de abordagem da patologia da DA têm sido tentadas, como inibição e modulação de Beta-secretase e Gama-secretase, imunização passiva e ativa contra beta-amilóide, inibidor de agregação Tau, além de outras drogas com mecanismos diversos.

A imunização ativa contra o B-amilóide em humanos foi iniciada com o estudo de Bayer, Bullock, Jones e cols., 2005, a "vacina" para DA (AN1792), com comprovação de remoção de B-amilóide e resultados promissores, como havia sido comprovada em animais; porém, cerca de 6% dos indivíduos vacinados apresentaram meningoencefalite, com necessidade de interrupção do estudo. Entretanto, estudos ainda continuam nesta linha para se determinar imunização mais específica, qual o melhor momento de imunização, trazendo mais informações para a compreensão dos processos fisiopatológicos da doença.

A transferência passiva de anticorpos monoclonais exógenos contra B-amilóide parece ser mais fácil, pois não ativa a imunidade mediada por linfócitos-T, o que pode ser a causa dos efeitos colaterais da imunização ativa. Cerca de quatro estudos com esta linha de tratamento estão em andamento, com resultados animadores de fase 2 e seqüência de estudos de fase 3 ainda em andamento (Wyeth, 2008).

A modulação ou inibição de enzimas que degradam a proteína precursora do amilóide (APP) pode representar uma outra linha na modificação do curso da DA. Atualmente, estudos com resultados controversos estão em andamento, como o Tarenflurbil (Flurizan), cujos resultados de fase 3 não demonstraram diferença com o grupo placebo (Green,2008), porém, outras substâncias deste grupo estão em pesquisa fase 2.

Resultados de um recente estudo fase 2 demonstraram que a methilthionina (Rember) pode ser uma nova linha de modificação da doença, com boa tolerabilidade e resultados favoráveis na avaliação cognitiva. Esta droga é um inibidor de agregação de proteína Tau, trazendo assim uma nova perspectiva de tratamento baseada na formação da proteína Tau e, portanto, da formação das degenerações neurofibrilares (Wischik, Bentham, Wischik, e cols., 2008).

Outra droga com resultados recentes de estudo aberto, o Dimebon, demonstrou resultados favoráveis na avaliação cognitiva, atividades de vida diária e em comportamento. O mecanismo de ação não é totalmente conhecido, porém a droga pode exercer efeito na DA, melhorando a função mitocondrial de células que se encontram em estresse, antes da morte neuronal, como ocorre na DA. Mais estudos estão em andamento para verificar a real eficácia da droga.

Apesar de estas novas perspectivas de tratamento da DA serem promissoras e muito animadoras, principalmente para grupos envolvidos em pesquisa clínica, ressaltamos que são medicações ainda em fase de estudo, que necessitam maiores aprofundamentos, e foram colocadas neste capítulo apenas e tão-somente como novas perspectivas de tratamento para DA.

O tratamento farmacológico para DA com nível de evidência científica a ser considerado é o uso de inibidores de AchE e/ou memantina, com as respectivas indicações para as fases da doença.

Referências

1. Anand R, Gharabawi G, Enz A. Efficacy and safety results of the early phase studies with Exelon (ENA-713) in Alzheimer's disease: an overview. J Drug Dev Clin Pract. 8:1-14,1996.
2. Bayer AJ, Bullock R, Jones RW et al. Evaluation of the safety and immunogenicity of synthetic AB42 (ANI1792) in patients with AD Neurology. 64:94-101,2005.
3. Cummings JL. Use of cholinesterase inhibitors in clinical practice: evidence-based recommendations. Am J Geriatr Psychiatry. 11:131-145,2003.
4. Giacobini E, Spiegel R, Enz A et al. Inhibition of acetyl- and butyryl-cholinesterase in the cerebrospinal fluid of patients with Alzheimer's disease by rivastigmine: correlation with cognitive benefit. J Neural Transm. 109(7-8):1053-65, 2002.
5. Green RC, Schneider LS, Hendrix SB et al. Safety and efficacy of Tarenflurbil in subjects with mild Alzheimer's Disease: results from an 18-month multi-center phase 3 trail. Apresentado em International Conference on Alzheimer's Disease – ICAD, 29 julho 2008. Chicago. EUA. Poster 03-04-01.
6. Nordberg A. Nicotinic receptor abnormalities of Alzheimer's disease: therapeutic implications. Biol Psychiatry 49: 200-210, 2001.
7. Raskind MA, Perskind ER, Wessel T et Al. Galantamine in AD: a 6-month randomized, placebo-controlled trial with a 6-month extension. Neurology. 554:2261-68, 2000.
8. Rogers SL, Friedhoff LT. Long-term efficacy and safety of donepezil in treatment of Alzheimer's disease: an interim analysis of the results of a US multicentre open label extension study. Eur Neuropsycholpharmacol. 8:67-75, 1998.
9. Tariot PN, Farlow MR, Grossberg GT et al. Memantine treatment in patients with moderate to severe Alzheimer disease already receiving donepezil. Arandomized trial. JAMA 291:317-324, 2004.
10. Winblad B, Poritis N. Memantine in severe dementia: results of the 9M-Best Study (Benefit and efficacy in severely demented patients during treatment with memantina. Int J Geritr Psychiatrty. 14:135-146, 1999.
11. Wischik CM, Bentham P, Wischik DJ e cols. TAU aggregation inhibitor (TAI) therapy with REMBER arrests disease progression in mild and moderate Alzheimer's disease over 50 weeks. Apresentado em International Conference on Alzheimer's Disease – ICAD, 29 julho 2008. Chicago. EUA. Poster 03-04-07.
12. Wyeth. Elan and Wyeth announce encouraging top-line results from phase 2 trial of bapineuzumab for Alzheimer's disease. Disponível em <http://wyeyh.com/news?navTo=/wyeth_html/home/news/pressreleases/2008/1213683456273.html>. Acesso em 15 ago. 2008.

PSICOFARMACOLOGIA GERIÁTRICA

9

Antipsicóticos no Idoso

Mario R. Louzã

Introdução

A observação do efeito terapêutico da clorpromazina em quadros psicóticos, em 1952, abriu novas perspectivas para o tratamento de vários transtornos mentais (Louzã Neto, 2008). Já em 1955 aparecem relatos de tratamento de idosos agitados ou psicóticos com a clorpromazina (Kurland, 1955).

A partir da clorpromazina numerosos medicamentos com ação antipsicótica vêm sendo produzidos. Os antipsicóticos de 1ª geração (p.ex. clorpromazina, haloperidol, flufenazina) caracterizam-se por sua ação predominante de bloqueio pós-sináptico dopaminérgico D_2. A partir da década de 1980 surgem os antipsicóticos de 2ª geração, com ação menos incisiva sobre o sistema dopaminérgico e agindo também sobre outros sistemas de neurotransmissão, especialmente o serotoninérgico.

Os principais antipsicóticos disponíveis no Brasil encontram-se listados na tabela 1. Os principais mecanismos de ação dos antipsicóticos estão na tabela 2.

Tabela 1. Principais antipsicóticos disponíveis no Brasil, dose usual em adultos, faixa terapêutica e equivalência

	Dose usual (mg/dia)	Faixa terapêutica (mg/dia)	Equivalência (mg)
1ª Geração			
Clorpromazina	400 - 800	25 - 1200	100
Levomepromazina	100 - 400	25 - 600	50
Propericiazina	10 - 20	5 - 60	
Tioridazina	100 - 300	50 - 600	100
Trifluorperazina	10 - 20	5 - 40	5
Flufenazina	5 - 10	1 - 30	2
Pimozide	4 - 8	1 - 12	
Penfluridol*	20*	20 - 60*	
Haloperidol	5 - 10	1 - 30	2
2ª Geração			
Risperidona	4 - 6	2 - 16	2
Clozapina	300 - 500	50 - 900	
Olanzapina	10 - 20	5 - 30	5
Quetiapina	400 - 600	100 - 800	75
Amisulprida	200 - 600	50 - 800	
Ziprasidona	80 - 160	40 - 160	60
Aripiprazol	15 - 30	10 - 30	7,5
Paliperidona	6	3 - 12	

*dose semanal

Tabela 2. Principais mecanismos de ação dos antipsicóticos

Antagonistas inespecíficos dos receptores dopaminérgicos D_2 Haloperidol, flufenazina, clorpromazina, tioridazina
Antagonistas dos receptores serotoninérgico $5HT_{2A}$ e dopaminérgico D_2 Risperidona, ziprasidona, paliperidona
Antagonistas de múltiplos receptores ($5HT_{2A}$, D_2, histaminérgico, colinérgico) Clozapina, olanzapina, quetiapina
Antagonista dos receptores dopaminérgicos D_2 e D_3 límbicos Amisulprida
Agonista parcial do receptor dopaminérgico D_2 Aripiprazol

Farmacocinética e farmacodinâmica dos antipsicóticos no idoso

Tal como ocorre com outros medicamentos, modificações na absorção, metabolização e eliminação dos antipsicóticos tendem a aumentar a quantidade de medicação circulante. Além disso, há um risco aumentado de interações medicamentosas pela polifarmacoterapia usual dos idosos (Louzã e Elkis, 2007). Assim, recomenda-se que as doses iniciais dos antipsicóticos para idosos sejam reduzidas e que os aumentos de doses sejam graduais (*Start low, go slow*).

É importante também considerar os diferentes perfis de afinidade de cada antipsicótico sobre os diversos sistemas de neurotransmissão (figura 1), pois podem ocorrer efeitos colaterais mais intensos pela progressiva perda neuronal (Catterson e cols., 1997).

Indicações dos antipsicóticos para o idoso

De modo geral os antipsicóticos são indicados para o idoso nos mesmos quadros dos adultos. As principais indicações estão listadas na tabela 3.

Tabela 3. Principais indicações de uso de antipsicóticos em idosos

Esquizofrenia
Transtorno delirante persistente
Transtorno bipolar: mania psicótica
Sintomas psicológicos e comportamentais da demência
Depressão psicótica
Quadros psicóticos orgânicos
Quadros confusionais (delirium)

Antipsicóticos no Idoso ▸▸ CAPÍTULO 9

Figura 1. Perfis de afinidade de alguns antipsicóticos em diferentes sistemas de neurotransmissão

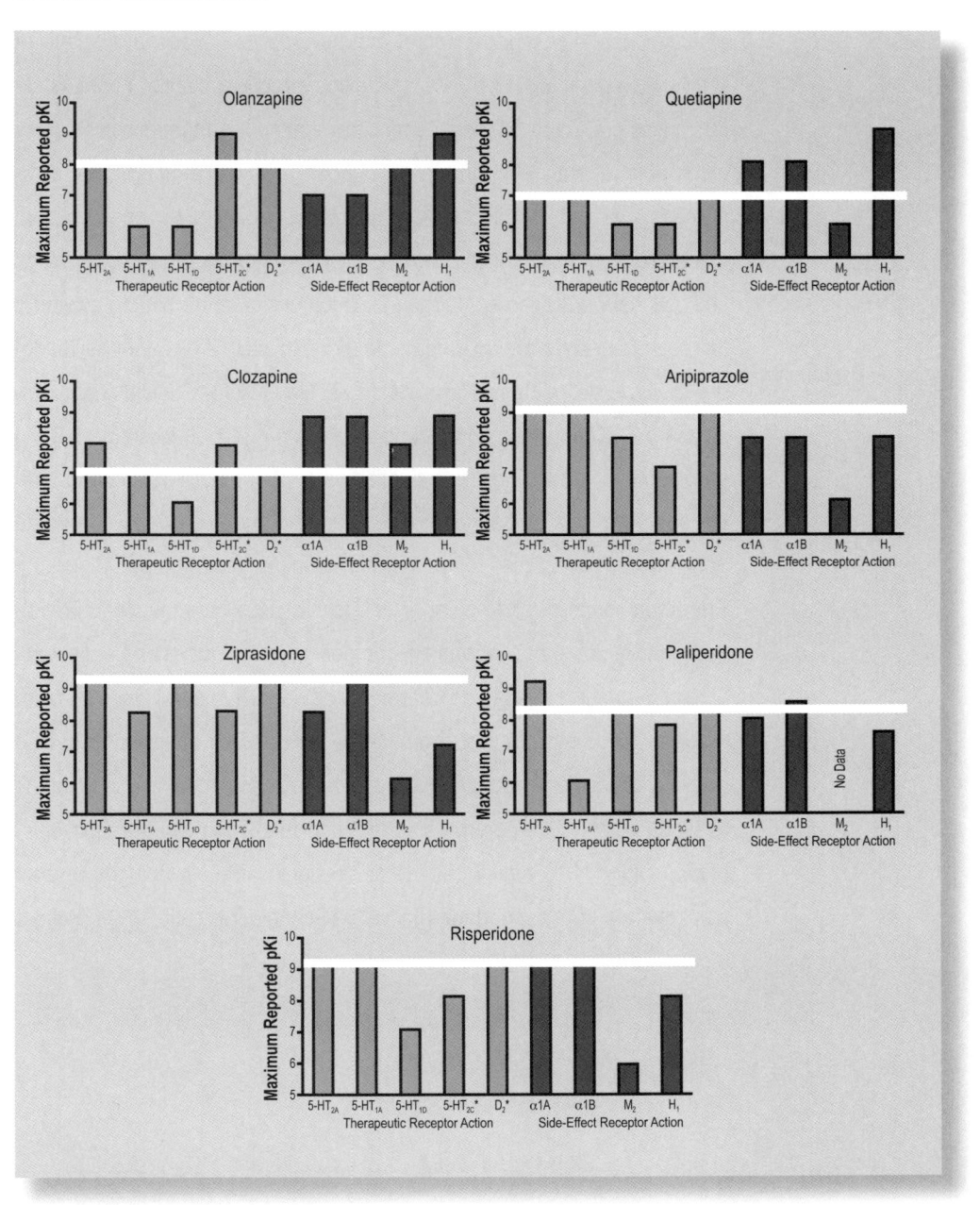

(Adaptado de Cutler e cols., 2008)

O uso de antipsicóticos para os sintomas psicológicos e comportamentais na demência tem sido alvo de controvérsia. Um estudo recente, conhecido pelo acrônimo CATIE-AD (*clinical antipsychotic trials of intervention effectiveness, Alzheimer disease*), patrocinado pelo National Institute of Mental Health (NIMH) dos Estados Unidos, procurou avaliar a efetividade dos antipsicóticos de 2ª geração no tratamento dos sintomas psicológicos e comportamentais em portadores de doença de Alzheimer. Foram comparados três antipsicóticos (olanzapina, quetiapina e risperidona) com placebo em um estudo multicêntrico, duplo-cego, randomizado com doses flexíveis de medicação conforme indicação clínica. Este estudo avaliou o tempo para interrupção do tratamento (por ineficácia e/ou intolerabilidade) e a melhora dos sintomas através da escala CGIC – *Clinical Global Impression of Change*. As doses médias diárias utilizadas foram de 5,5 mg para olanzapina, 56,5 mg para quetiapina e 1,0 mg para risperidona. Sob um ponto de vista global não houve diferença entre os quatro grupos de pacientes em relação ao tempo para interrupção do tratamento (figura 2). Entretanto, considerando-se apenas eficácia, houve um resultado favorável à olanzapina e risperidona em comparação com quetiapina e placebo. O tempo para interrupção do tratamento devido à intolerabilidade foi favorável ao grupo placebo em comparação com os três antipsicóticos. Não houve diferença entre os quatro grupos em relação à melhora de sintomas avaliada pela CGIC, porém estes, quando medidos pela *Neuropsychiatric Inventory* (NPI), diminuíram de modo significante para os grupos com olanzapina e com risperidona (figura 3) (Schneider e cols., 2006, Sultzer e cols., 2008).

Figura 2. Tempo para interrupção do tratamento por ineficácia e/ou intolerabilidade no estudo CATIE-AD

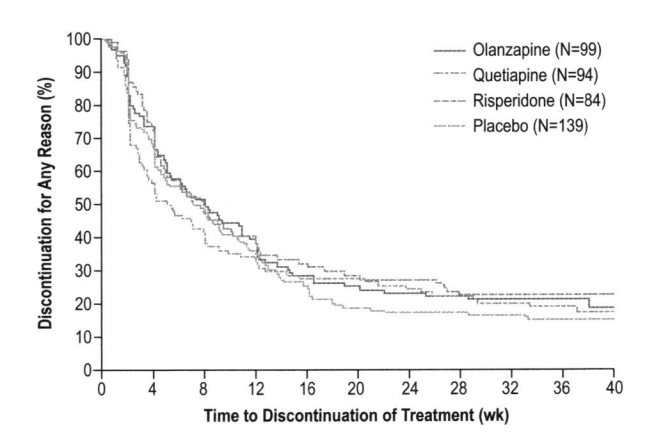

(Adaptado de Schneider e cols., 2006)

Figura 3. Resposta terapêutica (redução do Neuropsychiatric Inventory) no estudo CATIE-AD

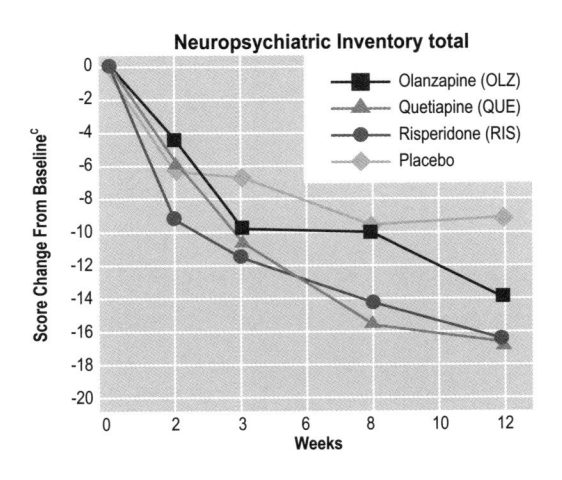

(Adaptado de Sultzer e cols., 2008)

Manejo clínico

O uso de antipsicóticos em idosos deve seguir princípios rigorosos de indicação clínica e de duração de tratamento. A definição do(s) sintoma(s)-alvo a ser(em) tratado(s) é fundamental para escolha da medicação, de sua via de administração e duração do tratamento

A escolha do antipsicótico

Os antipsicóticos de 1ª geração são igualmente eficazes, diferindo principalmente em relação ao seu perfil de efeitos colaterais. Os antipsicóticos de 2ª geração também apresentam eficácia semelhante, com exceção da clozapina. Seu perfil de efeitos adversos varia conforme a medicação.

Os antipsicóticos estão disponíveis em formulações orais, intramusculares de ação imediata e de longa ação. Em se tratando de um quadro de agitação psicomotora aguda, pode ser necessário utilizar uma medicação intramuscular de ação imediata. Não se recomenda o uso de antipsicóticos por via endovenosa devido ao efeito anticolinérgico (piora do quadro cognitivo) e ao risco de arritmias cardíacas potencialmente fatais (Louzã Neto, 2008).

De modo geral, os antipsicóticos de 2ª geração de formulação oral são a primeira escolha em idosos.

Dose

As doses de início devem ser as menores possíveis, devendo a medicação ser aumentada gradualmente, conforme a resposta clínica do paciente. Uma vez controlado o quadro agudo, é importante reduzir a dose do antipsicótico, visando, ou sua manutenção em dose mínima, ou sua suspensão conforme a doença que está sendo tratada.

Duração do tratamento

A duração do tratamento dependerá do diagnóstico do paciente. Em pacientes com esquizofrenia ou transtorno delirante poderá ser necessário o uso do antipsicótico por longo período de tempo, havendo nestes casos a possibilidade de indicação de antipsicótico intramuscular de longa ação (*depot*). Já em caso de quadros confusionais o uso deve se restringir a dias ou semanas. Nos sintomas psicológicos e comportamentais da demência propõe-se o uso de antipsicóticos por até três meses (Alexopoulos e cols., 2004).

Os resultados do estudo CATIE-AD mostram que os pacientes com sintomas psicológicos e comportamentais na doença de Alzheimer permaneceram por cerca de cinco a oito semanas com um antipsicótico antes que a medicação fosse interrompida, seja por ineficácia, seja por seus efeitos colaterais (Schneider e cols., 2006).

Efeitos colaterais

De um modo geral, os principais efeitos colaterais dos antipsicóticos de 1ª geração são os sintomas extrapiramidais e o aumento da prolactina sérica. Particularmente significativo é o risco de discinesia tardia, muito elevado em idosos, chegando a uma incidência de cerca de 25% ao ano (Correll e cols., 2004).

Já os antipsicóticos de 2ª geração apresentam tendência a ganho de peso e alterações metabólicas, incluindo aumento de lípides e glicose. Os efeitos colaterais, no entanto, variam conforme o antipsicótico utilizado e sua dosagem (tabela 4).

Antipsicóticos com ação anticolinérgica significativa podem piorar a cognição no idoso, levando a quadros confusionais. Outros efeitos anticolinérgicos incluem boca seca, visão turva, obstipação intestinal, retenção urinária e exacerbação de glaucoma de ângulo fechado.

Antipsicóticos que apresentam importante ação antiadrenérgica alfa-1 podem causar hipotensão ortostática, aumentando o risco de quedas e fraturas.

Pacientes que já apresentam alterações de condução cardíaca devem ser monitorados cuidadosamente. Alguns antipsicóticos (especialmente tioridazina, pimozide e haloperidol em altas doses) têm um risco elevado de causar arritmias potencialmente fatais. A ziprasidona e a clozapina apresentam um risco moderado de indução de arritmias em idosos (Louzã Neto, 2008).

Em 2005, uma meta-análise demonstrou aumento do risco de morte por doenças cardíacas, cerebrovasculares e infecciosas em idosos com demência tratados com antipsicóticos de 2ª geração (Schneider e cols., 2005). Este e outros trabalhos (Gill e cols., 2007, Lee e cols., 2004) levaram à publicação pelo FDA de um aviso (*Black Box*) sobre o risco do uso destes medicamentos nos sintomas psicológicos e comportamentais da demência. Diversas associações psiquiátricas propuseram diretrizes para o uso de antipsicóticos de 2ª geração nesta condição. Os antipsicóticos devem ser utilizados se medidas ambientais e comportamentais não foram suficientes, após a introdução de anticolinesterásicos e quando há um claro sintoma alvo a ser tratado. Os sintomas devem ser monitorados freqüentemente para avaliação de possível redução ou suspensão do antipsicótico (Forlenza e cols., 2008, Jeste e cols., 2008).

Tabela 4. Principais efeitos colaterais dos antipsicóticos

Antipsicóticos de 1ª geração
Efeitos extrapiramidais agudos: distonia aguda, acatisia, parkinsonismo Efeitos extrapiramidais crônicos: discinesia tardia, distonia tardia Hiperprolactinemia Síndrome neuroléptica maligna
Antipsicóticos de 2ª geração
Ganho de peso Alterações metabólicas: hipercolesterolemia, hipertrigliceridemia, hiperglicemia

Referências

1. Alexopoulos GS, Streim J, Carpenter D, Docherty JP. Expert Consensus Panel for Using Antipsychotic Drugs in Older Patients. Using antipsychotic agents in older patients. J Clin Psychiatry. 2004;65 Suppl 2:5-99.
2. Catterson ML, Preskorn SH, Martin RL. Pharmacodynamic and pharmacokinetic considerations in geriatric psychopharmacology. Psychiatr Clin North Am. 1997 Mar;20(1):205-18.
3. Correll CU, Leucht S, Kane JM. Lower risk for tardive dyskinesia associated with second-generation antipsychotics: a systematic review of 1-year studies. Am J Psychiatry. 2004;161(3):414-25.
4. Cutler A, Ball S, Stahl SM. Dosing atypical antipsychotics. CNS Spectr. 2008 May;13(5 Suppl 9):1-16.
5. Forlenza OV, Cretaz E, Diniz BS. O uso de antipsicóticos em pacientes com diagnóstico de demência. Rev Bras Psiquiatr. 2008 Sep;30(3):265-70.
6. Gill SS, Bronskill SE, Normand SL, Anderson GM, Sykora K, Lam K, Bell CM, Lee PE, Fischer HD, Herrmann N, Gurwitz JH, Rochon PA. Antipsychotic drug use and mortality in older adults with dementia. Ann Intern Med. 2007 Jun 5;146(11):775-86.
7. Jacobson SA, Pies RW, Greenblatt DJ. Handbook of Geriatric Psychopharmacology. American Psychiatric Publishing, Inc. Washington DC, 2002.
8. Jeste DV, Blazer D, Casey D, Meeks T, Salzman C, Schneider L, Tariot P, Yaffe K. ACNP White Paper: update on use of antipsychotic drugs in elderly persons with dementia. Neuropsychopharmacology. 2008;33(5):957-70.
9. Kurland AA. Chlorpromazine in the management of the institutionalized aged psychiatric patient with chronic brain syndrome. Dis Nerv Syst. 1955 Dec;16(12):366-9.
10. Lee PE, Gill SS, Freedman M, Bronskill SE, Hillmer MP, Rochon PA. Atypical antipsychotic drugs in the treatment of behavioural and psychological symptoms of dementia: systematic review. BMJ. 2004 Jul 10;329(7457):75.
11. Louzã Neto MR. Antipsicóticos. In: Cordas TA, Moreno RA. (eds.) Condutas em Psiquiatria. Porto Alegre: Artmed, 2008
12. _____, Elkis H. Psiquiatria Básica. 2. ed. Porto Alegre; Artmed, Alegre, 2007.
13. Mackin P. Cardiac side effects of psychiatric drugs. Hum Psychopharmacol. 2008;23 Suppl 1:3-14
14. Omelan C. Approach to managing behavioural disturbances in dementia. Can Fam Physician. 2006;52:191-9
15. Salzman C, Jeste DV, Meyer RE, Cohen-Mansfield J, Cummings J, Grossberg GT, Jarvik L, Kraemer HC, Lebowitz BD, Maslow K, Pollock BG, Raskind M, Schultz SK, Wang P, Zito JM, Zubenko GS. Elderly patients with dementia-related symptoms of severe agitation and aggression: consensus statement on treatment options, clinical trials methodology, and policy. J Clin Psychiatry. 2008;69(6):889-98
16. Schneider LS, Dagerman KS, Insel P. Risk of death with atypical antipsychotic drug treatment for dementia: meta-analysis of randomized placebo-controlled trials. JAMA. 2005 Oct 19;294(15):1934-43

17. Schneider LS, Tariot PN, Dagerman KS, Davis SM, Hsiao JK, Ismail MS, Lebowitz BD, Lyketsos CG, Ryan JM, Stroup TS, Sultzer DL, Weintraub D, Lieberman JA. CATIE-AD Study Group. Effectiveness of atypical antipsychotic drugs in patients with Alzheimer's disease. N Engl J Med. 2006;355(15):1525-38

18. Sultzer DL, Davis SM, Tariot PN, Dagerman KS, Lebowitz BD, Lyketsos CG, Rosenheck RA, Hsiao JK, Lieberman JA, Schneider LS. CATIE-AD Study Group. Clinical symptom responses to atypical antipsychotic medications in Alzheimer's disease: phase 1 outcomes from the CATIE-AD effectiveness trial. Am J Psychiatry. 2008;165(7):844-54.

PSICOFARMACOLOGIA GERIÁTRICA

10

Ansiolíticos em Idosos

Sergio Ricardo Hototian

Ansiolíticos são, por definição, medicamentos prescritos por médicos para o tratamento da ansiedade de diversos graus de intensidade, de leve, moderada a grave; e de tempo de evolução: aguda, até 6 meses; e generalizado, mais de 6 meses; podendo-se utilizar as seguintes classes de medicamentos: benzodiazepinas, antidepressivos, antipsicóticos, betabloqueadores, anti-hipertensivos, antiepilépticos.

O uso de benzodiazepinas (*bzds*) é bastante freqüente, especialmente entre os clínicos gerais, constituindo-se na classe de medicações psicotrópicas, ou psicofármacos, mais utilizada na medicina, cujo uso inadequado, não-médico, abusivo ou crônico, leva a discussões intensas especialmente quanto ao tempo de utilização e seu real custo/benefício.

A origem do seu uso rotineiro, pelos médicos clínicos, talvez venha ao encontro com achados consistentes de que as *bzds* atuem no eixo hipotálamo-hipófise-adrenal diminuindo os níveis de cortisol séricos, por exemplo.

Também vem da prática clínica a comprovada ação anticonvulsivante numa época em que havia poucos medicamentos antiepilépticos disponíveis; na observação da melhora dos aspectos sindrômicos vestibulares causados por transtorno de ansiedade que melhoram com o uso de *bzds*[1]; na resolução de crises de pânico, especialmente com o alprazolan; no tratamento da síndrome das pernas inquietas, clonazepan; na sala de emergência clínica como tratamento coadjuvante do infarto agudo do miocárdio, lorazepan; no tratamento coadjuvante de sintomas de ansiedade aguda nas depressões ansiosas; e na comprovada indicação de diazepan na síndrome de abstinência alcoólica.

Enfim, assim como o bom uso de qualquer medicação deva ser sempre bem-vindo, o contrário, ou seja, o mau uso, fora dos princípios éticos e técnicos, deve ser condenado por todos.

Considerando que muitos dos pacientes ansiosos são buscadores de soluções mágicas para suas vidas, um suporte psicoterápico é sempre bem-vindo e recomendado pela OMS e Associação Mundial de Psiquiatria, tanto para os pacientes portadores de ansiedade crônica como para os pacientes portadores de ansiedade aguda.

Considerando que novas soluções podem gerar novos problemas, devemos nos preocupar com o mau uso de qualquer medicamento, principalmente considerando que nossa clientela de ansiosos costuma tratar futuras crises com soluções geralmente antecipatórias, freqüentemente pressionando seus médicos a fazerem uma "receitinha"; especialmente os idosos, que desejam dormir como nos tempos passados da rotina laboral.

Aliás, não é incomum encontrarmos idosos deprimidos com insônia secundária à depressão, o que os faz buscar sono imediato, acarretando, muitas vezes, dramática piora dos sintomas depressivos e, também, tanto da ansiedade como da insonia.

Portanto, deveria ser uma prática freqüente o reconhecimento, por parte dos médicos de atenção primária, dos potenciais usuários crônicos dessas medicações e solicitação de acompanhamento de serviços especializados a esses pacientes.

Observa-se que o mau uso das *bzds* decorre, principalmente, do fenômeno da dependência, caracterizada por: tolerância, aumento progressivo das doses, e pela síndrome de abstinência; sintomas e sinais advindos da interrupção abrupta do medicamento em função do uso crônico, inadequado ou abusivo.

Dados das autoridades de saúde americanas apontam para o uso comunitário, ou seja, entre vizinhos, à maior prevalência do uso crônico, à revelia da orientação de especialistas e quase sempre sem nenhuma patologia psiquiátrica justificadora deste uso.

Este fenômeno, do uso entre vizinhos ou parentes, merece especial atenção dos médicos e das autoridades de saúde, pois, com a atual facilidade de consultas médicas em convênios, no Brasil, a população de idosos, setor da população que mais freqüenta consultórios médicos, passa a ser potencial usuária não lícita dessas medicações. O que acarreta na exposição desses pacientes a riscos desnecessários e muitas vezes não identificados em situações de emergência, por exemplo, delirium, estado confusional agudo causado tanto pelo abuso como pela interrupção abrupta de *bzds* de uso crônico.

Campanhas de serviços de saúde pública, em diversos países, no sentido de impedir a proliferação do uso indevido de tais medicações são válidas, ao mesmo tempo em que diversos estudos apontam para a eficácia do bom uso das *bzds*, inclusive em situações de emergência clínica e psiquiátrica.

O uso crônico de *bzd* não apresentou nenhuma sustentação ou embasamento nos estudos revisados.

A utilização, em especial dos IRs (Inibidores de recaptação de serotonina), é freqüente, em doses baixas, no tratamento da ansiedade, ao contrário dos tricíclicos que, em função de seus efeitos anticolinérgicos e outros como hipotensão ortostática, retenção urinária, prostatismo e lentificação da condução do atrioventricular, são menos usados em idosos.

A trazodona parece contribuir como ansiolítico em doses baixas (50 a 100 mg/dia). Seu uso em homens deve ser cauteloso, em especial quanto ao efeito colateral de priapismo.

Quanto ao uso de betabloqueadores ou clonidina, é pouco comum na ansiedade de idosos, além de merecer especial atenção quanto ao risco de efeitos hipotensores quando em interação com outras medicações.

Antiepilépticos usados como ansiolíticos não é prática freqüente em idosos, no entanto, não é incomum encontrarmos idosos usuários de longo termo de benzodiazepinas de efeito anticonvulsivante, os chamados buscadores de receita, prática não recomendada, sobretudo em idosos.

Em relação à buspirona, seu uso em idosos é pouco conhecido, talvez em função da ação ansiolítica demorar de uma a duas semanas; há poucos relatos na revisão atual.

Apresentarei, a seguir, um breve resumo de revisão dos últimos cinco anos.

Os critérios de inclusão que selecionaram 29 artigos para a elaboração desse capítulo foram:

1. Qualidade da revista *Quallis Internacional*;
2. Relevância do Grupo ou Universidade onde os estudos foram conduzidos;
3. Metodologia utilizada:
    I. Meta-análises e\ou estudos caso-controle;
    II. N maior ou igual a 100;
    III. Análise estatística multivariada por regressão logística foi priorizada.
4. Relevância do estudo.

Bocquier e cols., estudando a dispensação de ansiolíticos e hipnóticos no sudeste da França e seus fatores preditores, apontaram para 15,5% e 5,9%, respectivamente.

A presença de doença crônica e de doença mental foram varáveis independentes e positivamente associadas ao uso dessas medicações.

Estudo húngaro realizado entre 2004 e 2005 apontou para um risco aumentado de suicídio em idosos ansiosos, subdiagnosticados, sugerindo maior atenção dos médicos em relação a pacientes[3].

Johnson e Dwyer[4], estudando pacientes renais crônicos em hemodiálise (2008, USA) e doença psiquiátrica concomitante não tratada, observaram uma taxa de 13,6% de ansiosos, dos quais 75% apresentavam depressão moderada a grave não tratada, o que foi imputado como fator de piora na qualidade de vida e no aumento do risco de suicídio desses pacientes.

Vestergaard e cols.[5], estudando o risco de fraturas associadas ao uso de ansiolíticos, sedativos e o efeito da meia-vida das medicações, em estudo caso-controle feito na Dinamarca, verificaram em 124.655 casos de fratura, comparados a 373.962 controles, um limitado aumento do risco de fraturas, dose dependente e associado à meia-vida longa das medicações (2008)[3].

Benitez *et al.* (USA, 2008)[6] estudaram o uso de *bzd* e IRS em adultos e idosos com diagnóstico de ansiedade em estudo longitudinal prospectivo ao longo de 9 anos. Embora houvesse um aumento do uso de IRS nos idosos com transtornos de ansiedade, observou-se que somente 35% continuaram tomando IRS, sendo que 50% continuaram usando *bzds*, corroborando a tese de que seu uso crônico pode levar à dependência em idosos.

Luijendijk e cols.[7], estudando os determinantes do uso crônico de bzd em idosos, em estudo longitudinal conduzido pelo Departamento de Epidemiologia e Estatística da Universidade de Roterdan (2008), com 5.364 sujeitos acima de 57 anos, de 1991 a 2003, concluíram que os idosos em estado mental e físico precário tiveram um aumento do risco do uso crônico de *bzd*.

Morar sozinho foi a variável correlata ao declínio do uso crônico de *bzds* sugerindo que fatores sociais sejam determinantes do uso crônico desses medicamentos.

Estudo multicêntrico realizado em Quebec[8], avaliando fatores associados ao uso crônico de *bzd*, em mulheres e homens idosos, com dados colhidos a partir de 1998 em 1.701 sujeitos e analisados em análise multivariada por regressão logística, concluiu que não havia nenhuma diferença entre os sexos.

John U.; Baumeister e cols.[9], em estudo realizado na Alemanha (2007) abordando o uso de sedativos, hipnóticos, ansiolíticos e opióides e a co-ocorrência com tabagismo e álcool numa amostra comunitária, mostraram que os sujeitos idosos apresentaram uma tendência menor ao uso concomitante dessas substâncias comparados a sujeitos mais jovens (20 a 39 anos).

Hausken e cols.[10] estudaram o uso de psicotrópicos entre pessoas com sintomas de sofrimento mental na Noruega (2007) e concluíram que, de um total de 14.139 mulheres e 11.665 homens estudados entre 2000 e 2001, das mulheres, 21% eram adultas e 30% idosas; dos homens:15% adultos e 15% idosos. Entre os sujeitos com sofrimento mental, a não-participação no mercado de trabalho e o uso crônico de analgésicos foram fatores associados ao uso de psicotrópicos em ambos os sexos.

Ansseau e cols.[11] estudaram, por intermédio do estudo denominado GADIS II, as correlações entre transtorno de ansiedade generalizada e depressão maior no atendimento primário a adultos, em 2008, na Bélgica.

Na fase I do estudo – GADIS I – foram avaliados 15.399 pacientes belgas atendidos pela rede primária revelando uma alta correlação entre TAG (Transtorno de Ansiedade Generalizado) e sintomas de depressão maior com importantes diferenças regionais.

Ao replicar o estudo confirmou-se a alta prevalência de TAG e Depressão Maior associado com: morar sozinho, baixo nível de escolaridade e exclusão do Mercado de Trabalho. Controlando as variáveis socioeconômicas houve uma diminuição das diferenças regionais.

Em estudo transversal japonês, coordenado por Nomura e cols.[12], avaliando 4.239 sujeitos idosos, divididos em dois grupos: um composto por usuários de *bzd* com até dois meses, e o outro, por usuários com mais de 3 meses, observou-se que os mais idosos foram os que tiveram o uso prolongado.

Cook e cols.[13], estudando as perspectivas do uso prolongado de *bzd* em idosos, acompanharam 50 pacientes de 61 a 95 anos e observaram que havia uma grande relutância dos usuários crônicos em diminuir ou interromper o uso inadequado da medicação.

Estudo realizado em Ontário, Canadá, por Bell e cols.[14], observou 405.128 idosos hospitalizados, cobrindo uma população de 1.4 milhões de idosos (acima de 66 anos). Receberam *bzds* 12.484 pacientes, sendo que 6.136 foram identificados como novos usuários crônicos, concluindo-se que nova prescrição de *bzd* após hospitalização ocorre freqüentemente em idosos e pode resultar em uso crônico.

Fagnoni e cols.[15] estudando o impacto da hospitalização na prescrição de ansiolíticos e hipnóticos concluíram que a hospitalização apareceu como significante fator no uso prolongado destes medicamentos.

Lecrubier[16], estudando o subdiagnóstico e o tratamento inadequado de pacientes com distúrbio do humor e ansiedade, com dados obtidos a partir de três estudos europeus, observou que, de 26.422 pacientes adultos atendidos pela rede primária de saúde de 14 países, acrescidos de 2.400 pacientes atendidos pela rede primária da França, 13,7% e 14,0% apresentaram, respectivamente, prevalência de depressão maior

Desses casos, 54% e 58%, respectivamente, deles foram reconhecidos como casos psiquiátricos pelo clínico, e somente 15% a 26% foram diagnosticados como depressivos de fato, e a maior parte desses foi submetida a tratamento inadequado.

Estudo realizado na Holanda, por Rijswijk e cols.[17], publicado na revista international *Journal of Clinical Pharmacology Therapy*, em 2007, abordou o tratamento de problemas de saúde mental na prática da clínica geral com foco na prescrição de psicotrópicos e outros tratamentos. De 1.756 casos examinados, os clínicos diagnosticaram 13,2% dos casos e trataram de 86% deles; 50% dos pacientes que tiveram diagnóstico psiquiátrico receberam psicotrópicos. Quase todos os pacientes com distúrbio do sono receberam prescrição de benzodiazepinas. A conclusão deste estudo foi que a maioria dos portadores de distúrbios mentais foi tratada no nível de cuidados primários, e a maioria desses recebeu prescrição de antidepressivos e benzodiazepinas.

Wagner e cols.[18], em estudo realizado pela Universidade de Harvard e publicado em 2007, avaliaram o efeito da ação reguladora das autoridades de saúde de Nova York na prescrição de benzodiazepinas e a incidência de fraturas. O objetivo do estudo foi avaliar se, com a diminuição da prescrição de *bzd*, estimulada por política de saúde pública a partir de 1989, houve diminuição da incidência de fraturas de quadril.

Foram avaliados 51.529 sujeitos de Nova York e 42.029 de New Jersey, avaliação esta que detectou a diminuição pela metade do número de prescrições de *bzd* em New York contra o número estável de prescrições em New Jersey, não sendo observadas diferenças entre as taxas de fratura de quadril entre os dois grupos, concluindo-se que a política de limitação da dispensação de *bzd* em New York não diminuiu o número de fraturas.

Estudo conduzido na França por Lapine e Gasquet[19] avaliou o uso de psicofármacos na França, com foco nas mudanças observadas nos últimos 20 anos, comparando-as aos países europeus com dados do estudo ESEMED (European Study of Epidemiology of Mental Disorders) e concluiu que o uso de hipnóticos naquele país diminuiu, enquanto o uso de ansiolíticos e neurolépticos se manteve estável; em contraparte, o uso de antidepressivos aumentou. A idade, presença de transtornos psiquiátricos e distúrbios neurológicos foram fortemente associados ao uso de *bzds*. Fatores fortemente associados com o uso de antidepressivos foram idade, sexo feminino e transtornos psiquiátricos.

Haw e Strubs[20] publicaram, em 2007, o estudo denominado "Benzodiazepines: a necessary evil?" no *Journal of Psycopharmacology*. Conduzido no Reino Unido, este estudo avaliou o uso de benzodiazepínicos por especialistas do Hospital Psiquiátrico do Reino Unido, UK Psychiatric Hospital, através de entrevistas estruturadas.

De 412 pacientes atendidos, 77 (18,7%) receberam 90 prescrições de bzds, sendo que a maioria foi prescrita para ansiedade (50%), agressão (25,6%), e agitação em 14,4%. A maioria dos casos de uso crônico foi de pacientes com uso prévio, e, destes, 94,4% eram fora das recomendações normativas.

A prática clínica desses especialistas apontou para uma necessidade de maior flexibilidade e menos rigor para o uso de bzds, e muitos psiquiatras reportaram uma relação favorável risco/benefício para os *bzd* em determinados pacientes de difícil manejo.

Em artigo publicado pelo *Journal of Affective Disorders*, Verger e cols. (2007) estudaram os determinantes da identificação precoce de ideação suicida em pacientes adultos tratados com antidepressivos ou ansiolíticos na prática geral e, através de análise multivariada por regressão logística, observaram que a porcentagem de casos de risco de suicídio indetectável era alta, e que o treinamento em educação médica continuada dos profissionais da rede primária aumentou a taxa de detecção dos casos de risco de suicídio.

Fernandez e cols.[21] avaliaram a adequação do tratamento de depressão e ansiedade entre atendimentos médicos de atenção primária e o de serviço especializado na Espanha, concluindo que somente 1/3 dos casos obedeciam a critérios adequados de tratamento.

Estudo conduzido por Pearson e cols.[22], do Departamento de Cuidados Preventivos e Ambulatoriais da Universidade de Harvard, avaliou a disparidade entre a dispensação de *bzds* e o acesso dos pacientes a esses medicamentos. Usando análise multivariada por regressão logística, foram incluídos sujeitos a partir de 18 anos, n =124.867, acompanhados em 3 etapas: 1ª: 12 meses antes; 2ª: 24 meses depois, e 3ª: 7 anos depois do início do programa. A conclusão do estudo aponta para uma redução do uso inadequado de *bzds* desde o início do programa, especialmente em comunidades negras.

Van Hulten e cols.[23], em estudo holandês – "Início de uso de bzds e melhora da qualidade de vida" –, em que foram aplicadas escalas de qualidade de vida a usuários iniciais de *bzds* com doses e tempo de duração baixos, apontou melhora da qualidade de vida no período da investigação.

Estudo conduzido por Flint[24], Universidade de Toronto, em 2005, avaliou idosos com diagnóstico de TAG, em estudo caso-controle, randomizados tratados com: 1 - antidepressivos; 2 - benzodiazepinas (*bzds*); 3 - buspirona.

Medicação antidepressiva foi o tratamento de escolha na maioria dos idosos com TAG.

Quando a ansiedade generalizada foi secundária a um episódio de depressão maior, a seleção de antidepressivos segue o mesmo critério usado no tratamento de depressão não ansiosa. Os antidepressivos mostraram-se efetivos para os casos de TAG sem sintomas de depressão maior. Nesta situação, citalopran e venlafaxina foram considerados igualmente eficazes no tratamento de TAG em idosos.

Os autores sugerem que dados de estudos de outras faixas etárias indicam que o escitalopran, a paroxetina e a trazodona possam ser benéficos no tratamento do TAG em idosos. Quando o tratamento foi iniciado com *bdzs*, lorazepan e oxazepan foram os medicamentos sugeridos. A buspirona também foi citada pelo estudo como eficaz nos casos de TAG em idosos.

O uso das propriedades ansiolíticas de anti-hipertensivos, como a clonidina, foi estudado por Hidalgo e cols.[25] em pacientes submetidas à histerectomia, com bons resultados pós-operatórios.

Estudo conduzido na Alemanha por Boerner[26] apontou para a prevalência de 10% para os transtornos de ansiedade em idosos, indicando a importância de se reconhecer esses casos em psiquiatria.

O autor sugere que a CID10 e o DSMIV não sejam instrumentos suficientes para diagnosticar adequadamente os casos de ansiedade em idosos e aponta para a efetividade da intervenção do tratamento farmacológico e psicoterápico para esses casos.

Mancuso e cols.[27], em revisão publicada em 2004 na revista *Pharmacotherapy*, abordaram as reações paradoxais das benzodiazepinas. Com prevalência de 1%, as chamadas idiossincrasias são caracterizadas pelo surgimento de aumento da atividade verbal, instabilidade emocional, excitação e movimentação excessiva.

Estudo publicado na revista *Psychopharmacology* em 2005, por Pomara e cols.[28], mostrou que o uso de diazepan, de forma aguda, diminuiu os níveis séricos de cortisol através da diminuição da ativação do eixo hipotálamo-hipófise-adrenal, especialmente em sujeitos submetidos a intenso estresse. Entretanto, o uso crônico de diazepan e o nível de cortisol haviam sido pouco estudados até então. Resultados iniciais mostravam aparente efeito de tolerância nos usuários crônicos, o que poderia interferir na manutenção desses níveis previamente diminuídos de cortisol. Este efeito pareceu ser mais freqüente em idosos.

Finalmente, estudo conduzido pelos pesquisadores australianos Barker e cols.[29], intitulado "Efeitos cognitivos do uso por longo tempo de benzodiazepinas", teve como objetivo a integração dos achados dos estudos que abordavam este tema para interpretar os resultados conflitantes, assim como avaliar adequadamente a variedade da metodologia empregada.

Um total de 13 estudos foram avaliados, e 12 domínios cognitivos foram verificados através de testagem neuropsicológica. Tamanho do efeito foi avaliado em separado para cada um dos doze domínios. O número médio de usuários estudado foi de 33,5, contra o controle de 27,9. A presença de transtorno cognitivo ou mental prévio não foi citada pelo estudo.

O tempo de duração do uso de *bzds* variou de 1 a 34 anos. Os usuários de longo tempo apresentaram declínio cognitivo em todos os domínios estudados, no entanto, os autores apontaram várias limitações, como o pequeno número de estudos sugerindo que seja necessário um número maior de estudos, com desenho bem delineado, controlados por domínios cognitivos específicos, de forma que possam gerar dados comparáveis em meta-análise.

Os autores ainda sugerem que a incorporação dessas informações, num estudo de meta-análise maior, permitiria um melhor exame estatístico dos dados e dos efeitos das muitas varáveis envolvidas, com o objetivo de gerar informação e prescrição responsáveis com respeito a essas medicações.

Dentre os benzodiazepínicos disponíveis no Brasil, encontram-se aproximadamente 87 apresentações comerciais.

Propriedades farmacocinéticas dos principais hipnóticos e ansiolíticos benzodiazepínicos e não-benzodiazepínicos

Fármaco	Ligação a proteínas (%)	Meia-vida (h)	Principais metabolitos ativos (meia-vida em h)	Pico de concentração plasmática após dose oral (h)
Meia-vida longa				
Clordiazepóxido	96	5 a 30	Desmetilclordiazepóxido (18)	0,5 a 4
			Demoxepam (14 a 95)	
			Desmetildiazepam (40 a 120)	
			Oxazepam (5 a 15)	
Clorazepato	95 a 98	—	Desmetildiazepam (40 a 120)	0,5 a 2
			Oxazepam (5 a 15)	
Diazepam	98	20 a 80	Desmetildiazepam (40 a 120)	1 a 2
			Temazepam (8 a 15)	
			Oxazepam (5 a 15)	
Flurazepam	97	2,3	Desalquiflurazapam (40 a 120)	0,5 a 1
			/V-1-hidroxietilflurazepam (2 a 4)	
Prazepam	o^ -i fio	—	Desmetildiazepam (40 a 120)	2,5 a 6
			Oxazepam (5 a 15)	

Meia-vida curta a intermediária

Fármaco	Ligação a proteínas (%)	Meia-vida (h)	Principais metabolitos ativos (meia-vida em h)	Pico de concentração plasmática após dose oral (h)
Alprazolam	80	11 (6,3 a 26,9)	Nenhum	1 a 2
Bromazepam	70	20 a 32	Nenhum	1 a 4
Clonazepam	85	18 a 50	Nenhum	1 a 2
Estazolam	93	10 a 24	Nenhum	2 (0,5 a 6)
Lorazepam	85	10 a 20	Nenhum	1 a 6
Midazolam	97	2,5 (1 a 5)	1-hidroximetilmidazolam (1 a 5) 4-hidroximidazolam (1 a 5)	0,33 a 1
Nitrazepam	87	30 (18 a 57)	Nenhum	2 a 3
Oxazepam	97	5 a 15	Nenhum	1 a 4
Temazepam	96	8 a 15	Nenhum	1 a 2
Triazolam	89	1,5 a 5,5	Nenhum	Até 2
Zolpidem	92	1,5 a 2,4	Nenhum	0,8
Zopiclone	45 a 80	3,5 a 6,5	(S)-desmetilzopiclone	1,5
Eszopiclone	52 a 59	6	(S)-N-desmetilzopiclone	1 a 1,5

Baseada em dados da Farmacopéia Americana, USP DI (1999).

Tabelas anteriores e quadro abaixo replicados do capítulo: Hipnóticos e ansiolíticos, por Gorenstein C. e Pompéia S., da obra *Psiquiatria Básica*, de Mário R Louzã Neto e Hélio Elkis, Artmed, 2007.

Principais benzodiazepínicos e hipnóticos não-1 benzodiazepínicos comercializados no Brasil

Alprazolam	Frontal
Bromazepam	Somalium, Lexotam, Bromazepam
Buspirona	Buspar, Buspanil
Clonazepam	Rivotril
Clordiazepoxido	Tensil, Limbritol, Psicosedin
Diazepam	Diazepam, Dienpax, Valium
Estazolam	Noctal
Flurazepam	Dalmadorm
Flunitrazepam	Rohypnol
Hidrato de cloral	Hidrato de cloral
Lorazepam	Lorax, Loriurn, Mesmerin
Midazolam	Dormonid
Nitrazepam	Nitrazepam, Sonebon
Triazolam	Halcion
Zolpidem	Stilnox, Lioram
Zopiclone	Imovane
Oxazolan	Olcadil

Referências

1. Nagaratnam N, Ip J, Bou Haidar P. The vestibular dysfunction and anxiety disorders interface: a descriptive study with special reference to the elderly. Arch Gerontol Geriatric. 2005, may-jun. 40(3):253-64. Epub 2004 Dec 7.

2. Bocquier A, Bezzou K, Nauleau S, Verger P. Dispensing of anxiolytics and hipnotics in southearsten France: demographic factors and determinants of geographic variations. Fundam Clin Pharmacol. 2008 jun. 22(3):323-33.

3. Sandor K. Relationship between suicide and antidepressant consumption in an erderly, Hungary between 1999 and 2005. Psuchiatr Hung. 2007;22(60):430-42.

4. Johnson S, Dwyer A. Patient perceived barriers to treatment of depression and anxiety in hemodialysis patients. Clin Nephrol. 2008, mar;69(3):201-6.

5. Vestergaard P, Rejnmark L, Mosekilde L. Anxiolytics and sedatives and risk of fractures: effects of half-life. Calcif Tissue Int 2008, jan. 82(1):34-43 Epub 2008 Jan4.

6. Benitez CI, Smith K, Vasile RG, Rende R, Edelen MO, Keller MB. Use of benzodiazepines and selective serotonine reuptake inhibitors in middled aged and older adults with anxiety disorders: a longitudinal and prospective study. Am J Geriatr Psychiatriy. 2008, jan. 16(1):5-13.

7. Luijendijk HJ, Tiemeier H, Hofman A, Heeringa J, Stricker BH. Determinants of chronic benzodiazepine use in the elderly: a longitudinal study. Br J Clin Pharmacol. 2008, apr. 65(4):593-9. Epub2007 Dec17.

8. Fortin D, Pracville M, Ducharme C, Habert R, Trottier L, Gragoire JP, Allard J, Bacrard A. Factors associated with long-term benzodiazepine use among elderly women and men in Quebec, J Woemen Aging. 2007;19(3-4):37-52.

9. John U, Baumeister SE, Vaplske H, Meyer C, Ulbricht S, Alte D. Sedative, hypnotic, anxiolytic and opioid medicament use and its co-ocurrence with tobacco smoking and alcohol risk drinking in a comunity sample. BMC Public Health. 2007 nov. 20;7:337.

10. Hausken AM, Skurtveit S, Rosvolt EO, Bramness JG, Furu K. Psychotropic drug use among persons with mental distress symptoms:a populational-based study in Norway. Scand J Public Health. 2007;35(4):356-64.

11. Ansseau M, Fischler B, Dierick M, Albert A, Leyman S, Mignon A. Socioeconomic correlates of generalized anxiety disorders and major depression in primary care: the GADIS II study (generalized anxiety disorders and depression impact Survey II). Depress Anxiety. 2008;25(6):506-13.

12. Nomura K, Nakao M, Sato M, Yano E. The long-term prescription of benzodiazepines, psychotropics agents, to the elderly at a university hospital in Japan. Tohoku J Exp Med. 2007, july;212(3):239-46.

13. Cook JM, Biyanova T, Masci C, Coyne JC. Older patient perspectives on long-term anxiolytic benzodiazepine use and discontinuation:a qualitative study. Jgen Intern Med. 2007, aug; 22(8):1094-100. Epub 2007 May 10.

14. Bell CM, Fischer HD, Gill SS, Zagorski B, Sykora K et al. Initiation of benzodiazepines in eldrely after hospitalization. J Gen Intern Med. 2007, july;22(7):1024-9. Epub 2007 Apr 24.

15. Fagnnoni P, Limat S, Haffen E, Henon T, Jaquet M et al. Does hospitalization affect hypnotics and anxiolyti drug prescribing? Pharm World Sci. 2007, dec.;29(6):611-8.Epub 2007 Mar 17.

16. Lecrubier Y. Widespread underrecognition and undertreatment of anxiety and mood disorders: results from 3 European studies. J Clin Psychiatry. 2007;68 Suppl 2:36-41.

17. Van Rijwijk E, Borghuis M, Van De Linsdonk E, Zitman F, Van Weel C. Treatment of mental health problems in general practice: a survey of psychotropics prescribed and treatments provided. Int J Clin Pharmacol Ther. 2007, jan.;45(1):23-9.

18. Wagner AK, Ross-Degnan D, Gurwitz JH, Zhang F, Gilden DB, Cosler L, Soumeral SB. Effect of New York State regulatory action on benzodiazepine prescribing and hip frature rates. Ann Intrn Med. 2007, sep. 4;147(5):347-8; author reply 348.

19. Lapine JP, Gaquet I. Psychotropic drugs in France:changes over time and comparison with other European countries. Bull Acad Natl Med. 2006, jun.;190(6):1139-44; discussion1144-5.

20. Haw C, Stubbs J. Benzodiazepines a necesry evil? A survey of prescribing at a specialist UK Psychiatric Hospital. J Psychopharmacol. 2007, aug.;21(6):645-9. Epub 2006 Nov 8.

21. Fernandez A, Haro JM, Codony M, Vilagut G, Martinez Allonso M et al. Treatment adequacy of anxiety and depressive disorders:primary versus specialised care in Spain. J Affect Disord. 2006, nov.;96(1-2):9-20. Epub 2006 Jun 21.

22. Pearson SA, Soumerai S, Mah C et al. Racial disparities in acces after regulatory survellance of benzodiazepines. Arch Intern Med. 2006, mar. 13;166(5):572-9

23. Stufken R, Van Hulten RP et al. The impact of hospitalization on the initiation and long term use of benzodiazepines. Eur J Clin Pharmacol. 2005, jun;61(4):291-5 Epurb 2005 May 14.

24. Flint AJ. Generalized anxiety disorder in elderly patients:epidemiology, diagnosis and treatment options. Drugs Aging. 2005;22(2):101-14.

25. Hidalgo MP, Auzani JA, Rumpel LC, Moreira NL Jr, Cursino AW, Caumo W. The clinical effect of small oral clonidine doses on perioperative outcome in patients undergoing abdominal hysterctomy. Anesth Analg. 2005, mar.;100(3):795-802.

26. Boerner RJ. Anxiety in elderly people, epidemiology, diagnostic features and therapeutic options. Fortschr Neurol Psychiatr. 2004 ct;72(10):564-73.

28. Pomara N, Willoughby LM, Sidtis JJ, Cooper TB, Greenblatt DJ. Cortisol response to diazepan: its relationship to age, dose, duration of treatment and presence of generalized anxiety disorders. Psycopharmacology. 2005, feb;178(1):1-8.Epub 2004 Aug 27.

29. Barker MJ, Greenwood KM, Jackson M, Crowe SF. Cognitive effects of long term benzodiazepine use: a meta-analysis. CNS Drugs. 2004;18(1):37-48.

PSICOFARMACOLOGIA GERIÁTRICA
11

Uso de Hipnóticos no Manejo dos Transtornos do Sono em Idosos

Orestes V. Forlenza

Introdução

Os distúrbios do sono são bastante prevalentes na população geral, e assume características particulares no idoso. A exemplo do que ocorre com outras funções neuropsíquicas, tais como a memória e o humor, o padrão de sono também se modifica no envelhecimento normal. Estima-se que até 50% dos idosos apresentem alguma queixa sobre o sono (Kamel e Gammack, 2006). Em relação a indivíduos mais jovens, ou mesmo em relação ao padrão observado pelo mesmo indivíduo em idades anteriores, observa-se, em geral, redução da profundidade e da duração total do sono. Embora os ciclos de sono REM* não sejam afetados no envelhecimento normal, o traçado eletrencefalográfico do sono de idosos saudáveis pode revelar redução da amplitude, diminuição das ondas lentas de sono e aumento da freqüência de despertar. Por esta razão, os idosos despertam mais facilmente em decorrência de estímulos ambientais, tais como ruídos ou variações da temperatura (Neylan et al., 1995). É importante ressaltar que, em idosos saudáveis, essas modificações não devem comprometer a eficácia do sono nem a sua capacidade de restaurar a energia e a disposição para o exercício de atividades funcionais diurnas.

---

* Fase do sono caracterizada pelos movimentos oculares rápidos (do inglês: *rapid eye movement*).

Se, por um lado, os casos de insônia aguda ou transitória são freqüentes em adultos jovens, alterações persistentes do sono aumentam em freqüência na terceira idade (Reynolds *et al.*, 1995) (tabela 1). Isto tende a ser ainda mais importante entre idosos institucionalizados (Souza *et al.*, 2002). O aumento da prevalência de transtornos crônicos do sono em idosos pode ser, em parte, explicado pela ocorrência de comorbidades clínicas e psiquiátricas, bem como pelo uso de múltiplos medicamentos. Condições dolorosas, distúrbios da micção e limitações cardiorrespiratórias figuram entre as condições clínicas que mais interferem com o sono; entre os distúrbios neuropsíquicos, devem ser destacados os transtornos do humor e as demências.

Tabela 1. Tipos de insônia e respectivos fatores etiológicos

Classificação da insônia	Duração da queixa	Causa provável
Ocasional	Inferior a 1 semana	Estresse agudo (pontual, reversível) Causas ambientais (ex.: ruído, luz, hospitalização) Mudança de fuso horário (*jet-leg*) ou turno de trabalho
Transitória	1 a 3 semanas	Estresse situacional persistente (ex: problemas agudos no trabalho ou com a família) Doenças físicas causando dor ou desconforto
Crônica	Superior a 3 semanas	Insônias primárias Outros transtornos do sono (apnéia do sono, mioclonias, pernas inquietas, etc.) Transtornos psiquiátricos (depressão maior, ansiedade generalizada, pânico, estresse pós-traumático, etc.) Abuso e dependência de álcool ou drogas Alterações psicofisiológicas associadas à idade

Principais causas de comprometimento do sono em idosos

Fatores psicológicos e sociais influenciam o padrão de sono em idosos. Por exemplo, a aposentadoria elimina a poderosa influência das rotinas de trabalho sobre os ritmos circadianos. A redução das obrigações físicas e intelectuais, ao lado da perda de uma programação diária estruturada, facilita a aquisição de hábitos e comportamentos nocivos ao sono. Alterações transitórias do sono em idosos podem ocorrer em resposta a situações emocionalmente adversas, tais como o luto, a aposentadoria compulsória, a constatação de problemas de saúde ou dificuldades afetando pessoas amadas, e outras perdas que são freqüentes nessa fase da vida. Nesses casos, os distúrbios do sono são em geral mediados por estados de ansiedade ou alterações do humor. O luto pela perda do cônjuge associa-se a alterações da arquitetura do sono, tais como diminuição de sono lento e aumento da atividade REM fásica, mesmo na ausência de depressão; no luto complicado por depressão, as alterações são mais exuberantes e, muitas vezes, indistinguíveis daquelas observadas na depressão maior (Pasternak *et al.*, 1992). Estudos direcionados à avaliação do papel dos fatores sociais no equilíbrio psíquico do idoso revelam que a perda do suporte e da estabilidade social associa-se não apenas à depressão, mas também a uma pior qualidade de sono (Murphy *et al.*, 1982).

Nos transtornos depressivos, as alterações do sono podem, portanto, ser reativas a fatores de estresse psicossocial, tais como eventos vitais e adversidades persistentes, mas também podem decorrer de alterações dos ritmos circadianos, pertinentes à fisiopatologia da depressão. Em um episódio depressivo maior, pode ocorrer importante perturbação da arquitetura do sono, com redução do sono lento e da latência REM, aumento da atividade REM na primeira metade da noite e distúrbio da continuidade do sono (Kupfer & Reynolds, 1992). Os sintomas resultantes dessas anormalidades são bastante característicos na depressão maior do tipo melancólica: insônia terminal, com variação circadiana do humor e piora matinal. O tratamento adequado do transtorno depressivo proporciona, em geral, o restabelecimento integral dos padrões normais de sono. Contudo, o uso de hipnóticos pode ser necessário, muitas vezes, durante a fase aguda do tratamento.

Alterações do sono e dos ritmos circadianos são bastante comuns em pacientes com demência. Na doença de Alzheimer, distúrbios do ciclo sono-vigília ocorrem invariavelmente nas fases mais avançadas da demência. Além da insônia propriamente dita, observam-se alterações do comportamento psicomotor, tais como perambulação ou agitação noturna, além do fenômeno crepuscular, caracterizado pela obnubilação ao entardecer. Essas perturbações são decorrentes da degeneração de determinadas estruturas do tronco cerebral, acometendo vias neurais envolvidas na regulação da vigília. Nos casos de depressão e de demência, alterações do sono REM correlacionam-se com um pior prognóstico, incluindo maior taxa de mortalidade (Neylan et al., 1995).

Alguns transtornos primários do sono são freqüentes entre idosos (Souza et al., 2002). Alterações da dinâmica respiratória são identificáveis em 24% dos idosos vivendo na comunidade e 42% dos idosos institucionalizados. Nestes indivíduos, a apnéia obstrutiva do sono é a condição clínica mais prevalente (Ancoli-Israel et al., 1991). Movimentos periódicos das pernas são comuns durante o sono de idosos normais; embora possam causar breves interrupções do sono, seu significado clínico é incerto. Menos freqüentemente, a síndrome das pernas inquietas é causa de desconforto importante, estando associada à fragmentação do sono e à insônia inicial.

O maior número de queixas relacionadas ao ciclo sono-vigília em idosos é também conseqüência da maior prevalência de doenças clínicas na terceira idade. Entre as condições clínicas que mais freqüentemente interferem com o sono podemos citar a insuficiência cardíaca congestiva, as doenças pulmonares crônicas, a osteoartrite, o refluxo gastroesofágico e o diabetes mellitus. Doenças que cursam com dor invariavelmente interferem com a qualidade do sono, assim como aquelas que provocam desconforto físico, tais como dispnéia, incontinência esfincteriana ou urgência de eliminação miccional e fecal. Ainda, muitos dos medicamentos utilizados para o tratamento dessas doenças (diuréticos, anti-hipertensores, teofilina, levodopa, corticóides, etc.) podem interferir direta ou indiretamente no padrão de sono.

Estados psíquicos alterados e transtornos mentais também podem comprometer profundamente o sono, seja na sua indução (sobretudo estados ansiosos) como também na manutenção (transtornos depressivos, transtorno do estresse pós-traumático, esquizofrenia). Além disso, são inúmeras as possibilidades de interferência no padrão de sono que muitos psicofármacos conferem. Drogas de ação sedativa, tais como fenotiazinas e antidepressivos cíclicos, podem, paradoxalmente, comprometer o sono noturno, por provocarem sonolência diurna; medicamentos de perfil ativador, como, por exemplo, as anfetaminas, a bupropiona e os inibidores da recaptura da noradrenalina, podem provocar insônia, sobretudo se administrados à noite. Além disso, o uso crônico de benzodiazepínicos e outros hipnóticos pode comprometer a arquitetura do sono, resultando em prejuízos significativos e duradouros.

Tratamento não-farmacológico dos distúrbios do sono em idosos

O manejo não-farmacológico dos distúrbios do sono é sempre desejável e deve ser o ponto de partida do tratamento. Embora seja mais trabalhoso, tanto para o clínico quanto para o paciente, seus benefícios são mais duradouros e inócuos (Kupfer & Reynolds, 1997). Abordagens educativas e a promoção da higiene do sono visam à regularização do ciclo sono-vigília. Para tanto, deve-se evitar dormir durante o dia, incentivar a prática regular de exercícios físicos aeróbicos e evitar o consumo de substâncias estimulantes ou álcool. Além disso, práticas comportamentais podem modificar a resposta a determinados estímulos. Por exemplo, deve-se evitar permanecer acordado no leito, sugerindo-se que o paciente só permaneça na cama enquanto estiver dormindo ou exercendo atividades íntimas (Kamel e Gammack, 2006).

A restrição de sono é uma estratégia eficaz no médio prazo, embora difícil e frustrante nas primeiras noites. Em linhas gerais, a partir de uma estimativa (individual) do número de horas de sono necessárias para o restabelecimento, define-se um horário, pela manhã, para o paciente despertar e deixar o leito, mesmo que após uma noite mal dormida. O paciente é orientado para evitar cochilos durante o dia. Após algum tempo, em função da privação de sono, ocorre diminuição da latência de sono e aumento da sua eficiência durante o período em que o paciente permanece na cama.

Tratamento farmacológico

O tratamento medicamentoso dos distúrbios do sono em idosos é, sem dúvida, a abordagem mais eficaz no curto prazo. Contudo, o uso prolongado de hipnóticos pode acarretar dificuldades ulteriores. Recomenda-se que o tratamento farmacológico seja sempre acompanhado de medidas não-farmacológicas e de uma cuidadosa orientação quanto aos potenciais efeitos deletérios dos medicamentos (Kupfer & Reynolds, 1997).

Uma porcentagem considerável de idosos consome, regularmente, medicamentos sedativo-hipnóticos. Estatísticas levantadas em diferentes populações mostram que de 10% a 15% dos idosos consomem regularmente algum medicamento para dormir, e que indivíduos com 65 anos ou mais recebem até 40% de todas as prescrições de hipnóticos. O consumo excessivo, muitas vezes desnecessário, de hipnóticos está associado a complicações clínicas e cognitivas. O álcool é também utilizado como sedativo, na ausência de orientação médica, e particularmente na presença de depressão ou ansiedade comórbida. Embora capaz de reduzir a latência de sono, o álcool perturba a arquitetura do sono e leva, rapidamente, ao estado de tolerância, tornando-se ineficaz.

Evidentemente, determinados distúrbios do sono requerem o tratamento específico da causa de base, como, por exemplo, os casos de insônia associada a doenças clínicas ou a transtornos psiquiátricos. Na depressão maior, a insônia terminal deve remitir por completo mediante tratamento antidepressivo bem-sucedido. Na síndrome das pernas inquietas, os melhores resultados são obtidos com o uso de agonistas dopaminérgicos.

Os benzodiazepínicos são as substâncias mais utilizadas no tratamento medicamentoso da insônia. Em comparação com os barbitúricos, são drogas mais seguras, particularmente na superdosagem, e com menor risco de induzir convulsões de abstinência. Além disso, não provocam indução de enzimas do citocromo P450. Variáveis farmacocinéticas (particularmente a meia-vida de eliminação) e farmacodinâmicas (magnitude do efeito sobre receptores GABA) distinguem os diferentes representantes desta classe (tabela 2). Como regra geral, benzodiazepínicos de meia-vida longa (maior que 20 horas), tais como clonazepam e diazepam, ou intermediária (6 a 20 horas), tais como alprazolam, bromazepam e nitrazepam, podem provocar maiores efeitos sedativos diurnos e maior comprometimento cognitivo-motor, principalmente aqueles capazes de originar metabólitos ativos. Porém, podem ser úteis no tratamento da insônia terminal ou intermediária, além de comportarem também efeitos ansiolíticos. Os benzodiazepínicos de meia-vida ultracurta (até 6 horas), tais como midazolam e triazolam, com início rápido de ação, são os medicamentos mais efetivos no tratamento da insônia aguda ou situacional e não causam efeitos residuais importantes no dia seguinte. Embora sejam mais potentes como indutores de sono, podem provocar insônia-rebote ou sintomas de abstinência após poucas tomadas. Além disso, têm maior propensão à tolerância após múltiplas doses, exigindo o aumento progressivo da dosagem e podendo levar, por conseguinte, à dependência química.

O uso de benzodiazepínicos para o tratamento da insônia em idosos deve ser feito com cautela, uma vez que o volume de distribuição e a taxa de metabolização dessas drogas modificam-se com o avançar da idade. Como regra geral, deve-se ter como objetivo principal o tratamento da causa de base da insônia. Quando necessários, os hipnóticos de meia-vida curta devem ser prescritos sem associações com outras drogas sedativas. O uso prolongado de benzodiazepínicos em idosos pode acarretar alterações cognitivas, motoras e comportamentais. No primeiro caso, podem ocorrer distúrbios da atenção e da memória, com prejuízo da aquisição de novas informações (amnésia anterógrada) e dificuldade de evocação. Efeitos sobre as funções motoras (principalmente da coordenação e da marcha) podem aumentar o risco de quedas e fraturas, principalmente noturnas ou matinais. Quanto aos efeitos adversos comportamentais, estes podem decorrer da sedação diurna excessiva, gerando quadros confusionais, da exacerbação de sintomas depressivos, ou ainda de reações paradoxais, com agitação psicomotora e desinibição. Embora raras, estas últimas podem ser bastante dramáticas.

Os antidepressivos cíclicos (amitriptilina, nortriptilina, imipramina, clomipramina, mianserina) são indicados para o tratamento da insônia crônica ou associada à depressão. Suas propriedades analgésicas podem ser levadas em conta na indicação do tratamento medicamentoso da insônia associada aos quadros de dor crônica. Todavia, os efeitos colaterais decorrentes da ação anticolinérgica (constipação, retardo miccional, comprometimento cognitivo) e do bloqueio alfa-adrenérgico periférico (hipotensão postural) podem ser limitantes ao seu uso em idosos. Outros antidepressivos, como a mirtazapina e a trazodona, podem ser úteis por suas propriedades sedativas, apresentando maior margem de segurança em relação aos antidepressivos tricíclicos e tetracíclicos.

Os neurolépticos sedativos, de baixa potência dopaminérgica, também têm sido empregados no tratamento da insônia de várias naturezas. Representam esta classe as fenotiazinas (clorpromazina, levomepromazina, periciazina, tioridazina). Em geral, são drogas com margem de segurança relativamente boa, porém, podem, mesmo em baixas doses, induzir efeitos colaterais importantes. Assim como ocorre com os antidepressivos cíclicos, essas substâncias também têm alta afinidade por receptores muscarínicos e alfa-adrenérgicos, estando, portanto, associados efeitos adversos importantes sobre o aparelho digestivo e cardiovascular. Além disso, pelo bloqueio de receptores dopaminérgicos, o risco de indução de parkinsonismo não deve ser negligenciado. Nesse sentido, os antipsicóticos atípicos (quetiapina, olanzapina) podem representar uma opção mais segura, em que pesem as advertências sobre o aumento de incidência de eventos vasculares com o emprego destes fármacos.

Os fármacos com propriedades anti-histamínicas não devem ser indicados para o tratamento da insônia em idosos. Embora possam ser eficazes, no curto prazo, no combate à insônia inicial, por serem capazes de reduzir a latência de sono, seu uso prolongado resulta em aumento do número de despertares noturnos. Além disso, mesmo em doses baixas podem provocar comprometimento cognitivo-motor diurno, além de aumentar o risco de *delirium*.

Os hipnóticos não-benzodiazepínicos são uma alternativa interessante para o manejo farmacológico dos transtornos do sono em idosos. Entre eles, destacam-se os derivados imidazopiridínicos (zolpidem), as ciclopirrolonas (zopiclone) e os pirazolopirimidínicos (zaleplon). Esses agentes ligam-se seletivamente ao receptor de $GABA_A$ (zopiclone) ou às subunidades do complexo do receptor de $GABA_A$ (zaleplon e zolpidem). Dessa ação farmacodinâmica advêm suas propriedades hipnóticas, sendo destituídos de efeitos anticonvulsivantes, ansiolíticos ou miorrelaxantes. Além disso, são rapidamente absorvidos (com pico de concentração plasmática em torno de 2 horas), não se acumulam (em função da alta taxa de ligação a proteínas plasmáticas), e têm meia-vida de eliminação curta (de 1 a 5 horas), estando, portanto, desprovidos de efeitos sedativos diurnos ou prejuízo sobre a memória. As diferenças entre os representantes dessa classe são menores, destacando-se o fato de que o zaleplon é metabolizado independentemente das enzimas do citocromo P450 (Dolder *et al.*, 2007).

As substâncias desta classe apresentam baixo potencial para insônia rebote e mínimos efeitos residuais no dia seguinte. Quando utilizados adequadamente, o potencial de tolerância é baixo, sendo, portanto, incomum o aparecimento de sintomas de abstinência (Hajak & Rodenbeck 1996, Greenblatt *et al.*, 1998). Além disso, a ausência de efeitos miorrelaxantes torna os compostos dessa classe particularmente interessantes no manejo da apnéia de sono, uma vez que não provocam relaxamento das vias aéreas superiores. A eficácia e a segurança do zolpidem foram avaliadas em 205 pacientes idosos por meio de estudo duplo-cego (Walsh *et al.*, 2008); tanto nas medidas de auto-avaliação, como nos parâmetros objetivos (incluindo polissonografia), os resultados apontaram para uma superioridade do hipnótico em relação ao placebo, tanto na indução como na manutenção do sono. Em outro estudo, o potencial de induzir efeitos colaterais sobre a atividade psicomotora e cognitiva mostrou-se significativamente menor com o zolpidem do que com o flurazepam (Hindmarch *et al.*, 2006). Em suma, os fármacos desta classe são drogas eficazes e seguras para o tratamento dos transtornos do sono em idosos, tanto na abordagem dos distúrbios primários do sono, como também como adjuvantes no manejo de alterações secundárias.

O agonista seletivo de receptores de melatonina ramelteon (não disponível no Brasil, mas aprovado pela agência regulatória norte-americana *Food and Drug Administration*, FDA) foi testado por meio de ensaios clínicos para o tratamento da insônia em idosos. Dois estudos controlados foram analisados em revisão sistemática da literatura feita por Reynoldson e colaboradores (2008). Há evidências de que este fármaco, com razoável margem de segurança, foi eficaz na redução da latência de sono nas doses de 8-16mg, em comparação com o placebo, não modificando, contudo, o tempo total de sono. Embora estudos comparativos de eficácia do ramelteon em relação a outros indutores do sono ainda não tenham sido publicados, é de se esperar uma menor eficácia em curto prazo na indução e no aumento do tempo de sono do que os hipnóticos benzodiazepínicos;

porém, são esperadas vantagens do ramelteon em relação ao potencial de abuso, segurança em superdosagem, ocorrência de insônia rebote e efeitos colaterais sobre as funções cognitivas e psicomotoras. Os eventos adversos observados com este fármaco nos estudos controlados foram cefaléia, sonolência diurna, fadiga, náuseas, tonturas e insônia (Reynoldson *et al.*, 2008).

Conclusões

O manejo dos distúrbios do sono em idosos, assim como em outras faixas etárias, deve iniciar-se com o correto diagnóstico do tipo de insônia e da caracterização das condições clínicas e psiquiátricas subjacentes. Desse modo, o tratamento deve ser, sempre que possível, etiológico, ou seja, dirigido à causa de base, como na depressão, nos distúrbios respiratórios sonodependentes, ou nos casos de insônia associada a doenças clínicas. O tratamento farmacológico dos transtornos do sono é eficaz e pode ser conduzido com segurança. O emprego de técnicas comportamentais é sempre aconselhável, proporcionando melhores resultados em longo prazo.

Tabela 2. Propriedades farmacológicas das principais drogas de ação seda hipnótica

Classe:	Fármaco:	Meia-vida ($t_{1/2}$):	Metabólito:	Observações:
Benzodiazepínicos	Midazolam Triazolam	Ultracurta (2-4 horas)	(?)[1]	Risco de tolerância com uso prolongado.
	Lorazepam Oxazepam	Curta (8-12 horas)	(-) (-)	Uso como ansiolítico ou hipnótico.
	Alprazolam Nitrazepam Bromazepam Flunitrazepam Clordiazepóxido	Intermediária (6-20 horas) 20-30 horas	(+)[2] (-) (?)[3] (+)[4] (+)[5]	Menor eficácia hipnótica; Efeitos residuais dos metabólitos ativos; Ação miorrelaxante e sedação diurna (quedas, ataxia).
	Diazepam Clonazepam Clobazam	Longa (20-40 horas)	(+)[6] (?)[7]	Sedação diurna; Efeito sobre a cognição e atividade psicomotora.
Hipnóticos não-benzodiazepínicos	Zopiclone Zolpidem Zaleplon	3,5-6,0 horas 2,0-2,5 horas 1,0 hora	(?)[8] (-) (-)	Ausência de efeitos ansiolíticos; Sem efeitos residuais significativos.
Antidepressivos cíclicos	Amitriptilina Nortriptilina Imipramina Clomipramina Mianserina	20-30 horas 20-96 horas 10-20 horas 18-30 horas 12-29 horas	(+)[9] (-) (+)[10] (+)[11] (+)[12]	Indicados na insônia crônica ou secundária à depressão ou dor; Efeito reparador do sono; Risco de hipotensão ortostática, efeitos anticolinérgicos e arritmogênicos.
Outros antidepressivos	Mirtazapina Trazodona	20-40 horas 3-10 horas	(?)[13] (+)[14]	Sedação diurna. Bom índice terapêutico.
Fenotiazinas	Clomipramina Periciazina Levomepromazina Tioridazina	20-30 horas	(+)[15]	Hipotensão ortostática (quedas); Efeitos anticolinérgicos (constipação); Efeitos extrapiramidais (parkinsonismo) Risco de alargamento do intervalo QT.
Antipsicóticos atípicos	Quetiapina Olanzapina	7-12 horas 21-54 horas	(+)[16] (?)[17]	Boa margem de segurança; atenção para fatores de risco cardiovascular.

(-) ausência de metabólitos ativos; (?) metabólito de ação desconhecida ou irrelevante; (+) metabólito ativo com ação clínica ou farmacologicamente relevante ($t_{1/2}$); [1]hidroxilmidazolam e hidroxiltriazolam (2 horas); [2]hidroxilalprazolam (6 horas); [3]3-hidróxibromazepam; [4]7-aminoflunitrazepam (9-30 horas); [5]desmetilclonazepam (6-20 horas), demoxepam (>20 horas) e nordiazepam (>20 horas); [6]nordiazepam (>20 horas); [7]7-aminoclonazepam; [8]N-oxil-zopiclone; [9]nortriptilina (20-96h); [10]desipramina (12-24h); [11]desmetilclomipramina (>36 horas); [12]demetil-8-hidroximianserina (30h); [13]desmetilmirtazapina; [14]mCPP (4-14 horas); [15]sendo drogas lipofílicas, a duração do efeito pode ser muito superior às meias-vidas plasmáticas da droga-mãe e seus metabólitos; [16]N-desalquilquetiapina (7-12h); [17]N-desmetil e 2-hidroximetilolanzapina.

Referências

1. Ancoli-Israel S, Kripke DF, Klauber MR et al. Sleep disordered breathing in community-dwelling elderly. Sleep 14: 486-495, 1991.
2. Dolder C, Nelson M, McKinsey J. Use of non-benzodiazepine hypnotics in the elderly: are all agents the same? CNS Drugs 21(5):389-405, 2007.
3. Greenblatt DJ, Harmatz JS, Von Moltke LL. Comparative kinetics and dynamics of zaleplon, zolpidem and placebo. Clin Pharmacol Ther 64:653-661, 1998.
4. Hajak G, Rodenbeck A. Clinical management of patients with insomnia: the role of zopiclone. Pharmacoeconomics 10 (Suppl. 1): 29-38, 1996.
5. Hindmarch I, Legangneux E, Stanley N, Emegbo S, Dawson J. A double-blind, placebo-controlled investigation of the residual psychomotor and cognitive effects of zolpidem-MR in healthy elderly volunteers. Br J Clin Pharmacol 62(5):538-45, 2006.
6. Kamel NS, Gammack JK. Insomnia in the elderly: cause, approach, and treatment. Am J Med 119(6):463-9, 2006.
7. Kupfer DJ, Reynolds CF. III. Sleep and affective disorders. In: Paykel ES (ed.) Handbook of affective disorders, 2. ed. London: Churchill Livingstone, pp.311-323, 1992.
8. Kupfer DJ, Reynolds III CF Management of insomnia. N Engl J Med 336: 341-346, 1997.
9. Murphy E. Social origins of depression in old age. British Journal of Psychiatry, 141: 135-142, 1982.
10. Neylan TC, De May MG, Reynolds III CF Sleep and chronobiological disturbances. In: Busse EW & Blazer DG (ed.) Textbook of Geriatric Psychiatry, 2. ed. Washington DC: American Psychiatric Press, pp.329-339. 1995.
11. Pasternak RE, Reynolds CF III, Hoch CC et al. Sleep in spousally bereaved elders with subsyndromal depressive symptoms. Psychiatry Research, 43: 43-53, 1992.
12. Reynolds CF III, Kupfer DJ, Taska LS et al. Sleep of healthy seniors: a revisit. Sleep 8: 20-29, 1995.
13. Reynoldson JN, Elliott ES, Nelson LA. Ramelteon: a novel approach in the treatment of insomnia. Ann Pharmacother. 42(9):1262-71, 2008.
14. Souza JC, Magna LA, Paula TH. Insônia e uso de hipnóticos em idosos institucionalizados. Revista de Psiquiatria Clínica 29(5): 216-227, 2002.
15. Walsh JK, Soubrane C, Roth T. Efficacy and safety of zolpidem extended release in elderly primary insomnia patients. Am J Geriatr Psychiatry 16(1):44-57, 2008.

PSICOFARMACOLOGIA GERIÁTRICA

12

Drogas Antiepilépticas

(no Tratamento das Epilepsias)

Carlos A. M. Guerreiro

Introdução

O crescimento da população idosa é notório, particularmente nos países em desenvolvimento. Por conta disto surgem novas demandas das morbidades mais prevalentes nesta população. Estudo recente de prevalência das epilepsias no Brasil, realizado em São José do Rio Preto, mostrou claramente o predomínio das epilepsias nas pessoas com idade acima dos 65 anos, semelhante ao que ocorre nos países desenvolvidos[4].

É importante reconhecer as peculiaridades das epilepsias nesta faixa etária com relação à etiologia diferenciada, particularmente a vascular, com menor incidência de crises tônico-clônicas generalizadas e mais crises parciais, e melhor resposta às drogas antiepilépticas. Os pacientes deste grupo etário são mais propensos a comprometimentos cognitivos, a risco de neurotoxicidade das drogas antiepilépticas, ao uso de politerapia em função de freqüentes problemas médicos e comorbidades, e este perfil deve ser cautelosamente considerado na decisão da escolha das medicações.

Com o "envelhecimento" da nossa população, o conhecimento das necessidades específicas desses pacientes é obrigatório, a fim de conseguirmos atuar de forma condizente e adequada. Melhorar a qualidade de vida associada à saúde é o primeiro objetivo do tratamento medicamentoso das epilepsias. No caso das epilepsias em idosos, nosso principal desafio é escolher medicações eficazes, porém, mais que isso, bem toleradas, que não comprometam significativamente a função cognitiva e comportamental, muitas vezes já afetadas pela doença de base.

A epilepsia é o terceiro problema neurológico mais comum em idosos, depois do acidente vascular cerebral (AVC) e da demência. Com o progressivo crescimento da população de idosos, já representando 5,7% no Brasil e 12,6% nos países desenvolvidos, o conhecimento sobre epilepsia em idosos adquire importância capital. Espera-se um aumento de até 400% da população de idosos nos países em desenvolvimento, ao passo que, nos Estados Unidos, a porção da população que mais tem crescido é a de idosos acima dos 85 anos, os quais já representam 1% do total da população desse país[37].

As crises sintomáticas agudas – que ocorrem na vigência de alterações metabólicas e lesões agudas do sistema nervoso central (SNC) – têm incidência elevada em pacientes com 60 ou mais anos de idade, tendo por principais etiologias: acidente vascular cerebral – AVC (40-50%); distúrbio metabólico sistêmico (10-15%); traumatismo crânio-encefálico – TCE (5-10%); abstinência alcoólica (5-10%); infecção do SNC (5-10%); e intoxicações (5-10%). Desses pacientes, 30% apresentarão estado de mal epiléptico (EME), e o risco de desenvolver epilepsia é então considerável; destes, depois do AVC ou do TCE, 30% dos casos com crises sintomáticas agudas, e 10-15% sem crises sintomáticas agudas[21].

Num estudo populacional, crises anteriores, como AVC, independentemente, foram fatores preditivos para o aparecimento de epilepsia[38].

As crises epilépticas não provocadas e a epilepsia – recorrência destas crises – são complicações tardias de lesões cerebrais decorrentes de AVC, TCE e doenças degenerativas, como demência de Alzheimer.

População heterogênea

A população idosa tem sido dividida em três grupos: os jovens idosos – *young old* (65-74 anos); o idoso médio, ou idoso – *old* (75-84 anos); e o velho idoso – *old-old* (mais de 85 anos).

Entretanto, Leppik sugeriu uma subclassificação em cada um destes subtipos de idosos em três outras subdivisões: 1. idoso saudável que tem epilepsia; 2. idoso com múltiplos problemas médicos; e 3. idoso frágil, geralmente habitante das casas de repouso[26].

Desta maneira, há nove tipos de situações que exigem condutas potencialmente diferentes com relação à epilepsia. Esta conduta pode ser diferente num paciente de 90 anos que mora só e tem vida independente em relação a um paciente de 68 anos que apresenta condições frágeis, totalmente dependente, morador em casa de repouso.

Peculiaridades do diagnóstico e da epilepsia em idosos

Há grande dificuldade para o diagnóstico das epilepsias em idosos, já que as crises são, freqüentemente, não presenciadas, ou o são por leigos, muitas vezes pouco valorizadas pelo paciente, pela família e até pelo próprio médico, ou podendo ainda estar mascaradas pelo quadro clínico da doença de base, mais evidente ou grave[11,39].

Os eventos costumam ser descritos de maneira deficitária, e os pacientes raramente são encaminhados para o neurologista, pois, muitas vezes, é difícil a correlação das crises com lesões identificadas nos exames de neuroimagem. As crises mais freqüentes são as parciais complexas (CPC), descritas como desligamentos e confusão mental recorrente, o que por si só já implica a necessidade de se estabelecer diagnósticos diferenciais, dentre os quais impera o estado confusional agudo e os quadros demenciais. Apenas 25% dos pacientes têm crises tônico-clônicas generalizadas (CTCG). As CPC tendem a ter menos automatismos, e as crises parciais simples (CPS), ou auras, são raras, e, se presentes, inespecíficas, quase sempre motoras e rápidas. A generalização secundária e as crises parciais motoras facilitam o diagnóstico. Há muita confusão mental pós-ictal, inclusive com duração bastante prolongada[24,42].

Num estudo retrospectivo realizado com pacientes portadores de epilepsia, com 60 ou mais anos de idade, a classificação das crises mostrou crises parciais em 76,3%, generalizadas em 17,4%, e indeterminadas em 6,3%[22].

Nas unidades de emergência, é freqüente que pacientes idosos para lá sejam encaminhados com quadro clínico de confusão mental ou outras alterações do estado mental, ocasião em que é primordial a hipótese diagnóstica de estado de mal epiléptico, com suas apresentações: *status* de ausência em paciente com epilepsia generalizada idiopática preexistente; *status* de ausência *de novo* de início tardio precipitado por retirada de benzodiazepínicos; *status* parcial complexo em paciente com lesão cerebral focal; e *status* epiléptico sutil em paciente comatoso representando fase final de *status* epiléptico convulsivo. Nestes casos, a realização de EEG de urgência é imperiosa para definição diagnóstica e subseqüente conduta adequada[15].

O diagnóstico diferencial mais freqüente e mais difícil é com síncope, na qual o paciente apresenta palidez, sudorese, palpitações, arritmias cardíacas associadas e geralmente com breve recuperação da consciência. No entanto, há os casos com maior duração, maior tempo para recuperação, posturas tônicas, desvio ocular, abalos clônicos e confusão mental decorrentes da hipóxia cerebral transitória. O *tilt-test* provocando os sintomas e o registro concomitante do EEG por vezes torna-se essencial, quando o diagnóstico diferencial não pode ser feito seguramente em bases clínicas. Importante observar que o pós-ictal de idosos costuma ser prolongado, por até mais de 24 horas e, eventualmente, podendo durar até sete dias.

O diagnóstico de epilepsia nesta faixa etária é eminentemente clínico, com ênfase na história clínica e na pormenorização do evento por alguém que o tenha presenciado, bem como por exame clínico geral e neurológico. A monitorização videoeletrencefalográfica prolongada pode ser útil na definição dos casos cuja freqüência dos eventos seja alta e/ou de fácil indução. Teste terapêutico com DAE é conduta a ser evitada, mas justificável como medida de exceção em casos com alta probabilidade diagnóstica de epilepsia, com risco elevado de recorrência e possibilidade de potenciais complicações na vigência de novos eventos; caso contrário, optar por seguimento do paciente com reavaliação a curtos intervalos de tempo.

Farmacologia clínica de DAE em idosos

A concentração sérica da droga é útil na monitorização do tratamento quando a DAE não é altamente ligada a proteína (< 75%) ou quando a taxa de porção livre em relação à total é relativamente estável[28].

Entretanto, três das principais DAEs são altamente ligadas a proteínas (vide tabela 1, com características farmacocinéticas das DAEs em idoso). Níveis reduzidos de albumina e aumento de glicoproteína alfa 1 ácida (AAG) nos idosos altera a ligação proteica de algumas drogas[44,45]. Aos 65 anos muitos indivíduos têm hipoalbuminemia. Albumina também pode diminuir em condições como má nutrição, insuficiência renal e artrite reumatóide. A concentração de AAG aumenta com a idade e em situações patológicas tais como AVC, insuficiência cardíaca, trauma, infecção, infarte do miocárdio, cirurgia e doença pulmonar crônica[44]. A administração de DAEs indutoras também aumenta o AAG[41].

Eliminação renal é rota importante de eliminação de várias das novas DAEs. É bem conhecido que no idoso a filtração glomerular diminui 10% por década.

Apesar dos efeitos teóricos do envelhecimento na farmacocinética das DAEs poucos estudos têm sido publicados sobre o assunto.

Tabela 1. Drogas Antiepilépticas: Farmacocinética em Idosos

DROGA	DOSE INICIAL (dose/dia ou mg/Kg/dia)	LIGAÇÃO PROTEÍNAS (%)	ELIMINAÇÃO METABOLIZAÇÃO	COMENTÁRIOS
Carbamazepina (CBZ)	100 mg (4-6)	75-85	Hepática CYP 3A4/5	Ligação protéica ↓ com a idade; indutor do metabolismo de muitas drogas (↓ nível de bloqueadores de cálcio [ditialzem, verapamil]), de antidepressivos tricíclicos, de anticoagulantes orais e a efetividade da quimioterapia
Fenobarbital (PB)	50 mg (2)	50	Hepática/Renal	Indutor do metabolismo de muitas drogas
Fenitoína (DPH)	100 mg (3)	80-93	Hepática	Indutor do metabolismo de muitas drogas (↓ nível de bloqueadores de cálcio [ditialzem, verapamil]), de antidepressivos tricíclicos, e a efetividade da quimioterapia
Lamotrigina (LTG)	25 mg/dia	55	Renal	Níveis são ↓ por CBZ, PB, DPH e alguns hormônios
Levetiracetam*	500mg	< 10	Renal	Sem interações de drogas
Gabapentina (GPT)	300mg	< 10	Renal	Eliminação correlaciona-se com clearance de creatinina; sem interação de drogas
Oxcarbazepina (OXC)	150 mg/dia	40		Causa hiponatremia
Topiramato (TPM)	25 mg/dia	7-19%	Hepática, renal	Inibe CYP 2C19 e ↑ DPH e outras drogas. Induz CYP 3ª4
Valproato (VPA)	250 mg (5-10)	87-95%	Hepática (glucorinização e betaoxidação)	Ligação proteica ↓ no idoso. Inibe glucoronidação e pode ↑ o nível da LTG e outras drogas. ↓ função plaquetária

CYP, citocromo P450. * Não disponível no Brasil
Modificado de Leppik I & Birnbaum AK (2008)[28]

A tabela 2 mostra as principais vantagens e desvantagens das medicações disponíveis no nosso meio.

Tabela 2. Vantagens e Desvantagens de DAEs tradicionais e novas

DAE	Vantagens	Desvantagens
Fenobarbital	Baixo custo	Muito sedativa
	Efetiva	Tolerância, crises na retirada
Fenitoína	Efetiva	Difícil de usar
	Baixo custo	Eventos adversos cosméticos
Carbamazepina	Eficácia	Reação idossincrásica
	Fácil de usar	Eventos adversos em SNC
	Formulação liberação lenta	Interações DAE
Valproato	Amplo espectro	Ganho de peso, tremor
	Bem tolerado	Teratogenicidade
	Poucas r. idiossincrásicas	Interações DAE
Lamotrigina	Amplo espectro	Rash
	Relativa/ não sedativa	Titulação lenta
	Poucos prob. longo prazo	Interações DAE
Vigabatrina	Fácil de usar	Retinopatia gabaérgica
	Sem r. idiossincrásicas	Efeitos psiquiátricos
	Poucas interações	Menos eficaz contra CTCG
Oxcarbazepina	Fácil de usar	Rash
	Mais bem tolerada que CBZ	Interação anticoncepcional
	Sem interações com DAE	Hiponatremia
Topiramato	Eficácia	Alterações cognitivas
	Amplo espectro	Calculose renal
	Poucas interações	Titulação lenta
Gabapentina	Fácil de usar	Sedativo
	Bom perfil tolerância	Três tomadas ao dia
	Ausência de interações	Eficácia modesta

Guerreiro & Palmini, 2000[20]

Num estudo em que foram avaliados 4.291 residentes de casas de repouso sob uso de DAEs foram observadas as seguintes comedicações: antidepressivos (18,9%); antipsicóticos (12,7%); benzodiazepínicos (22,4%); hormônio tireoidiano (14%); antiácidos (8%); bloqueadores de canais de cálcio (6,9%); warfarin (5,9%); e cimetidina (2,5%)[23].

Os ensaios clínicos e os guias baseados em evidência

A Liga Internacional contra a Epilepsia (ILAE) propôs um guia para tratamento de epilepsias recém-diagnosticadas. Este guia tenta responder à seguinte questão: "Baseado na melhor evidência disponível, qual é a monoterapia inicial ótima para pacientes com epilepsia recém-diagnosticada ou não tratada?". Um dos itens incluiu o idoso, e as recomendações foram nível A para gabapentina e lamotrigina, e nível C para carbamazepina[16].

Os dois principais estudos sobre epilepsia recém-diagnosticada em idosos foram realizados, um na Grã-Bretanha e outro nos EUA[6,34]. Basicamente, os dois estudos mostraram melhor tolerabilidade das novas DAEs em relação à carbamazepina, porém eficácia semelhante.

Escolha da DAE e tratamento

O tratamento medicamentoso das epilepsias em idosos geralmente é bem-sucedido, levando a bom controle das crises.

Antes de iniciar o tratamento medicamentoso das epilepsias é importante ter razoável segurança diagnóstica, uma vez que o tratamento envolve riscos e é geralmente prolongado.

É necessária a investigação etiológica através de detalhada anamnese, exame físico e neurológico, além de exames de neuroimagem (tomografia computadorizada ou ressonância magnética encefálica).

Hoje está bem estabelecida a importância da classificação da síndrome epiléptica e do conhecimento da etiologia no prognóstico da epilepsia[13].

O quadro 1 mostra os princípios gerais do tratamento medicamentoso das epilepsias.

Quadro 1. Normas Gerais para o Tratamento Medicamentoso das Epilepsias

O tratamento é geralmente prolongado (meses a anos)
É recomendado o uso inicial de uma única droga antiepiléptica: monoterapia
A medicação, de modo geral, deve ser titulada (aumentada) lentamente até atingir a dose mínima eficaz ou surgirem eventos adversos; não está claramente definida a dose mínima (só há parâmetros aproximados); a dose máxima é aquela que o paciente toma sem apresentar efeitos colaterais inaceitáveis
Nunca se deve retirar abruptamente uma droga antiepiléptica (DAE); com raras exceções, tais como nas reações idiossincrásicas (alérgicas)
Todos os fármacos antiepilépticos podem causar eventos adversos sistêmicos ou neurotóxicos; este fato justifica a monitoração clínica e laboratorial do paciente pelo médico prescritor da medicação a intervalos variáveis

A preferência deve ser dada ao tratamento em monoterapia. A politerapia aumenta os riscos de eventos adversos e não apresenta vantagem sobre o controle das crises em comparação com a monoterapia, particularmente na população idosa[14].

Há dois estudos clínicos randomizados avaliando os efeitos das DAEs na esfera cognitivo-comportamental de idosos que mostram modesto impacto quando o uso é em monoterapia em níveis terapêuticos[30].

A dosagem das frações livres no plasma das DAEs auxilia na orientação terapêutica em idosos, porém, sem um valor clínico bem definido como indicador isolado para ajuste de doses e efeitos colaterais.

Há risco de osteoporose inerente ao uso de CBZ, DPH e VPA, que pode iniciar na infância[35], ainda que ocorra principalmente no período pós-menopausa nas mulheres e nos idosos, com evidente perda de massa óssea e maior risco de fraturas patológicas[36].

Deve-se atentar para efeitos colaterais na esfera cardiovascular, com piora do controle de arritmias cardíacas, além de neuropatia periférica[18].

As doenças concomitantes mais freqüentes são hipertensão arterial, diabetes mellitus e insuficiência cardíaca, sendo que 80% dos idosos têm pelo menos uma doença sistêmica além das crises. Os déficits cognitivos e/ou alterações do padrão neurológico habitual podem significar agravamento de doença associada, surgimento de nova doença ou interações medicamentosas, sendo, portanto, importante conhecer todas as drogas utilizadas pelo paciente.

Deve-se orientar o paciente a manter a mobilidade e independência, autoconfiança, relação social e padrões saudáveis de sono, alimentação, repouso e exercícios, explicitando a existência de tratamento efetivo para as crises e que estas não necessariamente encerram prognóstico grave. A consulta médica deve ser o momento para selar um vínculo com o paciente e a família, o que garantirá ou viabilizará boa adesão à terapêutica – prestar informações sobre esquema posológico, interações medicamentosas e conduta em caso de novas crises; orientar a manter a medicação em local de fácil acesso ao paciente e já separada nas doses a serem ministradas naquele dia, com conferência periódica e supervisão de um familiar ou responsável.

Assim, as recomendações para seleção de DAE neste grupo etário devem obedecer alguns critérios, como o perfil de comorbidades e drogas concomitantes, tipo de crises e síndromes epilépticas, dosagem sérica das frações livres das drogas, facilidade de posologia (1-2 tomadas/dia), titulação das doses das DAEs quando de sua introdução (tabela 1), manutenção da menor dose eficaz com padrão tolerável de efeitos colaterais e interações. Em novos sintomas do SNC, considerar interação medicamentosa ou efeito colateral das DAEs, considerar as drogas novas nas falhas terapêuticas ou na intolerabilidade das DAEs clássicas e uso de formulações alternativas, se indicado (ex.: soluções orais nos distúrbios de deglutição). Em suma, deve-se optar por drogas com amplo espectro, boa tolerabilidade e padrão favorável de interação medicamentosa[27].

As crises únicas ou isoladas não devem ser tratadas, exceto se generalizadas e prolongadas ou com causa bem definida. Nas crises sintomáticas agudas, a medicação não deverá ser mantida após a fase aguda (máximo de 30 dias), devendo ser priorizado o controle da causa básica. Pacientes com crises sintomáticas agudas após AVC ou TCE têm risco aumentado de desenvolver epilepsia, porém sem quaisquer evidências de que o tratamento precoce previna o aparecimento tardio e recorrente das crises. Apenas neste caso – fora da fase aguda e sem fatores desencadeantes – deverão ser iniciadas as DAE.

As crises em idosos são geralmente parciais com ou sem generalização secundária. A escolha da DAE dependerá das características do paciente, da farmacocinética e do perfil de efeitos colaterais esperados, custo, comodidade posológica e experiência pessoal do médico[37].

A monoterapia pode ser realizada com DAEs tradicionais, como carbamazepina, fenitoína, fenobarbital e valproato, ou pode ser realizada com novas drogas, como oxcarbazepina, lamotrigina, topiramato e gabapentina.

DAEs tradicionais

As DAEs convencionais, ainda hoje, são as mais utilizadas em casas de repouso nos EUA[25] e provavelmente no Brasil.

- **Carbamazepina (CBZ):** Devido ao perfil de tolerabilidade, custo, disponibilidade na rede pública e baixo número de eventos adversos, a CBZ é a primeira escolha para o tratamento em monoterapia das crises parciais[16]. Seu mecanismo de ação está relacionado com o bloqueio de canais de sódio[12]. O *clearance* da CBZ é relatado como de 20 a 40% menor nos idosos que nos outros adultos[1,10,17].

- **Fenitoína (DPH):** Representa uma boa opção para o tratamento das epilepsias, em especial nas unidades de emergência, devido à sua apresentação parenteral. Apresenta eficácia semelhante à CBZ. Entretanto, sua utilização a longo prazo, e especialmente em idosos e mulheres, deve ser realizada com cautela em razão dos eventos adversos, como hiperplasia gengival, hirsutismo e alterações na estética facial, além de possível ataxia. Seu mecanismo de ação também está relacionado com o bloqueio de canais de sódio[5]. Nos EUA a DAE é mais utilizada nos idosos[3,25]. Por causa da interação medicamentosa que a DPH causa, esta deve ser utilizada com muita cautela em idosos com múltiplos problemas médicos.

- **Fenobarbital (PB):** Pode ser utilizado para o tratamento das epilepsias parciais. Pelo custo acessível, disponibilidade na rede pública e utilização em uma tomada diária, o PB é utilizado em pacientes com dificuldade de aderência ao tratamento. Tem apresentação parenteral, podendo também ser utilizado nas unidades de emergência. Suas desvantagens principais são os eventos adversos na esfera cognitiva e comportamental. Seu mecanismo de ação está relacionado aos canais de cloro e à duração da atividade neuronal induzida pelo ácido gama-aminobutírico (GABA)[43].

- **Valproato (VPA):** Sua principal utilidade é no tratamento das epilepsias generalizadas, apesar de também apresentar boa eficácia no tratamento das epilepsias parciais. Os principais eventos adversos do VPA são tremor, queda de cabelo, irregularidades menstruais, ganho de peso e edema. O VPA não leva à indução enzimática, e sua associação pode elevar o nível de outras DAEs. O mecanismo de ação do VPA está relacionado aos canais de sódio e à inibição neuronal mediada pelo GABA[5,20].

Recentemente, um consenso de especialistas reviu o papel do VPA no tratamento dos idosos. A conclusão foi que se trata de DAE útil nesta população. Por outro lado, não há estudos comparativos com outras DAEs para se posicionar comparativamente, por exemplo, em relação às novas DAEs[32].

Novas DAEs

As novas DAEs não acrescentaram eficácia ao tratamento medicamentoso das epilepsias, porém melhoraram a tolerabilidade[2]. Este aspecto é importante na população idosa, na qual o controle das crises, de modo geral, é satisfatório, porém as questões relacionadas à tolerabilidade e segurança são as mais proeminentes[3].

- **Oxcarbazepina (OXC):** Perfil e mecanismo de ação semelhantes à CBZ. Estudos indicam um melhor perfil em termos de tolerabilidade e interações medicamentosas, em parte porque a OXC não induz o sistema microssomal hepático P450.

    Portanto, a OXC constitui uma das medicações de escolha para o tratamento das epilepsias parciais, e pode ser considerada uma boa opção para o tratamento de indivíduos idosos. Assim como a CBZ, pode levar à hiponatremia, ainda que mais comumente que a CBZ, principalmente em doses altas, em idosos ou em pacientes sob o uso de vários medicamentos, como diuréticos e antidepressivos. A hiponatremia parece não ser dependente da idade, sendo maior a incidência nos mais idosos[18].

- **Topiramato (TPM):** É uma boa opção para o tratamento das epilepsias parciais. Representa boa escolha para pacientes que apresentem obesidade ou migrânea como comorbidades. Sua titulação deve ser realizada de forma muito lenta, minimizando eventos adversos. Existe risco aumentado de litíase renal. Apresenta múltiplos mecanismos de ação, entre eles bloqueio dos canais de sódio e aumento da ação inibitória do GABA[5]. Estudo recente mostrou que a eficácia em monoterapia do TPM em doses baixas (50mg/dia) pode ser adequada para a população idosa[33].

- **Lamotrigina (LTG):** DAE de amplo espectro de ação, a LTG pode ser utilizada para epilepsias parciais e generalizadas. Estudos recentes, controversos com relação à metodologia empregada, sugerem um melhor perfil de tolerabilidade da LTG em comparação com outras DAEs, favorecendo sua escolha para monoterapia inicial em pacientes com epilepsia parcial[29,31].

  Rash cutâneo pode aparecer em 5-10% dos adultos, e raramente pode ocorrer síndrome de Stevens-Johnson (<1%)[5]. A titulação lenta diminui o risco de efeitos colaterais mais sérios. O mecanismo de ação da LTG está relacionado com a inibição das correntes de sódio[8]. O uso em idoso com múltiplos problemas de saúde exige cautela.

- **Gabapentina (GPT):** Como vantagem, a GPT apresenta um bom perfil de tolerabilidade. A eliminação da GPT é realizada pelos rins e não metabolizada, diferentemente das outras DAEs. Pode ser uma boa opção em especial para idosos com alterações neuropáticas associadas. Seu efeito modesto no controle das crises e a necessidade de elevadas dosagens são as principais desvantagens. Sua ação está relacionada com a inibição das correntes de sódio e provavelmente com o aumento da ação do GABA[5].

Monitoração laboratorial durante o tratamento medicamentoso

Os eventos adversos podem ser divididos naqueles de tolerabilidade e de segurança. Tolerabilidade é o problema mais comum no uso de DAE.

O risco de efeitos colaterais sérios geralmente leva à suspensão ou à não consideração do uso da medicação. Mesmo com as DAEs tradicionais há casos de hepatotoxicidade, como, por exemplo, com o VPA.

É controversa a necessidade de monitoração com exames laboratoriais (hematológicos, hepáticos ou outros) durante o início e a manutenção do tratamento com DAE em pacientes assintomáticos. O que fazemos, rotineiramente, é o controle hematológico-hepático três a seis meses após o início do tratamento, e anualmente quando o indivíduo está assintomático. Na tabela 3 estão listados os valores normais e de preocupação dos exames laboratoriais mais freqüentemente alterados por DAE[19].

Tabela 3. Valores Normais e Anormais Preocupantes ("Pânico")[19]

Exame Hematológico	Valores Normais	Valores "Pânico"
Leucócitos	4,5-10,0 X 1000/mm^3	Abaixo de 2,0
Neutrófilos	1,5-6,7 X 1000/ mm^3	Abaixo de 1,0
Eosinófilos	0,2-0,5 X 1000/ mm^3 (Exceto em parasitose)	10% ou mais dos leucócitos
Plaquetas	150-350 X 1000/ mm^3	Abaixo de 50.000
Hemácias	3.800-5.000 X 1000/ mm^3	Abaixo de 3.200
Hemoglobina	11,5-15,0 g/dl	Abaixo de 10
Hematócrito	34-44%	Abaixo de 28
Exame Hepático		
TGO (AST)	15-40 unidades/l	Acima de 100
TGP (ALT)	9-31 unidades/l	Acima de 100
DHL	60-200 unidades/l	Acima de 600
Fosfatase Alcalina	30-115 unidades/l	Acima de 300
Gama GT	0-65 unidades/l	Acima de 800
Bilirrubina Total	0,2-1,2 mg/dl	Acima de 1,5
Outros		
Sódio	135-145 mEq/l	Abaixo de 128
Amilase	Pode variar	3 X Valor normal

Prognóstico

O prognóstico da epilesia em idosos é bom, mas dependente da causa básica. Cerca de 61-89% dos pacientes idosos com epilepsia recém-diagnosticada estarão em remissão das crises um ano após o início de tratamento com as DAEs, e 68% dos que apresentarem crises as terão com baixa freqüência (1-3 crises/ano)[7,40].

No transcorrer dos anos de tratamento, as crises tônico-clônicas generalizadas tendem a desaparecer em 80% dos casos; as CPC se mantêm, porém, em 38% dos pacientes com perda do componente motor, principalmente os automatismos gestuais[9].

Não há dados definitivos sobre a suspensão do tratamento com as DAEs, havendo sugestão de retirada gradual após dois anos sem crises nas epilepsias criptogênicas e nos casos com efeitos colaterais limitantes, ao passo que a tendência nas epilepsias sintomáticas e/ou sem efeitos colaterais é a manutenção das drogas.

Conclusões

Epilepsia na população idosa tem características clínicas diversas das do adulto, o que pode dificultar o diagnóstico. Este grupo de pessoas tem farmacocinética diferente e alta prevalência de comorbidades e comedicações que exigem conhecimento e experiência do médico no uso dessas drogas. A experiência é necessária para compatibilizar as características do indivíduo com as propriedades das várias DAEs.

Referências

1. Bach B, Hansen JM, Kampmann JP et al. Disposition of antipyrine and phenytoin correlated with age and liver volume in man. Clin Pharmacokinet. 1982;6:389-396.
2. Ben-Menachem E. Strategy for utilization of new antiepileptic drugs. Curr Opin Neurol. 2008;21(2):167-72.
3. Bergey GK. Initial treatment of epilepsy: special issues in treating the elderly. Neurology. 2004 Nov. 23;63(10 Suppl. 4):S40-8.
4. Borges MA, Min LL, Guerreiro CA et al. Urban prevalence of epilepsy: populational study in São José do Rio Preto, a medium-sized city in Brazil. Arq Neuropsiquiatr. 2004;62(2A):199-204.
5. Brodie MJ, Dichter MA. Antiepileptic drugs. N Engl J Med 1996;334:168-175.
6. Brodie MJ, Overstall PW, Giorgi L. Multicentre, double-blind randomized comparison between lamotrigine and carbamazepine in elderly patients with newly dignosed epilepsy. The UK Lamotrigine Elderly Study Group. Epilepsy Res. 1999;37(1):81-87.
7. Cameron H, Macphee Gj. Anticonvulsant therapy in the elderly: a need for placebo controlled trials. Epilepsy Res. 1995;21(2):149-57.
8. Cheung H, Kamp D, Harris E. An in vitro investigation of the action of lamotrigine on neuronal voltage-activated sodium channels. Epilepsy Res. 1992;13:107-112.
9. Cloyd J. Commonly Used Antiepileptic Drugs: Age-Related Pharmacokinetics In: Rowan AJ; Ramsay RE (eds.). Seizures and Epilepsy in the Elderly. Boston: Butterworth-Heinnemann, 1977;219-237.
10. Cloyd JC, Lackner TE, Leppik IE. Antiepileptic in the elderly. Pharmacoepidemiology and pharmacokinetics. Arch Fam Méd. 1994;589-598.
11. Diamond AM, Blum AS. Epilepsy in the elderly. Med Health R I. 2008;91(5):138-9.
12. Dichter MA. Old and new mechanisms of antiepileptic drug actions. Epilepsy Res. Suppl. 1993;10:9-17.
13. Engel J Jr. Update on surgical treatment of the epilepsies. Neurology, 43:1612-1617, 1993.
14. Faught E. Monotherapy in adults and elderly persons. Neurology. 2007;69(24 Suppl 3):S3-9.
15. Fernandez-Torre JL, Diaz-Castroverde AG. Nonconvulsive status epilepticus in elderly individuals: report of four representative cases. Age and Ageing, 2004;33(1):78-81.
16. Glauser T, Bem-Menachen E, Bourgeois B et al. ILAE treatment guidelines: evidence-based analysis of antiepileptic drug efficacy and effectiveness as initial monotherapy for epileptic seizures and syndromes. Epilepsia 2006;47:1094-1120.
17. Graves NM, Brundage RC, Wen Y et al. Population pharmacokinetics of carbamazepine in adults with epilepsy. Pharmacotherapy. 1998;18(2):273-281.
18. Guerreiro CAM, Guerreiro MM. Carbamazepine and Oxcarbazepine. In: Wyllie E (ed.). The Treatment of Epilepsy. Principles and Practice.Fourth Edition. Philadelphia: Lippincott, Williams & Wilkins, 2006:761-774.
19. Guerreiro CAM, Guerreiro MM, Cardoso TAM. Tratamento medicamentoso: quando e como iniciar? In: Costa JC; Palmini A; Yacubian EMT; Cavalheiro EA (eds.(. Fundamentos Neurobiológicos das Epilepsias, São Paulo: Lemos editorial, 1998: 707-719.

20. Guerreiro CAM, Palmini A. Tratamentos Medicamentosos das Epilepsias. In: Guerreiro CAM; Guerreiro MM; Cendes F; Lopes-Cendes I (eds.). Epilepsia. São Paulo: Lemos Editorial Gráficos Ltda, 2000:319-337.
21. Hauser WA. Epidemiology of Seizures and Epilepsy in the Elderly. In: Rowan AJ; Ramsay RE (eds.). Seizures and Epilepsy in the elderly. Boston: Butterworth-Heinemann, 1997;7-16.
22. Hiyoshi T, Yagi K. Epilepsy in the elderly. Epilepsia 2000;41(Suppl 9):31-35.
23. Lacker TE, Cloyd JC, Thomas LW et al. Antiepileptic drug use in nursing home residents: effect of age, gender, and comedication on pattern of use. Epilepsia. 1998;1083-1087.
24. La Roche SM, Helmers SL. Epilepsy in the Elderly. Neurology 2003; 9:241-249.
25. Leppik IE. Epilepsy in the elderly. Epilepsia. 2006;47 Suppl 1:65-70.
26. Leppik IE. Introduction to the International Geriatric Epilepsy Symposium (IGES). Epilepsy Res. 2006;68(Suppl 1):1-4.
27. Leppik IE. Treatment of epilepsy in the elderly. Curr Treat Options Neurol. 2008;10(4):239-45.
28. Leppik I, Birnbaum AK. Drug Treatment in The Elderly. In: Engel JJr; Pedley TA (eds.). Epilepsy A Comprehensive Textbook. Second Edition. Philadelphia: Lippincott Williams & Wilkins, 2008:1269-1277.
29. Marson AG, Al-Kharusi AM, Alwaidh M et al. The SANAD study of effectiveness of carbamazepine, gabapentin, lamotrigine, oxcarbazepine, or topiramate for treatment of partial epilepsy: an unblinded randomised controlled trial. Lancet 2007;369:1000-1015.
30. Martin R, Vogtle L, Gilliam F et al. Health-related quality of life in senior adults with epilepsy: what we know from randomized clinical trials and suggestions for future. Epilepsy & Behavior 2003;4:626-34.
31. Panayatopoulos CP. Evidence-based Epileptology, Randomized Controlled Trials, and SANAD: A Critical Clinical View. Epilepsia 2007;48:1268-1274.
32. Perucca E, Aldenkamp A, Tallis R, Krämer G. Role of valproate across the ages. Treatment of epilepsy in the elderly. Acta Neurol Scand Suppl. 2006;184:28-37.
33. Ramsay RE, Uthman B, Pryor FM, Rowan AJ, Bainbridge J, Spitz M, Sirven JI, Frederick TE. Topiramate in older patients with partial-onset seizures: a pilot double-blind, dose-comparison study. Epilepsia. 2008;49(7):1180-5.
34. Rowan AJ, Ramsay RE, Collins JF et al. New onset geriatric epilepsy: a randomized study of gabapentin, lamotrigine, and carbamazepine. Neurology. 2005;64(11):1868-1873.
35. Sheth RD, Binkley N, Hermann BP. Progressive bone deficit in epilepsy. Neurology. 2008;70(3):170-6.
36. Sheth RD, Harden CL. Screening for bone health in epilepsy. Epilepsia. 2007;48 Suppl 9:39-41.
37. Silvado CE. Epilepsia no Idoso. In: Guerreiro CAM. Guerreiro MM. Cendes F. Cendes I.L, São Paulo: Lemos Editorial, 2000: 247-254.
38. So EL, Annegers JF, Hauser WA et al. Population-based study of seizures disorders after cerebral infarction. Neurology 1996;46:350-355.
39. Spitz MC, Bainbridge JL, Winzenburg KV et al. Observations on the delay in diagnosis of seizures in the elderly: update 3. Epilepsia 2003;44(Suppl 9):18.
40. Thomas RJ. Seizures and epilepsy in the elderly. Arch Intern Med. 1997;157(6):605-17).

41. Tiula E, Neuvonen PJ. Antiepileptic drigs and aplha-1 acid glycioprotein. N Engl J Méd. 182;307:1148.
42. Trinka E. Epilepsy: comorbidity in the elderly. Acta Neurol Scand Suppl 2003; 180:33-36.
43. Twyman RE, Rogers CJ, MacDonald RL. Differential regulation of gammaaminobutyric acid receptor channels by diazepam and phenobarbital. Ann Neurol 1989;25:213-220.
44. Verbeeck RK, Cardinal JA, Wallace SM. Effect of age and sex on the plasma binding of acidic and basic drugs. Eur J Clin Pharmacol. 1984;27:91-97.
45. Wallace SM, Verbeeck RK. Plasma protein binding of drugs in the elderly. Clin Pharmacokinet. 1987:12:41-72.

PSICOFARMACOLOGIA GERIÁTRICA

13

O Uso de Lítio em Idosos

Paula Villela Nunes

Tratar da população idosa nos traz dificuldades adicionais, não apenas pela menor tolerabilidade aos efeitos colaterais que estas pessoas têm, mas também porque existem poucos estudos com metodologia adequada a idosos.

Os idosos têm menos água corporal e um ritmo de filtração glomerular renal menor. O sistema nervoso central é mais vulnerável devido a processos normais do envelhecimento e patologias subjacentes. Desta forma, as medicações utilizadas acabam apresentando uma concentração aumentada, metabolismo mais lento e os efeitos colaterais são mais intensos, mesmo em doses terapêuticas usuais. Para tentar minimizar este problema, doses e velocidade de introdução de uma droga tendem a ser menores. A politerapia é particularmente problemática e muitas vezes a substituição, e não a adição de medicação, deve ser a primeira opção.

O lítio é a primeira escolha tanto no tratamento de mania aguda e subseqüente manutenção no Transtorno Afetivo Bipolar quanto no tratamento de mania secundária. Uma exceção a isto são os episódios mistos, nos quais parece ser menos eficaz. Ainda assim, nos últimos anos tem diminuído o uso desta medicação em bipolares e especialmente em idosos, sem que estejam presentes estudos que confirmem a superioridade de outros estabilizadores de humor (Shulman et al., 2003). Chen e colaboradores (1999) realizaram um estudo naturalístico retrospectivo comparando a monoterapia com lítio, ou valproato, para tratamento de mania aguda em bipolares de 55 anos ou mais sem acometimento neurológico. Observou-se que as duas medicações foram igualmente eficazes quando utilizadas em níveis séricos de 0,8 a 1,2 mM/L para o lítio, e 65 a 90 µg/mL para o valproato. Em uma população de 50 idosos com depressão unipolar e 65 anos de idade ou mais (idade média de 76 anos) usando antidepressivos e recém-remitidos de episódio depressivo, foi feito estudo duplo-cego aleatório em que metade dos sujeitos tomou baixas doses médias de lítio (348 mg/d) com litemias médias de 0,43 mmol/l, e a outra metade tomou medicação placebo. Em um seguimento de dois anos não houve diferença na tolerabilidade e efeitos colaterais, mas aqueles que utilizaram o lítio tiveram um índice de recaídas muito menor (Wilkinson et al., 2002).

Por ser uma medicação utilizada há mais de 40 anos, seus efeitos terapêuticos e colaterais já foram extensamente explorados na literatura. De forma geral o lítio continua sendo igualmente eficaz em idosos, podendo ser seguro e bem tolerado mesmo em uma população acima de 80 anos (Fahy e Lawlor, 2001), mas requer alguns cuidados. O lítio possui uma pequena janela terapêutica e os níveis séricos devem ser cautelosamente avaliados. É altamente solúvel em água, não é metabolizado e sua eliminação se faz pelos rins. Idosos de forma geral necessitam doses menores de lítio (25%-50%) para alcançar as mesmas dosagens séricas (Sproule et al., 2000), isto porque apresentam uma redução da depuração renal e possuem proporcionalmente menos água corporal e massa muscular. Formulações de liberação lenta ("CR") são mais bem toleradas, podendo ser uma opção interessante para o idoso (Tueth et al., 1998).

As litemias devem ser avaliadas como nos adultos, 12 horas após a ingestão da última dose. Ainda existem divergências quanto à litemia ideal; alguns estudos demonstram boas respostas (Fahy e Lawlor, 2001) e melhor tolerabilidade (Sproule *et al.*, 2000) abaixo do limite inferior, outros mostram que as litemias devem seguir os valores preconizados para os adultos: 0,8 a 1,2 mEq/L (Eastham *et al.*, 1998).

Quando utilizado em níveis terapêuticos, o lítio pode gerar os mesmos efeitos colaterais observados nos adultos, tais como exacerbação de psoríase, indução de hipotireoidismo, ganho de peso, poliúria e tremor. O tremor é um efeito colateral relativamente comum e costuma melhorar com a diminuição da dose do lítio, diferentemente do que acontece na Doença de Parkinson. Muita atenção deve ser dada à interação com diuréticos tiazídicos (por exemplo, a hidroclorotiazida), pois estes aumentam os níveis séricos do lítio. Diuréticos de alça (por exemplo, a furosemida) seriam opções melhores, pois neles este efeito é menos intenso. Inibidores da ECA (enzima conversora de angiotensina) e uso prolongado de antiinflamatórios não hormonais também podem aumentar a litemia (Sproule *et al.*, 2000). Outra causa de aumento de litemia é a deficiência de sódio, causada por dieta ou drogas (Eastham *et al.*,1998). Em estudo feito com mais de 10 mil idosos (66 anos de idade ou mais) em uso de lítio, 3,9% foram internados em algum momento durante o tratamento devido à intoxicação por lítio. Este risco aumentava quando eram adicionados diuréticos de alça e inibidores da ECA, mas não diuréticos tiazídicos ou antiinflamatórios não hormonais (Juurlink *et al.*, 2004), diferentemente do que já está bem estabelecido para a população adulta.

Recomenda-se iniciar com doses de 150 mg por dia, com aumentos a cada cinco dias. Após a estabilização da medicação, o monitoramento dos níveis séricos deve ser feito a cada três meses, e a avaliação da função tireoideana deve ser feita a cada seis meses (Head e Dening, 1998). Isso porque, em uma população de bipolares idosos, o aparecimento de hipotireoidismo (6%) foi duas vezes mais freqüente do que naqueles que utilizavam o valproato (Shulman *et al.*, 2005a).

Apesar da pequena janela terapêutica do lítio, de maneira geral a incidência de efeitos adversos associados ao uso de lítio é baixa: 0,11 episódios por paciente por ano em uma população idosa. Em seguimentos de longo prazo não se observou uma associação entre o tratamento com lítio e aumento da chance de lesão renal, mas, naturalmente, naqueles pacientes que apresentam declínio da função renal deve-se tomar mais cuidado quando se utiliza o lítio (Bendz et al., 2001). Em um estudo comparando bipolares com 66 anos ou mais que iniciam tratamento com estabilizadores de humor, 2.422 novos usuários de lítio não apresentaram diferença estatisticamente significativa na incidência de delirium – uma importante manifestação de intoxicação – (2,8 por 100 pessoas-ano) quando comparados com 2.918 novos usuários de valproato (4,1 por 100 pessoas-ano). Assim, a escolha entre lítio e valproato nesta população não deve ser feita com base no risco de neurotoxicidade (Shulman et al., 2005b). De qualquer forma, apesar da baixa incidência, esta chance de complicação tanto para lítio quanto para valproato merece atenção. Os sinais de intoxicação por lítio são confusão, ataxia e distúrbios cognitivos, normalmente associados a uma litemia superior a 1,5 mEq/L, muito embora em idosos possa acontecer com níveis séricos mais baixos (Sproule et al., 2000; Sajatovic et al., 2005).

Alterações cognitivas são queixas comuns em pacientes tomando lítio para o tratamento do Transtorno Afetivo Bipolar e, em alguns casos, podem ser responsáveis por má aderência ao tratamento. Em um estudo duplo-cego com 15 voluntários normais tomando lítio (concentrações séricas de 0,8 mmol/l) e 15 tomando placebo foram avaliadas atenção e memória antes de se iniciar a medicação, após três semanas do início do tratamento e após duas semanas da descontinuação. Naqueles que utilizaram lítio não houve prejuízo nas tarefas que avaliavam memória de curta duração e atenção ou na memorização de longo prazo, um indicativo de que esta medicação não influencia a memória explícita. Não houve efeito na memória implícita ou na habilidade de se realizar duas tarefas ao mesmo tempo.

Houve, no entanto, efeitos no aprendizado quando testes que avaliavam memória explícita de longo prazo foram aplicados repetidamente (Stip et al., 2000). Em 46 pacientes eutímicos o lítio foi descontinuado e observou-se uma discreta melhora no desempenho de memória e de velocidade psicomotora. Estes efeitos deletérios foram mais importantes em pacientes mais jovens, com queixas depressivas e doses séricas mais altas do lítio (Kocsis et al., 1993). Em uma amostra de 25 pacientes bipolares utilizando lítio, entre outras medicações (12 com histórico prévio de dependência de álcool), comparados com 22 controles, encontrou-se um déficit de memória visual (em todos os bipolares) e de funções executivas (para o subgrupo de dependentes). Este déficit estava relacionado ao curso da doença, mas não aos níveis de lítio (van Gorp et al., 1998). Outro estudo comparando 15 controles com bipolares eutímicos em uso de carbamazepina (n = 18) e lítio (n = 18) há quatro semanas ou sem medicação (n = 12) não se encontrou diferença na performance cognitiva entre estes grupos (Joffe et al., 1988). Em uma amostra de 53 sujeitos com transtorno de humor estabilizado foi iniciada terapia profilática com lítio (níveis séricos de 0,6 mM/l) e feitas avaliações de memória antes do início da medicação, quatro e doze meses depois. Não foi encontrada nenhuma alteração nos testes estudados que avaliaram memória imediata e de aprendizado (Smigan e Perris, 1983). Em uma amostra menor, 16 pacientes (estudo duplo-cego, aleatório, *cross-over*) com doses médias de 0,94 mM/l, observou-se diminuição da velocidade psicomotora sem alteração no aprendizado e memória na extensa bateria aplicada. Os piores desempenhos estavam relacionados às maiores dosagens séricas (Squire et al., 1980). Honig e colaboradores (1999) escolheram 4 entre 17 estudos, por estes apresentarem metodologia adequada, e identificaram, da mesma forma, efeitos deletérios do lítio na memória e velocidade de processamento de informações. Em uma revisão mais recente das publicações entre 1968 e 2000, os possíveis efeitos encontrados são uma discreta diminuição na velocidade de processos mentais e memória verbal. Não foram observadas alterações em habilidades vísuo-espaciais, atenção, concentração ou efeito cumulativo negativo

(Pachet e Wisniewski, 2003). Em um dos poucos estudos longitudinais prospectivos de uma coorte de 18 pacientes adultos tratados com lítio e observados por seis anos, foi encontrada uma performance neurocognitiva estável (Engelsmann *et al.*, 1988).

Desta forma, idade avançada não deve ser um impedimento para o uso do lítio, tanto em relação à eficácia da medicação quanto ao risco de efeitos colaterais. Assim como para outros estabilizadores de humor, requer alguns cuidados adicionais relacionados à tolerabilidade. Os efeitos deletérios para cognição, se presentes, são discretos, e da mesma forma não justificam o abandono desta medicação. Além disso, crescem as evidências na literatura de possíveis efeitos neuroprotetores do lítio para bipolares. Se comprovados, estes efeitos benéficos adicional à estabilização de humor podem trazer novas esperanças para o tratamento de uma população com risco aumentado para declínio cognitivo.

Referências

1. Bendz H, Aurell M, Lanke J. A historical cohort study of kidney damage in long-term lithium patients: continued surveillance needed. Eur Psychiatry. 2001;16:199-206.
2. Chen ST, Altshuler LL, Melnyk KA, Erhart SM, Miller E, Mintz J. Efficacy of lithium vs. valproate in the treatment of mania in the elderly: a retrospective study. J Clin Psychiatry. 1999;60:181-6.
3. Eastham JH, Jeste DV, Young RC. Assessment and treatment of bipolar disorder in the elderly. Drugs Aging. 1998;12:205-24.
4. Engelsmann F, Katz J, Ghadirian AM, Schachter D. Lithium and memory: a long-term follow-up study. J Clin Psychopharmacol. 1988;8:207-12.
5. Fahy S, Lawlor BA. Lithium use in octogenarians. Int J Geriatr Psychiatry. 2001;16:1000-3.
6. Head L, Dening T. Lithium in the over-65s: who is taking it and who is monitoring it? A survey of older adults on lithium in the Cambridge Mental Health Services catchment area. Int J Geriatr Psychiatry. 1998;13:164-71.
7. Honig A, Arts BM, Ponds RW, Riedel WJ. Lithium induced cognitive side-effects in bipolar disorder: a qualitative analysis and implications for daily practice. Int Clin Psychopharmacol. 1999;14:167-71.
8. Joffe RT, Macdonald C, Kutcher SP. Lack of differential cognitive effects of lithium and carbamazepine in bipolar affective disorder. J Clin Psychopharmacol. 1988;8:425-8.
9. Juurlink DN, Mamdani MM, Kopp A, Rochon PA, Shulman KI, Redelmeier DA. Drug-induced lithium toxicity in the elderly: a population-based study. J Am Geriatr Soc. 2004;52:794-8.
10. Kocsis JH, Shaw ED, Stokes PE, Wilner P, Elliot AS, Sikes C, Myers B, Manevitz A, Parides M. Neuropsychologic effects of lithium discontinuation. J Clin Psychopharmacol. 1993;13:268-75.
11. Pachet AK, Wisniewski AM. The effects of lithium on cognition: an updated review. Psychopharmacology (Berl). 2003;170:225-34.
12. Sajatovic M, Madhusoodanan S, Coconcea N. Managing bipolar disorder in the elderly: defining the role of the newer agents. Drugs Aging. 2005;22:39-54.
13. Shulman KI, Rochon P, Sykora K, Anderson G, Mamdani M, Bronskill S, Tran CT. Changing prescription patterns for lithium and valproic acid in old age: shifting practice without evidence. BMJ. 2003;326:960-1.
14. Shulman KI, Sykora K, Gill SS, Mamdani M, Anderson G, Marras C, Wodchis WP, Lee PE, Rochon P. New thyroxine treatment in older adults beginning lithium therapy: implications for clinical practice. Am J Geriatr Psychiatry. 2005a;13:299-304.
15. Shulman KI, Sykora K, Gill S, Mamdani M, Bronskill S, Wodchis WP, Anderson G, Rochon P. Incidence of delirium in older adults newly prescribed lithium or valproate: a population-based cohort study. J Clin Psychiatry. 2005b;66:424-7.
16. Smigan L, Perris C. Memory functions and prophylactic treatment with lithium. Psychol Med. 1983;13:529-36.

17. Sproule BA, Hardy BG, Shulman KI. Differential pharmacokinetics of lithium in elderly patients. Drugs Aging. 2000;16:165-77.
18. Squire LR, Judd LL, Janowsky DS, Huey LY. Effects of lithium carbonate on memory and other cognitive functions. Am J Psychiatry. 1980;137:1042-6.
19. Stip E, Dufresne J, Lussier I, Yatham L. A double-blind, placebo-controlled study of the effects of lithium on cognition in healthy subjects: mild and selective effects on learning. J Affect Disord. 2000;60:147-57.
20. Tueth MJ, Murphy TK, Evans DL. Special considerations: use of lithium in children, adolescents, and elderly populations. J Clin Psychiatry. 1998;59(Suppl 6):66-73.
21. Van Gorp WG, Altshuler L, Theberge DC, Wilkins J, Dixon W. Cognitive impairment in euthymic bipolar patients with and without prior alcohol dependence. A preliminary study. Arch Gen Psychiatry. 1998;55:41-6.
22. Wilkinson D, Holmes C, Woolford J, Stammers S, North J. Prophylactic therapy with lithium in elderly patients with unipolar major depression. Int J Geriatr Psychiatry. 2002;17:619-22.

PSICOFARMACOLOGIA GERIÁTRICA

14

Antiparkinsonianos

Orlando Graziani Povoas Barsottini

Introdução

A doença de Parkinson (DP) é certamente uma das doenças neurodegenerativas mais prevalentes na população idosa. Sua incidência anual varia de 4,9 a 26 casos por 100.000[1] e aumenta consideravelmente com a idade, alcançando uma prevalência de 1% a 3% das pessoas a partir da sétima década[2]. Vale lembrar que do ponto de vista clínico a doença é identificada pela presença de bradicinesia, rigidez, tremor e alterações posturais. Alguns pacientes, durante o exame, apresentam predominância do tremor, enquanto em outros há predominância do quadro rígido-acinético. No inicio da doença predominam os chamados sintomas motores, estes controlados na maioria das vezes de forma adequada com levodopa ou agonistas dopaminérgicos. Em fases mais avançadas da doença existe o aparecimento dos chamados sintomas não-motores, incluindo alterações neuropsiquiátricas (distúrbios cognitivos e induzidos por drogas), disautonomia e complicações associadas ao uso das medicações (discinesias e flutuações).

As hipóteses etiológicas para DP incluem uma complexa interação entre fatores ambientais, tóxicos, predisposição genética e idade[3,4], e na sua patogênese pode ocorrer uma disfunção do sistema proteossoma-ubiquitina e mitocondrial, iniciando a partir daí uma cascata de eventos que resulta na perda dopaminérgica característica da doença[5]. O marcador biológico da doença de Parkinson são os corpúsculos de Lewy, constituídos em boa parte por uma proteína chamada alfa-sinucleína, cuja função real ainda é motivo de especulação. Em virtude disso a DP atualmente é classificada dentro do grupo das Sinucleinopatias, assim como a Atrofia de Múltiplos Sistemas e a Demência por Corpúsculos de Lewy.

Nos últimos anos houve uma grande evolução no entendimento da doença, em parte devido às pesquisas genéticas envolvendo pacientes com doença de Parkinson. Vários genes foram identificados (alfa-sinucleína, Parkin, DJ-1, PINK-1, LRRK-2, UCHL1, entre outros), incluindo formas dominantes e recessivas da doença, variando clinicamente desde quadros de início precoce e sem a presença dos corpúsculos de Lewy até quadros indistinguíveis das formas idiopáticas e clássicas da doença.

Tratamento da doença de Parkinson em idosos

Os pacientes idosos com doença de Parkinson apresentam certas peculiaridades que certamente irão influenciar no tratamento, escolha e exclusão de certas medicações. Devemos ter em mente que o paciente idoso apresenta maior suscetibilidade para efeitos colaterais de medicações, normalmente já utiliza medicações para outras comorbidades, e que existem alterações do metabolismo hepático, renal e alterações do funcionamento gástrico e intestinal.

Os pacientes com DP, principalmente os mais idosos, podem apresentar uma série de comorbidades que incluem: depressão (que pode ser um dos sintomas da doença de Parkinson), doenças cardiovasculares, hipertensão arterial, doenças pulmonares, dislipidemias, diabetes, glaucoma, síndromes dispépticas e prostatismo, entre outras.

Uma observação de cunho epidemiológico muito interessante e atual é que tanto o consumo de café, o tabagismo e o consumo crônico de antiinflamatórios não-hormonais parecem exercer um efeito neuroprotetor quanto ao aparecimento da DP, porém nenhum autor recomenda o uso rotineiro destas substâncias para prevenção da doença, visto que outros malefícios destas mesmas substâncias suplantam eventuais benefícios[6].

A utilização da politerapia em pacientes idosos portadores da DP pode trazer uma série de inconvenientes em relação à interação medicamentosa, resultando, na maior parte das vezes, em efeitos colaterais inesperados, e mesmo em eficácia diminuída das drogas antiparkinsonianas.

Neste grupo de pacientes várias drogas de uso comum apresentam efeito antidopaminérgico, podendo induzir a presença de parkinsonismo, ou o chamado parkinsonismo medicamentoso. Entre estas drogas destacam-se: alfa-metildopa, amlodipina, amiodarona, diltiazem, clorpromazina, cinarizina, flunarizina, haloperidol, lítio, metoclopramida, sulpirida, pimozida, entre outras. Acredita-se que o parkinsonismo medicamentoso seja a segunda causa mais comum de parkinsonismo, superada apenas pela DP.

As interações medicamentosas apresentam ocorrência de 3% a 5%, porém, quando há mais de dez medicações utilizadas, este número pode chegar a 20%. A interação pode ser chamada de positiva quando ocorre a exacerbação do efeito colateral de uma das drogas ou o aparecimento de efeito colateral ainda não descrito, ou negativas quando ocorre a perda da eficácia de umas das drogas. Algumas interações podem ser discretas, sem grandes repercussões clínicas, enquanto outras podem colocar a vida dos pacientes em risco.

Principais medicações utilizadas no tratamento da doença de Parkinson e suas interações medicamentosas

Anticolinérgicos

Até a primeira metade do século 20 os anticolinérgicos foram as principais drogas no tratamento da DP. São eficazes contra os tremores, porém, têm beneficio limitado nos outros sintomas da doença. Atualmente seu uso é limitado a pacientes jovens, pouco sintomáticos, para os quais se deseja postergar o início da levodopa. Hoje existe quase um consenso sobre se evitar o uso dos anticolinérgicos nos pacientes idosos, em especial aqueles que já apresentam algum grau de disfunção cognitiva, pois há o risco aumentado de desenvolvimento de confusão mental e alucinações.

Sabe-se que o uso associado dos anticolinérgicos com levodopa, agonistas dopaminérgicos, amantadina e inibidores da COMT em pacientes com DP avançado aumenta o risco de alterações psicóticas. Outros efeitos colaterais dos anticolinérgicos são retenção urinária, taquicardia, alterações da sudorese e piora dos sintomas oculares em portadores de glaucoma[7].

As principais drogas anticolinérgicas para tratamento da DP encontradas no Brasil são a triexifenidila e o biperideno.

Amantadina

Esta droga originalmente foi utilizada como antiviral, principalmente durante a gripe asiática da década de 60. Seu real mecanismo de ação parece ainda desconhecido, porém, tem efeito sintomático modesto em pacientes em fase inicial da doença. Normalmente utilizada nas doses de 200-300 mg/dia é geralmente bem tolerada, mas em pacientes idosos pode desencadear alucinações visuais, confusão mental, edema de tornozelos, livedo reticular e hiponatremia. Como tem excreção renal, deve ser utilizada com cuidado em pacientes portadores de insuficiência renal.

Estudos recentes demonstraram que a amantadina tem um potente efeito antidiscinético em pacientes com DP em uso de levodopa, causando um verdadeiro ressurgimento desta medicação. Este efeito parece dever-se, pelo menos em parte, à ação antiglutamatérgica da amantadina. A amantadina parece dimininuir o escore de discinesias em até 45% em comparação com o placebo[8].

Selegelina

A selegelina é uma droga inibidora da monoaminoxidase tipo B (MAO-B), que é uma das responsáveis pela degradação da dopamina no cérebro. A selegelina é altamente seletiva para a inibição da MAO-B em doses de 10 mg ao dia. Sua meia-vida é de cerca de 40 horas e seu efeito pode durar até três meses após a suspensão. É metabolizada com derivado de anfetamina, devendo ser tomada pela manhã para se evitar efeitos de insônia. Os efeitos colaterais mais comuns são o aumento das enzimas hepáticas, aparecimento de úlcera gástrica, e quando associada à levodopa pode piorar as discinesias de pico de dose. Porém, um dos efeitos colaterais mais temidos da selegelina é a hipotensão ortostática, que pode ser mais um fator associado à maior mortalidade em pacientes idosos.

Até há pouco tempo acreditava-se que a selegelina tinha um efeito neuroprotetor, porém estudos recentes têm demonstrado que a medicação tem apenas um benefício leve sobre os sintomas parkinsonianos, e não apresenta qualquer evidência do efeito neuroprotetor[9].

Um cuidado especial deve ser tomado no uso da selegelina associado a outras drogas serotoninérgicas ou inibidoras da MAO, como inibidores da recaptação de serotonina, antidepressivos tricíclicos e opiáceos, pelo risco de desenvolvimento da síndrome serotoninérgica. A síndrome é caracterizada pela confusão mental, agitação, rigidez, disautonomia, mioclonias, coma, podendo evoluir para rabdmiólise e morte.

A rasagilina, uma nova droga inibidora seletiva e irreversível da MAO-B, já utilizada em vários países, parece ser uma boa alternativa ao uso da selegelina. Tem as vantagens de não ser degradada em metabólicos anfetamínicos como a selegelina, diminuindo logicamente os efeitos colaterais e, por ser administrada uma vez ao dia, facilita seu controle em pacientes idosos ou dependentes de cuidadores[10].

Inibidores da COMT

A catecol-O-metiltransferase (COMT) é uma das principais enzimas responsáveis pela degradação da levodopa, dopamina e outras catecolaminas. A levodopa é metabolizada por várias enzimas, sendo as mais importantes a dopa descarboxilase e a COMT. As duas principais drogas chamadas de inibidoras da COMT são o tolcapone e o entacapone. A primeira droga esteve envolvida em casos de insuficiência hepática fulminante, o que tornou sua indicação mais limitada em virtude da necessidade de monitoração contínua da função hepática. O entacapone é um inibidor periférico seletivo da COMT. De modo geral é administrado na dose de 200 mg junto a cada dose de levodopa, até oito vezes ao dia. Apesar de prolongar o efeito da levodopa, o entacapone pode aumentar as discinesias em pacientes que já apresentem este tipo de complicação[11].

Outro efeito colateral comum da medicação são os quadros de diarréia associada ao uso do entacapone.

Deve ser lembrado que o uso concomitante da levodopa, inidores da MAO, inibidores da COMT e agonistas dopaminérgicos pode levar a uma piora do quadro parkinsoniano, com aparecimento dos períodos *off* em virtude da superestimulação dos receptores dopaminérgicos estriatais. O uso concomitante de inibidores da MAO e da COMT deve ser sempre evitado.

Agonistas dopaminérgicos

Os agonistas dopaminérgicos são substâncias que atuam diretamente nos receptores pós-sinápticos. São em geral uma boa opção terapêutica no início da doença, como monoterapia, em pacientes pouco sintomáticos. Alguns pacientes conseguem permanecer em monoterapia com agonistas por até três anos, quando pela progressão da doença existe a necessidade da associação de outras medicações. Outra possível alternativa terapêutica para a medicação é sua utilização em fases mais avançadas da doença como terapia combinada, principalmente naqueles pacientes que já apresentam complicações com a levodopa e para os quais seu aumento não é desejado.

Os principais efeitos colaterais dos agonistas dopaminérgicos são náuseas, vômitos e hipotensão ortostática. Podem ainda produzir pesadelos, alucinações e sintomas psiquiátricos.

Os agonistas mais antigos, como a pergolida, bromocriptina e cabergolina, são menos utilizados atualmente. No nosso meio os agonistas mais utilizados são o ropinirol e o pramipexol. O pramipexole é um agonista de D2/D3 não ergolínico. Sua dose deve ser escalonada atingindo até 3 a 4,5 mg ao dia. Além dos efeitos colaterais comuns aos agonistas dopaminérgicos, é descrita a presença de ataques de sono em pacientes utilizando esta medicação, principalmente nos mais idosos, exigindo muitas vezes até a suspensão do uso da droga. O ropinirol é um agonista D2 altamente seletivo. A dose inicial é de 0,25 mg 3 vezes ao dia, devendo atingir até 1 mg 3 vezes ao dia na maioria dos casos. Outro agonista muito utilizado em outros países, porém não disponível no Brasil, é a apomorfina, um agonista D2 e D1. Normalmente utilizada por via subcutânea, tem rápido efeito de ação e é utilizada como terapia de resgate em pacientes com períodos *off* refratários. Um agonista dopaminérgico de uso transdérmico chamado rotigotine já tem sido utilizado em outros países, com a vantagem principal de não produzir tantos efeitos colaterais quanto os agonistas de uso oral.

As principais vantagens do uso dos agonistas em comparação com a levodopa são: a estimulação direta do receptor pós-sináptico; a não-necessidade de uma enzima conversora; menor incidência de discinesias quando comparados à levodopa; e possível efeito neuroprotetor sugerido por pesquisas utilizando métodos de imagem, mas que ainda necessitam de confirmação[12]. Os agonistas dopaminérgicos têm menos poder em aliviar os sintomas parkinsonianos do que a levodopa, e produzem mais efeitos colaterais neuropsiquiátricos, além de terem um custo bem mais elevado.

Devemos lembrar que os pacientes não devem parar abruptamente as drogas dopaminérgicas, pois há a possibilidade de desenvolvimento da chamada síndrome neuroléptica maligna, que pode ser fatal.

Levodopa

A levodopa, um precursor da dopamina, permanece ainda nos dias de hoje como a principal droga no tratamento da DP. Como os pacientes inicialmente tratados com levodopa apresentavam grande incidência de náuseas e vômitos, associou-se à levodopa os inibidores da descarboxilase periférica, reduzindo sua metabolização periférica e conseqüentemente estes efeitos indesejáveis. Os inibidores da descarboxilase normalmente utilizados são a carbidopa e a benserazida. A levodopa, que é um aminoácido neutro, é absorvida no intestino delgado, absorção esta influenciada pela presença de alimentos e pela acidez gástrica. Sua meia-vida é de aproximadamente uma hora.

Atualmente são várias as apresentações comerciais da levodopa, incluindo formas associadas à benserazida, carbidopa, formas de liberação gradual e associada a inibidores da COMT. Os principais efeitos colaterais da levodopa são a náusea, que em muitos casos chega a ser incapacitante e refratária ao tratamento, hipotensão ortostática, e em fases avançadas da doença a confusão mental, alucinações e piora da função cognitiva em pacientes já dementes.

Como já foi dito anteriormente, a terapia com levodopa é o ponto principal da terapia sintomática da doença de Parkinson. Tem ótimo efeito sobre a bradicinesia, a rigidez e o tremor, porém, já sobre o desequilíbrio postural tem pouca eficácia. De modo geral, nos dias atuais, tem tomado muita a atenção dos médicos que tratam a doença de Parkinson a tentativa de se evitar, ou pelo menos postergar, as temidas complicações pelo uso da levodopa: flutuações motoras (*wearing-off*, flutuações *on-off*), discinesias (pico de dose, discinesia bifásica, distonia matinal), entre outras. Acredita-se que após aproximadamente cinco anos de uso da levodopa até 50% dos pacientes já apresentem alguma forma de complicação associada a esta droga. As flutuações em *wearing-off* são também conhecidas como deterioração de fim de dose e relaciona-se diretamente ao tempo de ingestão da levodopa. As flutuações em *on-off* são rápidas transições entre estados *on* e *off*, e não necessariamente estão relacionados ao tempo de uso das medicações. As complicações mais temidas são as discinesias, movimentos involuntários anormais associados ao uso de agentes dopaminérgicos, e que muitas vezes se tornam o principal limitante da doença em estágios avançados. A principal forma de discinesia é chamada de discinesia de pico de dose que, como o próprio nome diz, ocorre no auge do efeito da medicação, principalmente na forma de movimentos coreoatetóticos. Existe ainda hoje nos grandes centros de pesquisa e tratamento da DP a discussão sobre a introdução precoce ou não da levodopa na tentativa de se evitar as temidas complicações associadas com o uso destas medicações. Em pacientes mais jovens e poucos sintomáticos alguns grupos têm dado preferência ao início com drogas como anticolinérgicos, selegelina ou agonistas dopaminérgicos. Em pacientes mais idosos e mais sintomáticos, poderia já se iniciar com levodopa, lembrando-se sempre que esta deva ser titulada gradualmente conforme a resposta ao tratamento, devendo-se permanecer atento para os possíveis efeitos colaterais[13].

Interações medicamentosas em pacientes idosos com doença de Parkinson

Antidepressivos

Estima-se que 40%-60% dos pacientes com DP irão apresentar depressão durante a evolução da doença, inclusive não se relacionando com o estágio ou gravidade da doença. A utilização de antidepressivos como os tricíclicos nestes pacientes, principalmente os idosos, pode desencadear efeitos indesejáveis, como hipotensão postural, arritmias cardíacas e síncope. O uso dos inibidores seletivos da recaptação de serotonina (ISRS), apesar de algumas controvérsias no início do uso em pacientes parkinsonianos, aparecem atualmente como a linha de frente para o tratamento da depressão em pacientes com DP. Uma complicação rara do uso dos ISRS em pacientes parkinsonianos é a chamada síndrome serotoninérgica, já comentada anteriormente neste capítulo, quando da associação do uso dos ISRS com levodopa e selegelina[14].

Antipsicóticos

Principalmente em fases avançadas da doença, os pacientes necessitam do uso de antipsicóticos, em virtude da presença de grande número de complicações neuropsiquiátricas que acompanham a doença. Como os antipsicóticos tradicionais podem piorar em muito os sintomas parkinsonianos, atualmente tem se optado pelo uso dos neurolépticos chamados de atípicos. Dentro dos grupos dos neurolépticos atípicos têm se utilizado a clozapina, risperidona, olanzapina, e atualmente a quetiapina. A clozapina parece ser, dentre todas estas drogas, a melhor escolha, pois é a que menos induz a piora dos sintomas parkinsonianos. A limitação do seu uso reside na necessidade de monitoração hematológica contínua pelo risco de desenvolvimento de agranulocitose. Um dado interessante e atual é que os neurolépticos atípicos, em baixas doses, têm sido utilizados para o tratamento das discinesias com resultados em alguns casos promissores[15].

Anti-hipertensivos

É reconhecido que algumas drogas anti-hipertensivas têm claro efeito antidopaminérgico, podendo resultar em problemas para pacientes parkinsonianos. Drogas poucos utilizadas atualmente, como a alfa-metildopa e a reserpina, têm claro efeito antidopaminérgico. Principalmente no grupo das drogas bloqueadoras dos canais de cálcio temos encontrado drogas com efeito antidopaminérgico, entre elas: amlodipina, nifedipina, nitrendipina, verapamil e diltiazem. Parece que a melhor opção para os pacientes parkinsonianos seriam os diuréticos (tiazídicos), betabloqueadores e inibidores da enzima conversora da angiotensina.

Inibidores da acetilcolinesterase

Estima-se a ocorrência de demência na DP entre 20%-40% dos pacientes, mais comumente em estágios avançados da doença e em pacientes com início tardio da doença. O uso de drogas com ação anticolinesterásica esta indicada neste pacientes, havendo hoje a opção por várias drogas, entre elas a rivastigmina, o donepezil e a galantamina. Vários estudos demonstram a melhora da função cognitiva e comportamental em pacientes em uso das medicações, estando atualmente seu uso quase rotineiro em pacientes parkinsonianos com distúrbios cognitivos. Devemos, porém, estar atentos para os efeitos colaterais destas medicações[16].

Distúrbios do sono

Como em outras doenças do grupo das sinucleinopatias, a DP apresenta-se associada a um grande número de distúrbios do sono, que interessam principalmente à população idosa. Os pacientes podem apresentar uma fragmentação do sono, movimentos periódicos, síndrome das pernas inquietas e distúrbio comportamental do sono REM. Neste último caso, quando inexistente a hipotonia muscular típica da fase REM do sono, o paciente pode apresentar vocalizações e intensa atividade motora durante o sono, levando muitas vezes ao falso diagnóstico por parte do cuidador ou familiar de agitação psicomotora ou quadros psicóticos. Este quadro normalmente é tratado com clonazepan em baixas doses, enquanto na síndrome das pernas inquietas utilizamos principalmente agentes dopaminérgicos[17].

Outras medicações

Entre as várias interações medicamentosas possíveis em pacientes idosos com DP destacaremos algumas mais comuns. Drogas antiandrogênicas utilizadas no tratamento do câncer de próstata podem piorar os sintomas da doença de Parkinson, com efeitos colaterais de astenia e debilidade motora. Existe um risco aumentado de hipotensão ortostática em pacientes com DP e disfunção erétil em uso de sildenafil. Alguns estudos demonstram uma deficiência de vitamina D em pacientes parkinsonianos, e atualmente tem-se recomendado para estes pacientes a reposição vitamínica. Pacientes com DP e arritmia cardíaca devem, quando possível, evitar o uso de amiodarona, em virtude do seu efeito antidopaminérgico. Em pacientes com DP e dislipidemia há o relato de piora dos sintomas parkinsonianos em pacientes em uso de lovastatina, embora alguns estudos epidemiológicos tenham demonstrado uma menor incidência de DP em paciente que utilizam estatinas[18].

Referências

1. Macdonald BK, Cockrell OC, Sander JW et al. The incidence and lifetime prevalence of neurological disorders in a prospective community-based study in the UK. Brain 2000; 123: 665-676.
2. Zhang ZX, Roman GC. Worldwide occurrence of Parkinson's disease: an update review. Neuroepidemiology 1993; 12:195-208.
3. Semchuk KM, Love EJ, Lee RG. Parkinson's Disease. A test of the multifactorial etiologic hypothesis. Neurology 1993; 43:1173-80.
4. Gosal D, Ross AO, Toft OM. Parkinson's Disease: the genetics of a heterogeneous disorder. Eur J Neurol 2006; 13:616-27.
5. Mckaught KSP, Olanow CW. Proteolytic stress: A unifying concept for the etiopathogenesis of Parkinson's disease. Ann Neurol 2003; 55:73-86.
6. Powers KM, Kay DM, Factor SA, Zabetian CP, Higgins DS, Samii A et al. Combined effects of smoking, coffee, and NSAIDs on Parkinson's disease risk. Mov Disord. 2008 Jan. 23(1):88-95.
7. Katzenschlager R, Sampaio C, Costa J, Lees AJ. Anticholinergics for symptomatic management of Parkinson disease (Cochrane Review). Cochrane Database Syst Rev 2003; (2): CD003735.
8. Thomas A, Iacono D, Luciano AL, Armellino K, Di Dorio A, Onofry M. Duration of amantadine benefit on dyskinesia of severe Parkinson disease. J Neurol Neurosurg Psychiatry 2004; 75(1): 141-143.
9. Shoulson I, Oakes D, Fahn S et al. Impact of sustained deprenyl (selegeline) in levodopa-treated Parkinson's disease: a randomized pacebo-controlled extension of the deprenyl and tocopherol antioxidative therapy of parkinsonism trial. Ann Neurol 2002; 51: 604-612
10. PARKINSON STUDY GROUP. A controlled trial of rasagiline in early Parkinson's disease: the TEMPO study. Arch Neurol 2002; 59: 1937-1943.
11. Brooks DJ. Safety and tolerability of COMT inhibitors. Neurology 2004; 62 (suppl1); S39-S46.
12. Marek K, Seybl J, Shoulson I et al., for the Parkinson Study Group. Dopamine transporter brain imaging to assess the effects of pramipexole vs levodopa on Parkinson's disease progression. JAMA 2002; 287: 1653-1661.
13. Goetz CG, Koller WC, Poewe W et al. Movement Disorders Society task Force. Management of Parkinson's disease: an evidence-based review. Mov Disord 2002; 17 (suppl 4).
14. Lemke MR. Depressive symptoms in Parkinson's disease. Eur J Neurol. 2008 Apr;15 Suppl 1:21-5.

15. Fenelon G. Psychosis in Parkinson's disease: phenomenology, frequency, risk factors, and current understanding of pathophysiologic mechanisms. CNS Spectr. 2008 Mar. 13(3 Suppl 4):18-25
16. Caballol N, Marti MJ, Tolosa E. Cognitive dysfunction and dementia in Parkinson disease. Mov Disord. 2007 Sep. 22 Suppl 17:S 358-66.
17. Postuma R, Gagnon JF, Vendette M, Charland K, Montplaisir J. REM sleep behavior disorder in Parkinson's disease is associated with specific motor features. J Neurol Neurosurg Psychiatry. 2008 Aug. 18. [Epub ahead of print]
18. Wahner AD, Bronstein JM, Bordelon YM, Ritz B. Statin use and the risk of Parkinson disease. Neurology. 2008 Apr. 15; 70(16 Pt 2):1418-22.

PSICOFARMACOLOGIA GERIÁTRICA

15

Psicofarmacologia da Dor no Idoso

Carlos Eduardo Altieri

Dor pode ser definida como uma experiência sensorial e emocional desagradável associada a lesão tecidual real ou potencial. Os resultados no controle da dor dependem de seu diagnóstico adequado, quantificação da dor, do tratamento multiprofissional oferecido e do seguimento correto dos pacientes. A analgesia satisfatória dos pacientes com dor aguda e crônica gera impacto na qualidade de vida e na manutenção do bem-estar biopsicossocial.

O fenômeno doloroso não implica apenas a veiculação das informações nociceptivas via canais sensoriais para as unidades neuronais sensitivas no sistema nervoso central (SNC). Há íntima interação entre as estruturas envolvidas no processamento das diversas qualidades e modalidades sensoriais e a área dolorosa, e entre esta e os centros responsáveis pela cognição e comportamento psíquico. A experiência dolorosa implica a interpretação do aspecto físico-químico do estímulo nocivo; a interpretação depende do alerta, humor, afeto, significado simbólico atribuído ao fenômeno sensitivo e dos aspectos culturais dos indivíduos. Há sistemas modulatórios supressores da nocicepção no sistema nervoso periférico (SNP) e em várias regiões do SNC que possibilitam ao indivíduo interpretar a sensação dolorosa com magnitudes variadas, na dependência das condições ambientais e das conveniências do momento em que ela se expressa.

O principal recurso no tratamento da dor é a farmacoterapia. As principais drogas utilizadas são os antiinflamatórios não-hormonais, os opióides, os corticosteróides, os antidepressivos, os anticonvulsivantes e os neurolépticos. Naturalmente, de acordo com as características e causas da dor, o médico deverá escolher o melhor esquema terapêutico personalizado para cada doente.

O paciente idoso tem várias peculiaridades quanto à utilização das drogas mencionadas; a interação com medicamentos de uso prévio, o desconhecimento quanto à utilização de analgésicos por parte dos profissionais que atendem ao doente idoso, especialmente os opióides, e as particularidades da fisiologia do idoso provocam a insegurança que gera o mau controle dos quadros álgicos no paciente idoso, especialmente no universo da dor crônica.

Aspectos do tratamento da dor aguda no idoso

O tratamento correto da dor aguda depende de sua causa e da remoção desta; entretanto, a analgesia rápida e eficaz é fundamental para minimizar o sofrimento daqueles que aguardam a investigação e a correção das anormalidades que provocam a dor. O uso de analgésicos em doentes idosos deve buscar o controle da dor aguda, evitar efeitos colaterais sistêmicos e neurológicos e permitir a continuidade da investigação diagnóstica, sem mascarar sinais e sintomas importantes. As drogas usadas no tratamento da dor aguda podem ser divididas em analgésicos não-opióides e opióides.

Analgésicos não-opióides

Os analgésicos não-opióides são freqüentemente usados no controle da dor aguda; entre eles destacam-se os antiinflamatórios não-hormonais (AINH) e os antiinflamatórios esteróides (AIE). Neste capítulo, estes medicamentos não serão discutidos.

Analgésicos opióides

Os opióides são drogas muito importantes no controle da dor aguda no idoso. Por muito tempo, a falta de conhecimento e de prática no uso dos opióides pelos próprios médicos fez com estes medicamentos fossem subutilizados; o receio pelo desenvolvimento de dependência e pelos efeitos colaterais, especialmente aqueles cognitivos, interferiu na indicação adequada dos opióides para os pacientes idosos. A dor causada pelas fraturas patológicas, a dor oncológica e a dor visceral aguda, comuns nas faixas etárias mais avançadas, são mais bem controladas com o uso de opióides.

Os opióides se ligam aos receptores do sistema analgésico endógeno de maneira sinérgica com diferentes afinidades, justificando assim diferentes potências analgésicas. De acordo com sua ação nestes receptores, podem ser classificados em: agonistas (morfina, fentanil, alfentanil, sufentanil, meperidina, entre outros); agonista-antagonistas (nalbufina, buprenorfina); antagonistas (naloxona). Tradicionalmente, são divididos de acordo com a potência analgésica em fracos (codeína) e potentes (morfina, fentanil). As tabelas de conversão (tabela 1) contendo doses eqüianalgésicas fornecem guias para administração. Em pacientes idosos a depressão respiratória pode ocorrer quando doses excessivas de opióides são administradas isoladamente ou quando associadas com outros depressores do sistema nervoso central como os benzodiazepínicos e neurolépticos. O tratamento da depressão respiratória inclui a suspensão da administração de opióides, e, eventualmente, a administração de naloxona. Outros efeitos comuns indesejáveis inerentes aos opióides são: náusea, vômito, retenção urinária, obstipação e prurido.

Tabela 1. Agonistas opióides: doses eqüianalgésicas

Drogas	Dose eqüianalgésica a 10 mg de Morfina IM	Dose eqüianalgésica a 10 mg de Morfina VO	Meia-vida horas	Duração da ação horas
CODEÍNA	130	200	2 - 3	2 - 4
MEPERIDINA	75	300	2 - 3	2 - 4
OXICODONA	15	30	2 - 3	2 - 4
MORFINA	10	30	2 - 3	3 - 4
METADONA	10	20	15 - 190	4 - 8
FENTANIL TD	—	—	—	48 - 72

Aspectos do tratamento da dor crônica no idoso

A dor crônica no paciente idoso é comum. Pode ser causada por anormalidades do aparelho locomotor (ex.: osteoartrose, bursite, tendinopatias, síndrome dolorosa miofascial), neuropatias (ex.: polineuropatias dolorosas, hérnias do disco intervertebral, neuralgia pós-herpética), dor associada ao câncer (dor óssea por metástases, dor visceral, dor actínica), entre outras. O arsenal de medicamentos usados no tratamento da dor crônica é variado; a escolha do esquema terapêutico é feita na dependência da causa ou causas da dor crônica em questão; os psicofármacos mais utilizados no tratamento da dor crônica serão revisados a seguir.

Antidepressivos

O nome antidepressivo é inadequado; os medicamentos inclusos nesta categoria não são necessariamente usados no tratamento da depressão, apesar de a grande maioria ter sido desenvolvida com este propósito.

A propriedade serotoninérgica do antidepressivo permite seu uso como analgésico em doentes com dor crônica de origem neuropática ou com síndrome dolorosa miofascial associada. A serotonina é o mais importante neurotransmissor do sistema supressor de dor existente nas estruturas subcorticais e do tronco encefálico; sua potencialização através dos antidepressivos explica o poder analgésico destes medicamentos. Os antidepressivos utilizados no tratamento da dor podem ser divididos em duas categorias: os antidepressivos tricíclicos e os antidepressivos não-tricíclicos.

Antidepressivos tricíclicos

Os antidepressivos tricíclicos ou aminas tricíclicas são agentes serotoninérgicos com capacidade de potencializar o sistema supressor de dor através da inibição da recaptação da serotonina na fenda sináptica das suas vias. Sua utilização no paciente idoso é útil e segura, desde que respeitadas algumas observações. A dose inicial a ser utilizada para o tratamento da dor neuropática no idoso deve ser baixa: tomando a amitriptilina como exemplo da classe dos tricíclicos, a dose de entrada de 5 mg ao dia já pode ser benéfica. Conforme o resultado observado, esta dose pode ser elevada até 75 mg ao dia, quando o efeito analgésico do tricíclico já precisa estar evidente. O doente idoso tem restrições importantes quanto ao uso de doses elevadas de aminas tricíclicas: o aparecimento de efeitos colaterais cognitivos como sonolência, irritabilidade e confusão mental, a instalação ou acentuação de incontinência urinária e obstipação intestinal, o ganho de peso devido à voracidade, a acentuação de glaucoma e anormalidades cardiovasculares (hipotensão ortostática e bradiarritmias); entretanto, estes efeitos colaterais são dose dependente e raramente são limitantes quando usadas pequenas doses de tricíclico. A insegurança existente na utilização dos antidepressivos tricíclicos no paciente idoso resulta na limitação de seus benefícios neste grupo; respeitando-se o cuidado quanto às doses, observando-se precocemente a instalação de efeitos indesejados e conhecendo as suas interações medicamentosas, o uso do antidepressivo tricíclico no idoso é seguro e fundamental no controle da dor crônica de substrato neuropático e/ou miofascial. A tabela 1 mostra os principais antidepressivos tricíclicos usados no tratamento de dor.

Antidepressivos não-tricíclicos

O aparecimento de novas drogas serotoninérgicas – os inibidores seletivos da recaptação da serotonina – para o tratamento da depressão motivou seu uso para os doentes com dor crônica. Vários estudos bem conduzidos e significativos foram realizados com a fluoxetina, a sertralina, a paroxetina e o citalopram no tratamento de dor neuropática e da síndrome dolorosa miofascial, demonstrando que estas drogas são ineficazes para este propósito[1,2,3]. A venlafaxina pode ser útil no tratamento da dor de origem neuropática central e periférica; a dose efetiva para este propósito é semelhante àquela antidepressiva e, portanto, a venlafaxina deve ser utilizada com cautela no paciente idoso, visto que os seus efeitos colaterais são comuns e podem ser perigosos: anormalidades do ritmo cardíaco, hipotensão postural, retenção urinária, acentuação de glaucoma e obstipação severa. Os inibidores balanceados da recaptação de serotonina, em particular a duloxetina, parecem ser efetivos no controle da dor crônica de caráter miofascial e relativamente bem tolerados pelos pacientes idosos. A dose inicial de 30 mg ao dia pode ser suficiente para proporcionar a analgesia buscada, entretanto mais estudos controlados são necessários para confirmar esta possibilidade. A duloxetina pode causar aumento de peso, retenção urinária e obstipação, bem como diarréia.

Interação entre serotoninérgicos

Durante a década de 90, os antidepressivos da classe de inibidores seletivos da recaptação tornaram-se conhecidos de toda a classe médica, populares na sociedade ("pílula da felicidade"), e ocuparam o lugar dos benzodiazepínicos como os psicofármacos mais usados. Atualmente, os pacientes idosos freqüentemente usam os serotoninérgicos com o propósito de tratar os sintomas depressivos próprios da faixa etária: a fadiga crônica e as flutuações de humor; a associação de antidepressivos tricíclicos com os inibidores seletivos da recaptação de serotonina deve ser feita com extremo cuidado, senão, contra-indicado. A possibilidade do desencadeamento de crise serotoninérgica é considerável, e em idosos, maior. A crise serotoninérgica é caracterizada por fenômenos disautonômicos, tais como arritmias cardíacas, hipertensão arterial severa, anormalidades vasomotoras, e nos casos mais graves, crises epilépticas e estado de mal epiléptico de difícil tratamento. Assim, associar-se, por exemplo, a sertralina e a amitriptilina, que teriam propostas terapêuticas diferentes, só é viável usando-se pequenas doses do tricíclico e através do seguimento clínico rigoroso. Na prática, esta conduta não é recomendável.

Anticonvulsivantes

Os medicamentos usados no tratamento de crises epilépticas podem ser benéficos no controle da dor de origem neuropática, devido a seu efeito estabilizador de membrana neuronal e pela diminuição da ocorrência de potenciais ectópicos e correntes efáticas em vias neuronais anormais. Estes medicamentos, apesar de colocados em um mesmo grupo farmacológico, são heterogêneos. Assim, serão apresentados e discutidos separadamente.

Carbamazepina

A carbamazepina é efetiva no controle da dor neuropática de característica paroxística, em choque ou pontada, intermitente; o exemplo clássico desta dor é a neuralgia do trigêmeo. Sua ação deve-se à inibição de canais de sódio da membrana neuronal, estabilizando-a. A carbamazepina pode ser usada em pacientes idosos com relativa segurança; entretanto, a dose inicial deve ser pequena, recomendando-se 50 mg duas vezes ao dia. Conforme a resposta terapêutica e a tolerância, esta dose pode ser elevada gradualmente. Os efeitos colaterais mais comuns no idoso são as anormalidades no equilíbrio estático e dinâmico (ataxia), borramento visual, diplopia e sonolência; em casos de intoxicação medicamentosa, o quadro pode simular uma disfunção do tronco cerebral e cerebelo. A interação medicamentosa da carbamazepina com outras drogas deve sempre ser observada: vários remédios de uso comum pelo paciente idoso interferem no nível sérico da carbamazepina. A amiodarona, o propanolol, a nimodipina e a nifedipina, a digoxina, a warfarina, a sinvastatina têm seu clearence aumentado pela carbamazepina e, portanto, precisam ter suas doses elevadas quando ocorre o uso concomitante. Há necessidade de monitorizar o hemograma, a função hepática e a natremia dos usuários crônicos de carbamazepina, pelo menos semestralmente, devido à possibilidade de ocorrência de agranulocitose, hepatotoxicidade e síndrome de secreção inapropriada do ADH, respectivamente.

Gabapentina

A gabapentina age de maneira desconhecida sobre a dor neuropática; foi desenvolvida como um agente agonista do ácido gama-aminobutírico (GABA) e sua proposta terapêutica inicial seria de adjuvante no tratamento da epilepsia. Atualmente, é uma das principais drogas usadas no controle de dor associada à neuropatia periférica[6], como nos casos de diabéticos, por quimioterápicos e pós-herpética. A dose analgésica recomendada é de 1600 mg ao dia, e, portanto, elevada; em pacientes idosos a dose mencionada dificilmente é tolerada; recomenda-se a introdução gradual da gabapentina, 300 mg ao dia, elevando-se a dose em 300 mg a cada 5 dias, permitindo a observação da instalação de efeitos colaterais e da melhora dos sintomas álgicos. A associação da gabapentina com antidepressivos tricíclicos ou neurolépticos não é perigosa, e costuma ser vantajosa nos quadros de dor neuropática crônica mais rebeldes.

Lamotrigina

A lamotrigina é um anticonvulsivante com propriedades analgésicas demonstrada em casos de neuropatia periférica dolorosa não relacionada à quimioterapia[7]. A tolerância por pacientes idosos é significativamente melhor que com outros anticonvulsivantes, entretanto há risco de farmacodermia grave (síndrome de Stevens-Johnson) em 3/1000 usuários. Sua dose inicial é de 25 mg ao dia, podendo ser aumentada até 200 mg ao dia em três tomadas.

Outros anticonvulsivantes

Há estudos em andamento analisando a capacidade analgésica de novos anticonvulsivantes como o topiramato e a pregabalina, com resultados prévios animadores; o uso da fenitoína para o controle de dor neuropática não é rotineiro, porém esta droga pode ser particularmente útil em casos de agudização de dor neuropática cronificada, como a neuralgia trigeminal e a neuralgia herpética, visto que sua apresentação parenteral endovenosa permite que se alcancem níveis séricos satisfatórios em pouco tempo, diferentemente dos outros anticonvulsivantes utilizados para o tratamento de dor.

Neurolépticos

O uso dos neurolépticos no tratamento da dor crônica é justificável através de sua ação antagonista dopaminérgica (bloqueador de receptores dopaminérgicos D2), e parece ter sua melhor resposta quando usado em associação com antidepressivos tricíclicos[5]. Os neurolépticos atípicos (olanzapina, risperidona, quetiapina) não têm efeito analgésico comprovado, talvez pelo fato de agirem de maneira antagônica sobre os receptores de serotonina 5HT-2.

A clorpromazina é o neuroléptico mais utilizado no tratamento da dor neuropática nos idosos, especialmente útil como adjuvante no tratamento da neuralgia pós-herpética; pode ser ministrada sob a forma de solução oral (em gotas), o que possibilita a titulação cuidadosa da dose desejada, estratégia adequada no paciente idoso; a dose inicial, nesta faixa etária, é de 2 a 3 gotas a cada 6 horas, aumentando-se gradualmente conforme o resultado observado. Os efeitos colaterais mais comuns da clorpromazina são sonolência, rigidez plástica e bradicinesia, instabilidade postural, turvação visual e ganho de peso. Freqüentemente, em pacientes idosos é necessária a diminuição ou interrupção da medicação após 2 ou 3 meses de uso contínuo, visto que a impregnação pelo neuroléptico é praticamente inevitável.

Outras drogas utilizadas em dor crônica no paciente idoso

A síndrome dolorosa miofascial é comum no paciente idoso, e muitas vezes é a principal causa de quadros álgicos mistos complexos e de tratamento desestimulante; além dos antidepressivos tricíclicos, o baclofeno é útil no controle da síndrome dolorosa miofascial em idosos; o baclofeno é um agente agonista Gabaérgico (agonista do receptor GABA tipo B) e, quando em baixas doses, pode ser efetivo no relaxamento de pontos-gatilho miofasciais. Sua dose inicial no doente idoso é de 5 mg à noite, podendo ser elevada até 30 mg ao dia em três tomadas, dose esta dificilmente tolerada pelo idoso devido à sonolência provocada. A mexiletina, droga antiarrítmica, pode ser usada no controle da dor existente nas polineuropatias crônicas que cursam com a síndrome de hipersensibilidade sensorial, como, por exemplo, no diabético[8]; sua dose inicial é de 100 mg ao dia, podendo ser aumentada até 300 mg ao dia em três tomadas. A tolerância em pacientes idosos é muito boa.

Referências

1. Walker Z, Walker RW, Robertson MM, Stansfeld, S. Antidepressant treatment of chronic tension-type headache: a comparison between fluoxetine and desipramine. Headache. 1998, Jul.-Aug. 38(7):523-8.
2. Sindrup SH, Jensen TS. Efficacy of pharmacological treatments of neuropathic pain: an update and effect related to mechanism of drug action. Pain. 1999 Dec. 83(3):389-400.
3. McCleane G. Antidepressants as analgesics. CNS Drugs. 2008; 22(2):139-56.
4. Russell IJ, Mease PJ, Smith TR, Kajdasz DK, Wohlreich MM, Detke MJ, Walker DJ, Chappell AS, Arnold LM. Efficacy and safety of duloxetine for treatment of fibromyalgia in patients with or without major depressive disorder: Results from a 6-month, randomized, double-blind, placebo-controlled, fixed-dose trial. Pain. 2008 Jun. 136(3):232-4.
5. Thompson M, Bones M. Nontraditional analgesics for the management of postherpetic neuralgia. Clin Pharm. 1985 Mar.-Apr. 4(2):170-6.
6. Morello CM, Leckband SG, Stoner CP. Randomized double-blind study comparing the efficacy of gabapentin with amitriptyline on diabetic peripheral neuropathy pain. Arch Intern Med. 1999; 159:1931-1937.
7. Vinik AI, Tuchman M, Safirstein B et al. Lamotrigine for treatment of pain associated with diabetic neuropathy: results of two randomized, double-blind, placebo-controlled studies. Pain. 2007 Mar. 128(1-2):6-7.
8. Dejgard A, Petersen P, Kastrup J. Mexiletine for treatment of chronic painful diabetic neuropathy. Lancet. 1988; 1:9-11.

PSICOFARMACOLOGIA GERIÁTRICA

16

Questões Pertinentes à Farmacologia da Mulher Idosa

Ênfase na Terapia Hormonal

Joel Rennó Jr.
Hewdy Lobo Ribeiro

Introdução

A maior incidência ou recorrência de depressão em mulheres durante a transição menopáusica (período que ocorre cerca de cinco anos antes da menopausa) e a possível associação com as mudanças hormonais fazem parte de uma lista de causas possíveis para ocorrência da depressão nesta fase.

O período de perimenopausa está associado a sintomas vasomotores, risco de osteoporose, disfunção sexual, sintomas depressivos e ansiosos, além das dificuldades psicossociais que, geralmente, ocasionam prejuízos à qualidade de vida desta população.

A perimenopausa é o período de vulnerabilidade para o desenvolvimento de sintomas depressivos, e as mudanças hormonais parecem ter papel fundamental. É o que denominamos na atualidade "janela de vulnerabilidade".

Alguns trabalhos mostram que os hormônios sexuais, como o estrógeno, interagem com os sistemas de serotonina, noradrenalina e dopamina, influenciando a ação de antidepressivos.

O tratamento da depressão na perimenopausa apresenta particularidades por causa das controvérsias ainda existentes sobre os riscos da Terapia Hormonal (TH) como adjuvante ao uso de antidepressivos e as diferenças de respostas entre mulheres nas fases de pré e pós-menopausa.

Na última década, o tratamento da depressão neste período vem merecendo uma atenção especial, sobretudo quanto ao papel dos antidepressivos associados ou não à Terapia Hormonal (TH).

Aspectos conceituais

O climatério pode ser definido como o período de transição entre a fase reprodutiva, ou menácme, e a não-reprodutiva, ou senilidade. Inicia-se em torno dos 40 anos de idade e termina ao redor dos 65 anos. Durante esse período ocorre a menopausa (Rennó Jr. e Soares, 2007).

A menopausa é definida pela Organização Mundial de Saúde como a parada permanente da menstruação, em conseqüência da perda definitiva da atividade folicular ovariana. É necessária a confirmação durante um período de 12 meses de amenorréia através da história retrospectiva (Tang et al., 1996).

Menopausa também é relatada como a permanente cessação da menstruação, definida pela última menstruação, resultando de redução da atividade ovariana (Riecher-Rossler e Geyter, 2007).

A perimenopausa é o período descrito desde os primeiros sintomas ou indicações de aproximação da menopausa até 12 meses após a menopausa (Burger, 1996).

Outro entendimento de perimenopausa é um período de tempo antes da menopausa, quando fatores hormonais, biológicos e clínicos começam ter mudanças, até o final do primeiro ano de menopausa (Riecher-Rossler e Geyter, 2007).

Pós-menopausa é o período depois da menopausa (Riecher-Rossler e Geyter, 2007).

Episódio Depressivo Maior é um quadro clínico que dura, no mínimo, duas semanas e representa uma alteração a partir do funcionamento anterior; apresenta pelo menos um conjunto formado por cinco sintomas, um deles representado por humor deprimido ou perda de interesse ou prazer.

O conjunto de sintomas, com a presença de pelo menos cinco deles, para preenchimento dos critérios diagnósticos de Episódio Depressivo Maior inclui: humor deprimido na maior parte do dia; acentuada diminuição do interesse ou prazer pela maioria das atividades; perda ou ganho significativo de peso; insônia ou hipersonia; agitação ou retardo psicomotor; fadiga ou perda de energia; sentimento de inutilidade ou culpa excessivos; capacidade diminuída de pensar ou concentrar-se e pensamentos recorrentes de morte.

Esses sintomas devem causar sofrimento clinicamente significativo e não ser devidos a uso de substâncias nem fazer parte de um quadro de Transtorno Bipolar.

Transtorno Depressivo Maior (TDM) é um curso clínico caracterizado por um ou mais Episódios Depressivos Maiores sem história de Episódios Maníacos, Mistos ou Hipomaníacos.

Transtorno Depressivo Maior Recorrente é a presença de dois ou mais Episódios Depressivos Maiores. Para se considerar episódios distintos é preciso haver um intervalo de pelo menos dois meses consecutivos durante os quais não sejam preenchidos os critérios para TDM (DSM-IV-TR, 1994).

Alterações hormonais e depressão no climatério

Está bem conhecido que a prevalência de Depressão Maior em mulheres é maior que a de homens, desde a adolescência e contínua ao longo da vida (Kessler *et al.*, 1993). Há trabalhos que indicam o aumento da incidência em mulheres durante a perimenopausa e a menopausa (McKinlay *et al.*, 1992; Freeman *et al.*, 2004). Porém, na atualidade, não se associa maior prevalência de depressão à menopausa e pós-menopausa.

A menopausa é a cessação natural e permanente da menstruação, resultado da falência ovariana total. Na perimenopausa, a transição é caracterizada por significantes mudanças hormonais. Durante a perimenopausa e no período pós-menopáusico imediato há uma grande redução na secreção de estradiol e progesterona. Outras mudanças envolvem o aumento dos níveis de Hormônio Folículo Estimulante (FSH), que estimulam o aumento dos folículos ovarianos imaturos, assim como alterações dos níveis de inibina – um peptídeo que inibe a síntese e secreção de FSH –, e da ativina – um peptídeo que aumenta a síntese e a secreção de FSH. O Hormônio Luteinizante (LH), que dispara ovulação, também tem seus níveis elevados (Siefer e Kennard, 1999).

Tem sido sugerido que as mudanças hormonais nos anos da pré-menopausa são responsáveis por instabilidade afetiva, sintomas de depressão e começo ou recorrência de Transtorno Depressivo Maior (McKinlay *et al.*, 1992; Hay *et al.*, 1994).

Há evidência de que os neurônios serotoninérgicos no cérebro são sensíveis à presença ou à ausência dos hormônios ovarianos estrógeno e progesterona. A presença de estrógenos endógenos e exógenos modula os sistemas serotoninérgicos, noradrenérgicos e dopaminérgicos de neurotransmissão, induzindo formação de novas espinhas dendríticas e regulando fatores neurotróficos (Halbreich *et al.*, 2001; Garlow *et al.*, 1999; Bryant *et al.*, 2006).

O estado de hipoestrogenismo crônico pode reduzir a resposta para Antidepressivos Inibidores Seletivos da Recaptação de Serotonina (ISRS) (Thase *et al.*, 2005; Spinelli, 2005), e há evidência de que Terapia Hormonal aumente o efeito do ISRS em pacientes com depressão perimenopáusica (Schneider *et al.*, 1997; Zanardi *et al.*, 2007).

Mudanças hormonais relacionadas com a influência da menopausa para resposta aos antidepressivos estão bem determinadas em alguns estudos. O benefício potencial no tratamento da depressão com TH, combinada ou não com antidepressivos, ocorre nas fases de peri e pós-menopausa (Cohen *et al.*, 2005).

Alguns estudos publicados sobre o tratamento da depressão na peri e pós-menopausa, apesar de apresentarem limitações metodológicas, sugerem que a TH teria propriedades antidepressivas independentes ou aumentaria a eficácia dos antidepressivos (Rennó Jr. e Soares, 2007).

Controvérsias do tratamento da depressão na menopausa

Um estudo prospectivo de seis semanas de Pae *et al.* (2008) abrangendo 39 mulheres com depressão maior diagnosticada pelo DSM-IV, 17 em pré-menopausa e 22 em pós-menopausa, investigou o primeiro momento de resposta para tratamento antidepressivo em mulheres pós-menopausadas não tratadas com TH para avaliar o efeito da condição de pós-menopausa com os níveis hormonais e a resposta aos antidepressivos.

A escala de Depressão de Hamilton de 17 itens, a Escala de Depressão de Montgomery-Asberg (MADRS) e a Escala Clínica de Impressão da Avaliação de Severidade Global (CGI-S) foram realizadas nas semanas 1, 3 e 6. Depois, foram controladas por tempo de início, seguimento com base na severidade dos sintomas, dosagem dos antidepressivos, níveis de FSH, LH e estradiol em mulheres pós-menopausadas com uma pobre resposta a antidepressivos após seis semanas de tratamento comparadas com a resposta em mulheres pré-menopausadas.

Apesar das limitações metodológicas, o estudo sugere que o estado de menopausa e a idade mais avançada são preditores de resposta pobre aos antidepressivos. Então, parece que o nível de FSH pode interferir com o mecanismo de ação dos agentes antidepressivos.

O objetivo do trabalho de Pae et al. (2008) foi avaliar o impacto do status da menopausa e a relação hormonal na resposta aos vários tratamentos antidepressivos. Compararam-se mulheres pré e pós-menopausadas tomando números demográficos, clínicos e descrição hormonal. Para evitar a interferência da estabilização hormonal exercida por reposição hormonal, foram excluídas mulheres em TH.

Os dois maiores encontros de interesse obtidos deste trabalho foram que o status menopausal tem um significado efetivo na resposta aos antidepressivos, prejudicando a recuperação de sintomas depressivos, e que grandes níveis de FSH predizem uma resposta pobre aos antidepressivos, particularmente em mulheres pós-menopausadas.

Dados consistentes demonstram existir uma associação elevada entre mudanças hormonais na menopausa e depressão. Níveis de estradiol têm sido reportados como sendo inferiores em peri e pré-menopausadas deprimidas. Os aumentos dos níveis de FSH têm sido também reportados em depressão pós-menopausal, bem como o aumento de LH. Nesta amostra, os escores de depressão estão associados com níveis de LH, mas apenas em mulheres pré-menopausadas, enquanto em mulheres pós-menopausadas apenas o FSH era associado com a base de dados da CGI-S. Não foi observada a associação de estradiol (E2) e depressão basal em ambos os grupos de mulheres pré e pós menopausadas.

O principal objetivo do trabalho foi investigar o efeito das mudanças hormonais ocorridas com a menopausa e a resposta ao tratamento antidepressivo. Poucos dados foram avaliados neste trabalho, mas há evidência de que a TH aumenta o efeito de ISRS em pacientes com depressão pós-menopausa, embora seja pequeno o conhecimento sobre a interface entre mudança hormonal e o efeito dos antidepressivos.

Os dados emergidos deste estudo dão suporte à função ainda polêmica do FSH na resposta ao tratamento antidepressivo. Estes dados estão alinhados com dois trabalhos publicados, um em 2003, por Daly et al., reportando que níveis de FSH decrescem simultaneamente com aumento de sintomas depressivos em mulheres perimenopausadas não tratadas com antidepressivos; outro, de Shahine *et al.* (2006), descreveu um aumento dos níveis de FSH em mulheres em idade reprodutiva tratadas com ISRS para depressão maior.

Harvey *et al.* reportou pequena exacerbação de sintomas dentro das duas primeiras semanas de tratamento de mulheres em pós-menopausa, provavelmente por causa de menor flutuação de níveis hormonais.

Na amostra de Pae *et al.* (2008), que era pequena para testar esta hipótese, apenas duas mulheres mostraram sintomatologia pior na semana um, e ambas eram pré-menopausadas em linha com Harvey *et al.*. De qualquer maneira, ambas as mulheres mostraram diminuição na severidade dos sintomas nas semanas 3 e 6.

Os dados mostram que os níveis basais de FSH preditores de resposta para tratamento podem ser decorrentes de uma interação entre FSH e as drogas antidepressivas. Esta interação pode ser mediada pela modulação de neurotransmissores como acetilcolina, norepinefrina, dopamina, serotonina, melatonina e ácido glutâmico, que têm mostrado pôr em ação um importante controle na liberação de FSH na glândula Pituitária Anterior (Barraclough *et al.*, 1982; McCann *et al.*, 1998).

Zanardi *et al.* (2007) reportaram uma correlação positiva entre níveis de LH e resposta ao tratamento antidepressivo em pacientes sem TH. Pae *et al.*, 2008, não observaram a mesma associação na amostra de pós-menopausadas, mas uma associação foi detectada em mulheres pré-menopausadas com níveis basais de LH na terceira semana, nos escores de severidade.

A revisão de alguns estudos clínicos tem demonstrado que o tratamento estrogênico melhora os distúrbios do humor e sintomas depressivos ocorridos durante a menopausa, mas não se observou um efeito do nível basal de estradiol na resposta ao tratamento antidepressivo (Pae *et al.*, 2008). Verificou-se na pesquisa que houve um efeito negativo da idade na resposta ao tratamento antidepressivo que era independente dos níveis hormonais e do status de menopausa; este resultado está alinhado com relatos prévios.

Para sumarizar, nos dados de Pae *et al.* (2008) houve uma resposta pobre ao tratamento antidepressivo de pós-menopausadas comparado com mulheres na pré-menopausa. Outros preditores de um efeito terapêutico limitado foram os níveis elevados de FSH e a idade avançada.

Algumas limitações caracterizaram o trabalho. Primeiro, a pequena amostra medida reduz fortemente o poder estatístico de sua análise para ser capaz de significar detecção apenas de grande efeito exercido por clínica e indicador hormonal. Para melhorar a possibilidade de noticiar algumas diferenças e conseguir a natureza preliminar da análise, foi aplicada a correção de Bonferroni, mas esta poderia ter guiado os falsos positivos.

Este *paper* de Pae *et al.* (2008) sugere, apesar das limitações admitidas, que a pós-menopausa obtém pequeno benefício com o tratamento antidepressivo comparado com mulheres na pré-menopausa, sem TH, e que a idade avançada, independentemente, prediz um efeito terapêutico pobre, em linha com evidências prévias. Níveis basais elevados de FSH podem predizer uma resposta para tratamento antidepressivo em mulheres pós-menopausadas. Este dado pode ser importante para instruir o desenvolvimento de drogas favoráveis para eficácia de antidepressivos em mulheres pós-menopausadas deprimidas.

O uso da reposição estrogênica com estrogênio eqüino conjugado (EEC) em mulheres menopáusicas oligossintomáticas não foi conclusivo quanto à sua função de melhora dos sintomas do humor, porque existem trabalhos que não mostram benefício e outros encontraram resultados opostos (Rennó Jr. e Soares, 2007). Portanto, outro fator a ser avaliado é o tipo de TH e a via de administração.

O estudo de Zanardi *et al.*, 2007, objetiva avaliar a resposta prospectiva de antidepressivos ISRS em depressão pós-menopausa com ou sem TH.

A população estudada inclui 170 mulheres pós-menopausadas com episódio depressivo pelos critérios do DSM-IV – 47 em TH e 123 sem TH –, iniciando o tratamento com um ISRS.

Sintomas depressivos foram acessados e sete semanas após reavaliados por avaliador cego ao regime de tratamento. A resposta foi de 62,3% em grupo sem TH, e de 83,7% no grupo com TH, p = 0,013. Uma correlação inversa surgiu entre os níveis basais de LH e o aumento de escores da Escala de Hamilton para depressão (HRSD) no grupo sem TH (p = 0,001).

Por este trabalho, a TH associou-se com um aumento da resposta aos ISRSs. Em mulheres pós-menopausadas, os níveis basais de LH podem ser tomados na avaliação como possível preditor de resposta.

Este estudo demonstrou que a TH afeta significativamente a resposta aos antidepressivos ISRSs em mulheres pós-menopausadas, pois mulheres recebendo a TH tiveram uma melhor eficácia antidepressiva. Este efeito surgiu entre duas e três semanas de tratamento e continuou significante até o fim do trabalho.

Hormônios estrogênicos exercem numerosos e importantes efeitos no sistema nervoso central (SNC), facilitando, particularmente, o efeito no sistema serotoninérgico (Bethea *et al.*, 2002; McEwen, 2002).

Esta evidência fornece uma explicação teórica sobre o mecanismo em que a ação de drogas antidepressivas, como os ISRSs, pode ser aumentada pela reposição concomitante de estrogênios.

O papel da TH e do tratamento antidepressivo em peri e pós-menopausa tem sido investigado em estudos experimentais com diferentes propósitos.

A retrospectiva de quatro braços de estudos por Schneider *et al.* 1997 encontrou a fluoxetina superior ao placebo num grupo de pacientes tomando TH (N = 72), mas não no outro grupo (N = 286) sem TH, e também uma significante interação entre TH e efeito de tratamento aumentando HRSD.

Na seqüência de estudos de Schneider *et al.* (2001), demonstrou-se uma clara diferença de taxas de resposta entre mulheres com ou sem TH, emergindo apenas no grupo de mulheres mais jovens (60-64 anos de idade).

Tem sido sugerido que estrogênio sozinho é efetivo em tratamento de depressão em mulheres na perimenopausa (Schmidt *et al.*, 2000; Soares *et al.*, 2001), mas não nas que estão há 5-10 anos na pós-menopausa (Morison *et al.*, 2004).

No estudo de Zanardi *et al.* (2007), as pacientes em TH por longo período da pós-menopausa eram também mais responsivas aos antidepressivos serotoninérgicos do que as sem tratamento de TH. Com estes dados, pode-se atribuir efeito específico dos estrógenos na ampliação da ação de antidepressivos serotoninérgicos por causa do efeito psicotrópico do estradiol.

Amsterdan *et al.* (1999), não encontraram diferenças significativas para 20 mg por dia de fluoxetina em mulheres com ou sem HT, embora a amostra considerada apresentasse uma idade relativamente jovem (52,2 ± 5.3 anos e 51.4 ± 5.5 anos, respectivamente).

Thase *et al.* (2005) conduziram uma longa análise de oito trabalhos controlados randomizados de pacientes deprimidas com terapia prévia com ISRS, venlafaxina e placebo. Entre estas mulheres, eles encontraram uma significativa interação refletindo resposta precária com ISRS no grupo mais idoso, maior ou igual a 50 anos, *versus* o grupo mais jovem, menor de 50 anos, e esta diferença desapareceu no grupo de mulheres tomando TH.

Soares *et al.* (2003a; 2003b) realizaram dois estudos em que avaliaram citalopram junto a tratamento de TH e citalopram isolado, com 13 e 22 pacientes, respectivamente, em mulheres peri e pós-menopausadas. A resposta nos dois trabalhos foi similar.

O curto período de sete semanas da observação de Zanardi *et al.* (2007) não permitiu compreender completamente se a vantagem do grupo de TH derivou de um pequeno ataque de ação de ISRS por TH ou por uma grande eficácia desta combinação terapêutica.

Ambas as hipóteses estariam de acordo com o antagonismo estrogênico em receptores 5HT1A, e este mecanismo tem sido postulado como envolvido na aceleração e crescimento da propriedade do pindolol (Perez et al., 1997; Zanardi et al., 2007).

Com estas controvérsias e dificuldades de conclusões acertadas, são necessários grandes ensaios para elucidar estes pontos.

Em Zanardi et al. (2007), um segundo e inesperado resultado ocorre por causa do valor preditivo de níveis basais do LH na resposta antidepressiva. Particularmente neste trabalho observou-se uma correlação inversa entre os níveis de gonadotrofina e a melhora clínica medida na Escala de Hamilton. Este efeito aparece como uma direção no todo da amostra, mas é seletivamente significante nos pacientes sem TH.

Pacientes com níveis basais baixos de LH mostram vantagem na resposta a antidepressivos, e estes também em acordo com a evidência de que pacientes em TH têm uma resposta superior: neste grupo, de fato, registraram-se menores valores de LH, provavelmente dependente da TH. Não é facilmente discutido se níveis de LH podem ter um papel causal na resposta antidepressiva, ou se esta observação é apenas um epifenômeno. É interessante observar que a 5-HT e níveis de triptofano são usualmente inversamente relacionados com níveis de LH (Vitale e Chiocchio, 1993; Carretti et al., 2005). Nesta base, pode-se colocar como hipótese que mulheres que não estavam em TH, tendo baixos níveis de LH, poderiam indicar uma grande atividade do sistema de serotonina. Assim, uma condição pode representar um substrato favorável para a ação de ISRS; desde então o ISRS poderia determinar forte efeito na presença de alta concentração de 5HT.

Poder-se-ia considerar que em algumas pacientes com baixos níveis de LH haveria o poder adequado para secreção espontânea de estrogênio, que poderia diminuir a secreção de LH e aumentar o efeito da terapia; não estando correlacionado um encontro entre estrogênio e resposta (Zanardi et al., 2007).

Outra hipótese original é da evidência de que a atividade do eixo hipotálamo-pituitária-ovário está inibida pelo eixo hipotálamo-pituitária-adrenal (HPA), particularmente pela ação do hormônio corticotrópico (CRH) e cortisol na liberação de hormônio gonadotrófico (GnRH), LH e FSH (Young e Korszun, 2002; Vadakkadath Meethal e Atwood, 2005; Carrasco e Van de Kar, 2003; Kalantaridou *et al.*, 2004; Swaab *et al.*, 2005). Assim, o baixo nível de LH observado em resposta é possível de se correlacionar pela hiperatividade do eixo HPA presente antes do tratamento. A eficácia dos antidepressivos, principalmente quando é manifestada através de resposta sustentada, está mediada por uma redução da atividade do eixo HPA (Holsboer e Barden, 1996; Holsboer, 2000; Zobel *et al.*, 2001), e cada efeito pode ocorrer mais provavelmente nestes sujeitos iniciando-se com nível de atividade basal superior.

Alguns estudos também têm mostrado baixos níveis de LH no plasma em mulheres com depressão na pós-menopausa (Altman *et al.*, 1975; Amsterdam *et al.*, 1983; Brambilla *et al.*, 1990); mulheres com este perfil de hormônios baixos podem constituir um subtipo de pacientes com uma resposta favorável a antidepressivos.

Um limite do estudo Zanardi *et al.*, 2007, inclui a falta de um acesso específico a sintomas de perimenopausa, como momentos de calor, transpiração noturna e secura vaginal.

Esta não é uma limitação crítica, porque as pacientes eram apenas mulheres na pós-menopausa, e alguns estudos evidenciam que sintomas vasomotores, principalmente ondas de calor e sudorese noturna, não estão correlacionados com humor (Soares e Cohen, 2001; Morgan *et al.*, 2005).

Se freqüentemente progestágenos têm sido implicados na gênese de irritabilidade e cansaço (Klaiber *et al.*, 1996; Soares *et al.*, 2003a, b), outros estudos (Odmark *et al.*, 2004, Zanardi *et al.*, 2007) não encontraram diferença na resposta entre pacientes tomando estrógeno isoladamente ou em combinação com progestágenos.

Em mulheres pós-menopausadas, o nível basal de LH pode ser tomado como possível preditor de resposta. Na amostra de Zanardi *et al.* (2007), a TH teve significante aumento de resposta para antidepressivos ISRS. Pela indicação para TH, conseguiu-se evitar associação de fatores de risco (Grady *et al.*, 2002; Hulley *et al.*, 2002; Rossouw *et al.*, 2002) usando a possibilidade de indicar baixas doses de hormônio, por pequeno período de tempo, para tratar os sintomas relacionados com a menopausa e útil para favorecer os efeitos da resposta antidepressiva.

File *et al.* (2002), com o artigo que estuda os níveis de estradiol associados com deficiência cognitiva em mulheres na pós-menopausa 10 anos depois de implante de estradiol, demonstraram que o tratamento estrogênico tem sido encontrado para melhorar a memória em mulheres saudáveis na pós-menopausa, mas os efeitos são pequenos, especialmente quando o status socioeconômico é controlado. Há algumas evidências que indicam que os benefícios declinam ou se revertem ao longo do tratamento.

O exame dos efeitos após 10 anos de implante de estradiol na atenção, memória e função do lobo frontal foi feito em mulheres saudáveis com idades entre 51 e 72 anos que tiveram menopausa cirúrgica. O estudo foi aberto; as pacientes eram recrutadas estando em fase de menopausa clínica e testadas exatamente antes de receber um novo implante. Todas as pacientes tinham recebido TH com estradiol por 10 anos.

Cada paciente era pareada com uma semelhante que nunca havia recebido TH. Dezoito pares foram pareados por idade, status socioeconômico, anos de educação secundária e ocupação. Elas foram submetidas a escalas de humor e a uma bateria de testes cognitivos.

Nos resultados, as pacientes com implante de estradiol tinham significativa melhora psicológica e de sintomas somáticos, e piora da flexibilidade mental. Análise de covariância mostrou que a diferença em sintomas de menopausa não avalia as diferenças cognitivas. Não havia diferenças nos testes de atenção sustentada, na categoria tarefa generalizada ou em autolistas de humor depois do estresse do teste cognitivo.

Concluiu-se que longo tempo de tratamento com implante de estradiol não demonstra benefício cognitivo, e pode até induzir à piora da função cognitiva.

As mulheres tratadas com implante de estradiol experimentaram significativamente mais sintomas somáticos e psicológicos que aquelas que nunca receberam TH, e isto ficava evidente no final da vida útil do implante. Sugere-se, portanto, que o mínimo de sintomas de menopausa tem correlação com a concentração de estradiol, ou seja, os sintomas podem não derivar, necessariamente, da baixa concentração de estradiol (Kampen e Sherwin 1994; Pólo-Kantola et al., 1998; Wolf et al., 1999).

Os resultados de File et al., 2002, portanto, não evidenciam melhora cognitiva das mulheres em TH comparadas às pós-menopausadas sem TH.

Um estudo desenvolvido por Duff e Hampson (2000) atestou que mulheres que tinham recebido tratamento com estradiol de dois meses a 20 anos não mostram melhor performance em testes de memória episódica, embora haja melhor performance na memória de trabalho (working memory).

Em um estudo que controla a idade de início da menopausa, educação e histerectomia, Binder et al. (2001) não encontraram evidências de melhora cognitiva global. Mulheres tratadas com tibolona por 10 anos melhoraram a performance em testes de memória episódica, comparadas ao grupo controle (sem TH), mas o grupo tibolona teve performance pior em alguns testes de funções executivas (Fluck et al., 2000, 2002).

Os resultados encontrados por File et al. (2002) em dois estudos sugerem que, embora o tratamento estrogênico de baixa dosagem no longo prazo possa ter efeito benéfico sobre a memória, o mesmo tratamento no longo prazo, com uma dosagem hormonal mais elevada, não necessariamente causa melhora, e, freqüentemente, pode causar piora cognitiva.

A magnitude da piora cognitiva encontrada no estudo é similar à de outros trabalhos (Duka et al., 2000; Verghese et al., 2000).

Uma importante questão é que não se detectou uma correlação entre a piora cognitiva e os sintomas da menopausa (depressão e somáticos), ou seja, mesmo na possibilidade de melhora do humor secundária à TH, a performance cognitiva não sofria uma influência significativa do hormônio (Hogervorst *et al.*, 2001).

Riecher-Rossler e Geyter (2007) relataram a influência da menopausa na saúde mental da mulher – estando associada com o papel do estrogênio. Algumas conclusões são controversas no papel da TH como adjuvante no tratamento destas doenças mentais. Na menopausa há falência ovariana. Como o estrógeno tem importante atividade psiconeuroprotetora, sua redução poderia disparar ou agravar doenças mentais em mulheres vulneráveis.

Estas controvérsias ocorrem, particularmente, desde a publicação de estudos recusando o potencial benefício da TH na pós-menopausa. Alguns destes estudos têm limitações metodológicas, e os resultados discutidos freqüentemente falham para diferenciar claramente entre peri e pós-menopausa, entre transição menopáusica e envelhecimento, entre ponto de corte de doença mental e mudanças menores em saúde. Os autores normalmente não diferenciam entre uso profilático e terapêutico de estrógenos.

Os resultados controversos continuam quanto à eficácia da associação de estrógenos e antidepressivos, que se mostram favoráveis em alguns estudos, e em outros não (Rennó Jr. e Soares, 2007).

Uso ilegal e abuso de drogas

Simoni-Wastila e Yang (2006) relataram que o uso ilegal e abuso de drogas legais e ilegais constitui-se em um crescente problema entre adultos idosos.

Relatam que, apesar da riqueza de informações na epidemiologia e tratamento do abuso de álcool em adultos idosos, comparativamente poucos dados são avaliados em relação ao abuso de drogas na população idosa.

As evidências sugerem que o uso de drogas ilegais é relativamente raro entre adultos idosos, comparado com adultos jovens e adolescentes.

Há um crescente problema de uso ilegal e abuso de drogas prescritas com potencial de abuso. Está estimado em 11% o uso ilegal de prescrição em mulheres idosas. O uso não médico de drogas de prescrição, entre todos os adultos com mais de 50 anos, será aumentado para 2,7 milhões em 2020.

Os fatores associados ao abuso de drogas em adultos idosos incluem sexo feminino, isolamento social, história de uso de substâncias ou doença mental e exposição médica decorrente da prescrição de medicamentos com potencial de abuso.

Não há *screening* ou instrumentos de avaliação para identificação ou diagnóstico de abuso de drogas na população idosa. Uma abordagem especial pode ser necessária quando o tratamento do distúrbio por uso de substância em adultos idosos, com múltiplas comorbidades e/ou prejuízo sociofuncional e a mínima aproximação, pode ser considerado como a primeira abordagem.

Medicações psicoativas com potencial de abuso são usadas por aproximadamente um em cada quatro idosos, e este uso provavelmente está aumentando na população idosa. O tratamento de distúrbios mentais causados por drogas usadas em prescrições para adultos idosos pode envolver a família e os cuidadores para mostrar as tomadas dentro de cálculos e cuidados unindo fatores psicológico, emocional e limitações cognitivas de idade.

Pesquisas adicionais são necessárias na epidemiologia, serviços de saúde e tratamento dos aspectos de abuso de drogas em idosos, como também o desenvolvimento de *screenings* apropriados através de instrumentos diagnósticos.

Ainda precisa haver o entendimento de cada fator necessário para a criação e prevenção de recursos educativos para pacientes e cuidadores em relação ao desenvolvimento e validação de *screenings* seguros e instrumentos acessíveis e adaptados para indivíduos idosos e suas drogas de abuso.

Há necessidade de alocação de recursos para identificar e testar tratamentos em pesquisas com adultos idosos usuários de drogas psicoativas.

Os psicólogos, médicos, farmacêuticos, enfermeiros, membros da família e outros envolvidos nos cuidados de idosos na comunidade ou residências terapêuticas são importantes para a detecção de problemas por uso de drogas psicoativas em idosos. Para psicólogos, por exemplo, pode ficar claro o abuso durante o curso de diálogo.

Os sintomas não são limitados a mudanças de conduta e humor, e incluem: aumento do uso ou procura por medicações psicoativas, insônia, depressão e ansiedade; mudança nas atividades sociais; mudanças no funcionamento e desempenho de habilidades em performance de atividades diárias; e aumento do déficit cognitivo e psíquico.

Evidências de queda, acidentes em veículos motores e outras injúrias ou traumas também mostram ser possivelmente relacionadas com o envolvimento de psicofármacos.

Membros da família e outros cuidadores, formais e informais, se mostram ser eficazes para colaborar na prevenção.

Qualidade de vida e TH

Smith *et al.* (2006), em estudo com mulheres no sul da África para analisar a qualidade de vida em mulheres pós-menopausadas após Terapia Hormonal (TH), mostraram que, apesar dos efeitos colaterais, a hormonioterapia teve efeito positivo na qualidade de vida global no grupo estudado.

O estudo populacional de Smith *et al.* (2006) compreendeu um grupo de mulheres tratadas em local de assistência privada. Elas tinham nível econômico médio e alto, e mais de 18 meses de menopausa. As pacientes respondiam ao questionário de acordo com sua percepção de qualidade de vida com uso de TH.

O questionário usado foi o Utian Quality of Life (UQoL), cuja escala postada foi para 541 mulheres, das quais 421 mandaram resposta e 398 instrumentos puderam ser utilizados. Nos cálculos, a média de idade era de 60 anos; 313 mulheres (78,6%) estavam usando terapia hormonal e 275 mulheres (69,1%) reportaram concomitantes problemas médicos. Uso de TH teve forte significado nos escores em três dos quatro domínios do UQoL, a saber: ocupacional (p = 0,046), emocional (p = 0,03) e sexual (p = 0,009). Não havia diferença significativa no domínio saúde (p = 0,2).

A Organização Mundial de Saúde (OMS) define a qualidade de vida como a percepção do indivíduo de sua posição na vida, no contexto da cultura e sistema de valores em que vive, englobando as metas, conquistas e interesses.

A percepção da qualidade de vida é difícil de definir e mensurar porque não há uma aceitação global quanto à quantificação. Algumas das especificidades da menopausa mensuradas na qualidade de vida, com sintomas focais, foram desenvolvidas por Greene.

Quando manejamos problemas de saúde em mulheres na pós-menopausa é importante individualizar a atenção. Sempre devemos considerar a relação da equação risco-benefício para a qualidade de vida e tipo de avaliação realizada. Para este estudo com escala de qualidade de vida, os autores concluíram que a TH parece realçar a qualidade de vida global (Smith *et al.*, 2006).

Distúrbios do sono

Krystal *et al.* (1998) relataram que um número importante de mulheres relata distúrbios do sono associados com a peri e pós-menopausa. A insônia pode estar relacionada com mudanças ocorridas neste período. Esta insônia pode aparecer devido ao suor noturno e ondas de calor, em razão das mudanças hormonais, o que é decorrente de uma alteração do ponto de equilíbrio do centro termorregulatório hipotalâmico. A persistência de sintomas de insônia depois da Terapia Hormonal pode indicar condicionamento comportamental da insônia inicial por causa da sudorese noturna ou ter outra origem, como um transtorno de humor ou de ansiedade, entre outras. A insônia, nesses períodos, também pode ser independente da fase e ocorrendo, por exemplo, por causa de distúrbios do sono como a Síndrome das Pernas Inquietas e a apnéia do sono, além do uso abusivo de álcool e/ou benzodiazepínicos.

Ao atender uma mulher nesse período com queixas de insônia, antes de mais nada devemos investigar outras causas sem relação obrigatória com o período climatérico, fazendo-se a exclusão de sintomas depressivos, ansiosos, fibromialgia, fadiga e dor crônica, entre outras síndromes.

Algumas intervenções alternativas iniciais, quando a TH está contra-indicada de forma absoluta, podem ser o uso do antidepressivo trazodona, terapia cognitivo-comportamental, exercícios, redução de estresse e cessação do tabagismo. Muitos fogachos respondem, favoravelmente, a antidepressivos duais como a venlafaxina. Em 2009, teremos um novo antidepressivo, o succinato de desvenlafaxina, que até poderá ter uma indicação interessante para as mulheres idosas, já que é o principal metabólito ativo da venlafaxina que penetra na barreira hematoencefálica aumentando os níveis de serotonina e noradrenalina do hipotálamo, importante na regulação de sono e vigília, na resposta ao estresse e na regulação do comportamento sexual. Outro aspecto vantajoso deste novo medicamento é que a farmacocinética independe do estado individual de metabolização por CYP2D6 – o que implica segurança devido às interações medicamentosas, tão significativas na polifarmácia que afeta os idosos.

Pode-se indicar terapia cognitivo-comportamental junto com hormonioterapia para prevenir prolongamento do distúrbio do sono após resolução da sudorese noturna.

O uso de medicações hipnóticas e sedativas é de utilidade improvável na insônia da peri e pós-menopausa por causa da tolerância, riscos de dependência, quedas e dependência, entre outras repercussões. Em alguns casos, baixas doses de medicação podem ser usadas junto com terapia comportamental para a insônia condicionada neste grupo.

Não se devem atribuir alterações do sono diretamente com as fases de peri e pós-menopausa, e sim determinar se houve distúrbio do sono associado diretamente com mudança no ciclo reprodutor e com sintomas vasomotores, e considerar a terapia comportamental especialmente para a insônia persistente depois da Terapia Hormonal.

Conclusões

A menopausa é um evento fisiológico, mas ela está acompanhada de alterações hormonais, biológicas e mudanças psicossociais. Algumas destas mudanças podem ser gatilhos ou agravar doenças mentais em algumas mulheres, provavelmente, com base na suscetibilidade genética. Terapia estrogênica pode nestes casos ser uma medida efetiva (Riecher-Rossler e Geyter, 2007).

Um subgrupo de mulheres vulneráveis pode sofrer de mudanças hormonais naturais incidentes durante a perimenopausa e coincidir com múltiplas mudanças psicossociais durante esta fase da vida. Terapia Estrogênica pode ser útil nestes casos, mas carrega alguns riscos. Após revisão, fica clara a necessidade de mais pesquisas para indicar e contra-indicar a TH no contexto de doenças mentais da mulher (Riecher-Rossler e Geyter, 2007).

Na ausência de resposta à terapêutica hormonal, quando os riscos superam os benefícios, após extensa avaliação clínica e ginecológica da paciente, ou na presença de sintomatologia depressiva mais grave, recomenda-se que o tratamento preferencial deve ser multidisciplinar, utilizando-se antidepressivos tricíclicos, ISRSs ou duais, na modulação de ação de vários neurotransmissores e apoio de psicoterapia; o alívio de outras queixas somáticas relacionadas aos períodos da peri e pós-menopausa é fundamental para promover a melhora de qualidade de vida destas pacientes (Rennó Jr. e Soares, 2007).

As controvérsias da indicação da TH existem por causa do estudo (WHI – Women's Health Initiative, em julho de 2002) com ensaios clínicos controlados nos Estados Unidos que detectaram o aumento do risco relativo de tromboembolismo, infarto agudo do miocárdio e câncer de mama no acompanhamento de pacientes usando hormônio – em comparação ao grupo placebo –, e consensos internacionais como o da NAMS (North American Menopause Society), que estabelece recomendações médicas para uso de hormônios em peri e pós-menopáusicas (Rennó Jr. e Soares, 2007). O perfil das prescrições americanas mudou completamente após tais trabalhos da era WHI, observando-se um aumento nítido da prescrição de antidepressivos para a terapêutica de sintomas da menopausa (fogachos, por exemplo) quando comparados à TH que teve forte queda.

A terapia hormonal é apenas uma das alternativas para a melhora de qualidade de vida e tem indicações restritas e especificas. Em geral, é segura quando realizada em população mais jovem, sintomática e por intervalo de tempo médio de no máximo cinco anos. Quando os benefícios individuais superam os riscos, sem dúvida deve ser indicada, após amplo diálogo do médico com a paciente. Cabe ressaltar também que há várias dosagens diferentes, vias de administração e formulações distintas de hormônios que podem ser utilizadas e, talvez, até ofereçam riscos menores, que, entretanto, precisam ser avaliados (Burguer, 2004).

Referências

1. Altman N et al. Reduced plasma LH concentration in postmenopausal depressed women. Physhosom Med 37, 274-276, 1975.
2. Amsterdan J et al. Neuroendocrine regulation in depressed perimenopausal women and healthy subjects. Acta Psychiatr Scand, 67, 43-49, 1983.
3. _____ et al. Fluoxetine efficacy in menopausal women with na without estrogen replacement. J Affect Disord, 55, 11-17, 1999.
4. Barraclough CA et al. The role of catecholamines in the regulation of pituitary luteinizing hormone an follicle-stimulating hormone secretation. Endocr Rev 1982;3(1):91-119.
5. Bethea CL et al. Diverse actions of ovarian steroids in the serotonin neural system. Front. Neuroendocrinol. 23, 41-100, 2002.
6. Binder EF et al. Effects of hormone replacement therapy on cognitive performance in elderly women. Maturitas 38:137–146, 2001.
7. Brambilla F et al. Tonic and dynamic gonadotropin secretion in depressive and normothymic phases of affective disorders. Psychiatry Res 32, 229-239, 1990.
8. Bryant DN et al. Multiple pathways transmit neuroprotective effects of gonadal steroids. Endocrine 2006;29(2):199-207.
9. Burger HG. Pratical recommendations for homone replacement therapy in the peri- and postmenopause. Climateric, v.7, 2004.
10. _____. The menopausal transition. Bailliere's Cin. Obstet. Gynaecol., v.10, n.3, p. 347-359,1996.
11. Carrasco GA, Van Der Kal LD. Neuroendocrine pharmacology of stress. Eur J Pharmacol, 463, 235-272, 2003.
12. Carretti N et al. Serum flutuations of total and free tryptophan levels during the menstrual cycle are related to gonadotrophyns and reflect brain serotonin utilization. Hum Reprod 20, 1548-1553,2005.
13. Cohen LS et al. Diagnosis and management of mood disorders during the menopausal transition. Am J Med 2005; 118(Suppl12B):93-7.
14. Daly RC et al. Concordant restoration of ovarian function and mood in perimenopausal depression. Am J Psychiatry 2003; 160(10):1842-6.
15. DIAGNOSTIC AND STATISTICAL MANUAL OF MENTAL DISORDERS, Fourth Edition, Washington, DC, American Psychiatric Association, 1994.
16. Duff SJ, Hampson E. A beneficial effect of estrogen on working memory in postmenopausal women taking hormone replacement therapy. Horm Behav 38:262–276, 2000
17. Duka T et al. The effects of 3-week estrogen hormone replacement on cognition in elderly healthy females. Psychopharmacology 149:129–139, 2000.
18. File SE et al. Trough oestradiol levels associated with cognitive impairment in post-menopausal women after 10 years of oestradiol implants. Phychopharmacology, 161: 107-112, 2002.
19. Fluck E et al. Ten years of hormone replacement therapy and performance in tasks associated with frontal lobe function. Br J Clin Pharmacol 50:384–385, 2000.

20. _____ et al. Cognitive effects of ten years of hormone-replacement therapy with tibolone. J Clin Psychopharmacol 22: (in press) (2002)
21. Freeman EW et al. Hormones and menopausal status as predictors of depression in woman in transition to menopause. Arch Gen Psychiatry 2004; 61(1):62-70.
22. Garlow S et al. The neurochemistryof mood disorders: clinical studies. In: Charney D, Nestler E, Bruney B, editors. Neurobiology of mental illness. New York, NY: Oxford University Press; 1999. p. 348-64.
23. Grady D et al. Cardiovscular disease outcome. JAMA 288, 49-57,2002.
24. Halbreich U, Kahn LS. Role of oestrogen in the aetiology and treatment of mood disorders. CNS Drugs 2001; 15(10):797-817.
25. Harvey AT et al. Acute worsening of chronic depression during a double-blind, randomized clinical trial of antidepressant efficacy: differences by sex and menopausal status. J Clin Psychiatry 2007;68(6):951-8.
26. Hay AG et al. Affective symptons in woman attending a menopause clinic. Br J Psychiatry 1994; 164(4):513-6.
27. Hogervorst E et al. The nature of the effect of female gonadal hormone replacement therapy on cognitive functions in post-menopausal women: a meta-analysis. Neuroscience 101:485–512, 2000.
28. Holsboer F. The corticosteroid receptor hypothesis of depression. Neuropsychopharmacology 23,477-501,2000.
29. _____, Barden N. Antidepressants and hypothalamic-pituitaryadrenocortical regulation. Endocr Rev 17,187-205, 1996.
30. Hulley S et al. Noncardiovascular disease outcome during 6.8 years of hormone therapy. JAMA 288, 58–66. Research Group, 2002.
31. Kalantaridou SN et al. Stress and the female reproductive system. J Reprod Immunol. 62, 61–68, 2004.
32. Kampen DL, Sherwin BB. Estrogen use and verbal memory in healthy menopausal women. Obstet Gynecol 83:979–983, 1994.
33. Kessler RC et al. Sex and depression in the national comorbidity survey. I: lifetime prevalence, chronicity and recurrence. J Affect Disord 1993; 29(2-3):85-96.
34. Klaiber EL et al. Individual differences in changes in mood and platelet monoamine oxidase (MAO) activity during hormonal replacement therapy in menopausal women. Psychoneuroendocrinology 21, 575–592,1996.
35. Krystal AD et al. Sleep in peri-menopausal and post-menopausal woman. Sleep Medicine, v.2, n.4, p.243-253, 1998.
36. McCann SM et al. Hypothalamic control of FSH and LH by FSH-RF, LHRH, cytokines, leptin and nitric oxide. Neuroimmunomodulation 1998;5(3-4):1932002).
37. McEwen B. Estrogen Actions throught the brain. Recent Prog. Horm. Res. 57, 357-384, 2002.
38. McKinlay SM et al. The normal menopause transition. Maturitas 1992;14(2):103-15.
39. Morgan ML et al. Estrogen augmentation of antidepressants in perimenopausal depression: a pilot study. J Clin Psychiatry 66, 774–780, 2005.

40. Morrison MF et al. Lack of efficacy of estradiol for depression in postmenopausal women: a randomized, controlled trial. Biol. Psychiatry 55, 406-412, 2004.
41. Odmark IS et al. Well-being at onset of hormone replacement therapy: comparison between two continuous combined regimens. Climacteric 7, 92-102, 2004.
42. Pae CU et al. Effectiveness of antidepressant treatments in pre-menopausal versus post-menopausal woman: A pilot study on differential effects. Biomed Pharmacother, doi: 10.1016/j.biopha.2008.03.010, 2008.
43. Perez V et al. Randomized, double-blind, placebo-controlled trial of pindolol im combination with fluoxetine antidepressant treatment. Lancet. 349, 1594-1597, 1997.
44. Polo-Kantola P et al. The effect of short-term estrogen replacement therapy on cognition: a randomised, double-blind, cross-over trial in postmenopausal women. Obstet Gynecol 91:459–466, 1998.
45. Rennó Jr R, Soares CN. Transtonos mentais relacionados ao ciclo reprodutor feminino. In: Louzã Neto MR, Elkis E. Psiquiatria Básica. Porto Alegre: Artmed, 2007. p. 418-428.
46. Riecher-Rossler A, Geyter C. The forthcoming role of treatment with oestrogens in mental health. Review article. Swiss Med Wkly, 137: 565-572, 2007.
47. Rossouw JE et al. Writing Group for the Women's Health Initiative Investigators, 2002. Risks and benefits of estrogen plus progestin in healthy postmenopausal women. Principal results from the Women's Health Initiative randomised controlled trial. JAMA 288, 321–333.
48. Schmidt PJ et al. Estrogen replacement in perimenopause related depression: a preliminary report. Am j Obst Gynecol, 183, 414-420, 2000.
49. Shahine LK, Lathi RB. Night sweats and elevated follicle-stimulating hormone levels while taking selective serotonin reuptake inhibitors. Obstet Gynecol 2006;108(3 Pt 2):741-2.
50. Schneider LS et al. Estrogen replacement and response to fluoxetine in a multiplicenter geriatric depression trial. Fluoxetine collabortive study group. Am J Geriatr Psychiatry 1997;5(2):97-106.
51. _____ et al. Estrogen replacement therapy and antidepressant response to sertraline in older depressed woman. Am J Geriatr Psychiatry 9, 393-399, 2001.
52. Sieffer D, Kennard E. Menopause: endocrinology and management. Totowa (NJ):Humana Press; 1999.
53. Simoni-Wastila L, Yang HK. Phychoative drug abuse in older adults. The American Journal of Geriatric Pharmacotherapy, v.4, n.4, p. 380-394, December 2006.
54. Smith AJ et al. Postmenopausal hormone therapy and quality or life. Internacional Journal of Gynecology & Obstetrics, 95, 267-271, 2006.
55. Soares CN, Cohen LS. The perimenopause, depressive disorders, and hormonal variability. Sao Paulo Med J. 119, 78–83, 2001.
56. _____ et al. Efficacy of estradiol for the treatment of depressive disorders in perimenopausal women: a double blind, randomized, placebo-controlled trial. Arch Gen Psychiatry, 58, 529-534, 2001.
57. _____ et al. Effect of reproductive hormones and selective estrogen receptor modulators on mood during menopause. Drugs Aging 20, 85-100, 2003a.

58. _____ et al. Efficacy of citalopram as a monotherapy or as an adjunctive treatment to estrogen therapy for perimenopausal women with depression and vasomotor symptons. J Clin Psychiatry 64, 473-479, 2003b.

59. Spinelli MG. Neuroendocrine effects on mood. Rew Endocr Metab Dosord 2005;6(2):109-15.

60. Swaab DF et al. The stress system in the human brain in depression and neurodegeneration. Ageing Res Rev. 4, 141–194, 2005.

61. Tang MX et al. Effect of oestrogen during menopause on risk and age at onset of Alzheimer"s disease. Lancet, 1996, 348(9025):429-32, Suppl. 17.

62. Thase ME et al. Relative antidepressant efficacy of venlafaxine an SSRIs: sex-age interactions. J Womens Health (Larchmt) 2005;14(7):609-16.

63. Vadakkadath Meethal S, Atwood CS. The role of hypothalamicpituitary-gonadal hormones in the normal structure and functioning of the brain. Cell Mol Life Sci. 62, 257–270,2005.

64. Verghese J. Cognitive performance in surgically menopausal women on estrogen. Neurology 55:872–874, 2000.

65. Vitale ML, Chiocchio SR. Serotonin, a neurotransmitter involved in the regulation of luteinizing hormone release. Endocr Rev. 14, 480–493,1993.

66. Wolf OT et al. Two weeks of transdermal estradiol treatment in postmenopausal elderly women and its effect on memory and mood. Psychoneuroendocrinology 24:727–741, 1999.

67. Zanardi R et al. Response to SSRIs and role of the hormonal therapy in post-menopausal depression. European Neuropsychopharmacology, 17: 400-405, 2007.

PSICOFARMACOLOGIA GERIÁTRICA

17

Uso de Anestésicos em Idosos

Retrospectiva e Aspectos Atuais

Claudia Marquez Simões

PSICOFARMACOLOGIA GERIÁTRICA

*"Para o ignorante, a velhice é o inverno da vida;
para o sábio, é a época da colheita"*

Talmude

A população idosa vem aumentando ao longo dos anos, e esta mudança tem diversas implicações para a medicina. O aumento da sobrevida leva à mudança das patologias predominantes e favorece o surgimento de outras, aumentando também a necessidade de abordagem cirúrgica. Estima-se atualmente que 12% da população entre 45 e 60 anos seja submetida a procedimentos cirúrgicos anualmente, e esta proporção aumenta para mais de 20% acima dos 65 anos.

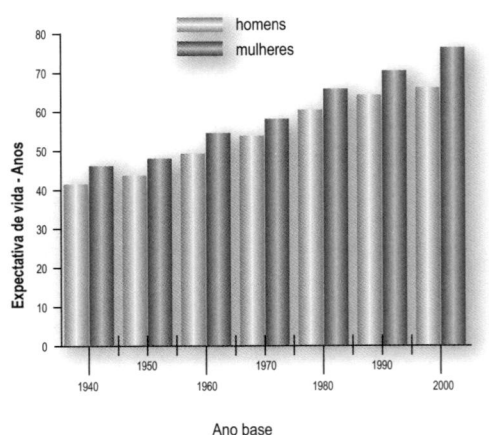

Figura 1

A mortalidade perioperatória sofre um decréscimo na população idosa na última década; no entanto, quando comparamos a mortalidade nas diferentes faixas etárias ela ainda é maior na população idosa, com aumento mais acentuado acima dos 80 anos.

O envelhecimento é um processo no qual encontramos um decréscimo gradual da reserva fisiológica que deve ser levado em conta e pode acentuar as repercussões decorrentes dos agentes anestésicos[1] (figura 1).

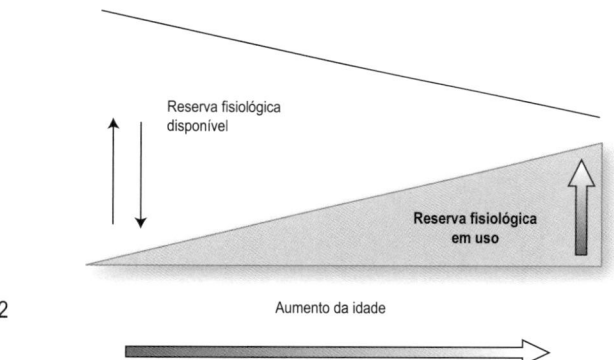

Figura 2

Reserva fisiológica disponível

Reserva fisiológica em uso

Aumento da idade

O Programa Nacional para Melhora da Qualidade Cirúrgica do Colégio Americano de Cirurgiões coletou e analisou dados de mais de 130 variáveis do período perioperatório em pacientes internados e ambulatoriais, e conseguiu demonstrar que na população idosa a incidência de complicações aumenta após os 80 anos. Paralelamente ao aumento das complicações com a idade temos o aumento da mortalidade, que pode atingir até 30%[2].

Tabela 1

Mortalidade em trinta dias após a cirurgia (%)		
Cirurgia	< 80 anos	> 80 anos
Cirurgia geral	4.3	11.4
Cirurgia vascular	4.1	9.4
Cirurgia torácica	6.3	13.5
Cirurgia urológica	0.7	1.9
Neurocirurgia	2.4	8.6
Cirurgia otorrinolaringológica	2.5	8.8
Cirurgia ortopédica	1.2	8.3

Adaptado de Henderson et al. J Am Geriatr Soc 2005;53:424-429.[2]

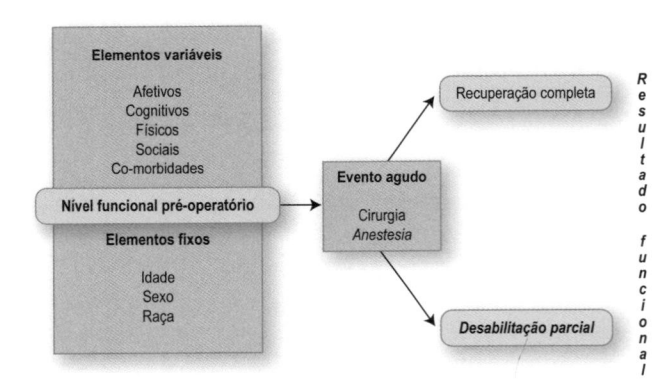

Figura 3

Levando em conta o fluxograma proposto da recuperação funcional após um evento agudo acompanhado por um procedimento anestésico, deve-se avaliar a influência e as repercussões de cada técnica anestésica nesta população, visando minimizar as possíveis seqüelas funcionais[3]. No entanto, para avaliar as técnicas faremos uma breve revisão das principais alterações fisiológicas do idoso que podem alterar a farmacocinética e a farmacodinâmica do idoso antes de abordar os fármacos e técnicas.

Vale a pena destacar que a decisão de submeter o idoso ao procedimento cirúrgico-anestésico depende da relação risco-benefício, considerando a patologia cirúrgico, estado funcional e qualidade de vida. A idade não deve ser utilizada como fator nesta decisão, pois, com os conhecimentos fisiológicos e um novo arsenal terapêutico, existem condições para manejo adequado desta população. O estado fisiológico é que deve auxiliar a indicação do procedimento anestésico-cirúrgico, não a idade cronológica. O aspecto mais importante sobre cirurgia geriátrica é a patologia, e não a idade[4].

Alterações fisiológicas

As alterações fisiológicas próprias da idade devem ser bem conhecidas tanto pelo anestesiologista quanto pelos outros médicos que irão lidar com o paciente idoso no pós-operatório.

Uma série de alterações ocorre no sistema cardiovascular a partir dos 30 anos de idade, conforme apontado na tabela 3. O risco cardíaco para cirurgia não-cardíaca em adultos foi revisado e atualmente leva em considerações alguns fatores destacados na tabela 2[5]. De acordo com os fatores destacados observamos que alguns podem estar presentes freqüentemente na população idosa, daí a importância da avaliação clínica pré-operatória.

A avaliação pré-operatória pode representar uma grande dificuldade em uma parcela da população geriátrica. Como confirmar a reserva funcional e a presença de sintomas em pacientes com alterações cognitivas? Uma história pode ser muito difícil de ser obtida, até mesmo através dos cuidadores, dificultando a decisão dos exames subsidiários que muitas vezes se fazem necessários[6].

Tabela 2. Risco cardíaco revisado para cirurgias não-cardíacas

Critério	Definição
Procedimento cirúrgico de alto risco	Cirurgia vascular supra-inguinal, torácica ou intra-abdominal
Doença cardíaca isquêmica	História de infarto agudo do miocárdio, angina, uso de nitrato, teste de esforço positivo, ondas Q no ECG, angina pós-revascularização ou angioplastia
Insuficiência cardíaca	Insuficiência cardíaca esquerda Dispnéia paroxística noturna S3 ou estertores bilaterais à ausculta Edema ou congestão pulmonar na radiografia torácica
Doença cerebrovascular	Acidente vascular transitório Acidente vascular
Diabetes mellitus	DM com uso de insulina pré-operatório
Insuficiência renal	Creatinina > 2,0 mg/dL

No entanto ao contrário do que se imaginava há alguns anos, não é somente o status cardiovascular o principal determinante da mortalidade pós-operatória. Jin e colaboradores identificaram os principais fatores associados ao aumento da mortalidade pós-operatória em cirurgia geral: estado físico ≥ ASA III, cirurgias de grande porte ou emergência, doença cardíaca, pulmonar, diabetes mellitus, comprometimento da função renal ou hepática, estado nutricional inadequado, albumina < 35%, anemia, paciente acamado e que não mora com a família[7].

Uso de Anestésicos em Idosos – Retrospectiva e Aspectos Atuais ▶▶ CAPÍTULO 17

Tabela 3

Sistema	Alterações relacionadas à idade	Efeito
Cardiovascular	↓ elasticidade cardíaca e vascular Hipertrofia ventricular esquerda Perda da resposta a catecolaminas	Disfunção diastólica ↓ 1% débito cardíaco ao ano a partir dos 30 anos ↑ débito cardíaco pelo ↑ volume diastólico final
Respiratório	Perda da elasticidade Atrofia muscular Enrijecimento da caixa torácica ↓ resposta à hipercarbia e hipóxia	↓ 50% capacidade inspiratória aos 70 anos ↓ PaO_2 ao repouso ↑ volume de fechamento ↑ risco depressão respiratória
Renal	↓ fluxo sangüíneo renal ↓ atividade tubular Infecção urinária assintomática	↓ 1 ml/min taxa de filtração glomerular ao ano ↑ suscetibilidade de lesão por fármacos ↑ risco infecção sistêmica ou de próteses
Músculo-esquelético	↓ massa muscular Osteoporose Frouxidão ligamentar Artrite	↑ risco de fraturas e lesões de posicionamento Dificuldade de manipulação da via aérea
Imunológico	Atrofia de órgãos sólidos	↓ resposta inflamatória (ausência de febre e/ou leucocitose) = retarda diagnóstico
Gastrintestinal	↓ mobilidade intestinal	↑ refluxo gastroesofágico Obstipação
Neurológico	Redução do tamanho neuronal e ligações Perda neuronal (espinhal e sistema nervoso autônomo)	↓ substância cinzenta ↓ velocidade de processamento de informações Alterações cognitivas
Sensorial	Presbiopia / Catarata Presbiacusia	Perda visual 30% Perda auditiva 35%
Pele	Atrofia Perda de colágeno	Perda de integridade com manipulação e/ou curativos Lesões por pressão

Manejo anestésico intra-operatório

Diante das características acima descritas, alguns cuidados especiais se fazem necessários na anestesia para o idoso. A pré-oxigenação deve ser rígida, com oito respirações profundas com oxigênio a 100%, ou 60 segundos com um fluxo de 10L/min[8].

O aumento da idade está claramente relacionado com a diminuição da dose efetiva média de muitos fármacos com ação no sistema nervoso central. Um exemplo é a DE50 dos anestésicos inalatórios que sofre queda linear com a idade, sendo que um idoso de 80 anos necessitará de apenas 2/3 de uma dose eqüipotente para um adulto jovem. A redução da necessidade de anestésicos é agente independente e provavelmente está relacionada com alterações do sistema nervoso central e seus neurotransmissores[9].

Seguindo o mesmo princípio, os idosos necessitam de doses menores de hipnóticos para indução da anestesia. O propofol deve ter sua dose reduzida, e o tempo para atingir o sítio efetor deve ser respeitado antes de aumentar a dose administrada, evitando assim o surgimento de hipotensão e depressão do sistema cardiovascular[10]. Como já comentamos, o idoso pode apresentar uma queda do débito cardíaco retardando a velocidade de um fármaco atingir seu sítio efetor. O propofol também sofre interação sinergística de outros fármacos utilizados em anestesia, como midazolam, cetamina e os opióides[11].

Quanto aos relaxantes musculares, o tempo para recuperação dos fármacos que dependem de metabolização e excreção orgânica aumenta. O tempo para recuperação após uso de atracúrio, cisatracúrio e mivacúrio apresenta-se inalterado quando comparado a adultos de idade média[11]. Vale a pena ressaltar que a ação no sistema nervoso central dos anticolinesterásicos pode induzir delirium pós-operatório; portanto, o uso de glicopirrolato é indicado nesta população, ou, ainda deve-se evitar que a reversão do bloqueio neuromuscular se faça necessária[12].

Os agentes anestésicos de curta duração são preferencialmente utilizados nos pacientes geriátricos, levando a um despertar mais precoce e menor tempo de recuperação[13].

Anestesia regional no idoso

Ainda faltam estudos controlados comparando anestesia geral com anestesia regional em idosos. A anestesia regional em alguns estudos mostrou que pode reduzir a mortalidade perioperatória quando comparada à anestesia geral[14]. Quanto à disfunção cognitiva pós-operatória também existem controvérsias em relação às duas técnicas. Os estudos randomizados comparando anestesia regional e geral não encontraram diferença significativa estatisticamente[15]. Uma possível explicação seria a grande dificuldade em realizar a anestesia regional sem nenhum tipo de sedação durante o procedimento. Muitas vezes o idoso tolera a realização do bloqueio desperto, no entanto, a posição e a duração da cirurgia podem gerar um grande desconforto, levando à necessidade de sedação e podendo interferir e precipitar o surgimento de DCPO[15].

Tabela 4

Considerações sobre a anestesia regional no idoso
↑ sensibilidade aos anestésicos locais
↑ risco de tonturas e lesões neurológicas
↑ duração do boqueio
Maior dispersão do anestésico local: aumenta a incidência de hipotensão e bradicardia
Menor necessidade de sedação

Disfunção cognitiva pós-operatória

A disfunção cognitiva pós-operatória (DCPO) é caracterizada como um declínio nas funções cognitivas, especialmente a memória, após um procedimento anestésico-cirúrgico, podendo persistir por dias, semanas ou anos[16].

A incidência é variável de acordo com o procedimento cirúrgico, sendo alta após cirurgia cardíaca. Um estudo envolvendo 1.218 pacientes acima de 65 em cirurgias não-cardíacas apontou uma incidência variável entre 25% na primeira semana após a cirurgia até 9,9% três meses depois[17].

Tabela 5. Incidência de disfunção cognitiva pós-operatória após anestesia geral em idosos[17]

	Controle (321)	Cirurgia e anestesia (1.218)
1 semana pós-operatório	3,4%	25,8% *
3 meses pós-operatório	2,8%	9,9% #

* $p < 0,01$
\# $p < 0,00001$

A DCPO é mais freqüente acima dos 69 anos após 3 meses do evento anestésico-cirúrgico. Após uma semana os principais fatores de risco para desenvolvimento de DCPO são: idade, duração da anestesia, complicações respiratórias e infecciosas e ser a segunda cirurgia. Curiosamente não há nenhuma relação quanto ao desenvolvimento de DCPO e episódios de hipoxemia ou hipotensão[17].

Existem fatores de risco para a DCPO que são imutáveis como características fisiológicas, no entanto em alguns outros fatores de risco podemos atuar, como, por exemplo, na escolha dos fármacos de curta duração para a técnica anestésica. A tabela 6 mostra os principais fatores de risco para DCPO.

Tabela 6

Fatores de risco para disfunção cognitiva pós-operatória
Relacionados ao paciente Idade Nível de instrução Estado de saúde mental Uso prévio de álcool e/ou benzodiazepínicos Comorbidades
Fisiológicos Anemia, hipocarbia
Cirurgia Procedimento internado ou ambulatorial Duração Tipo (cardíaca, ortopédica, abdominal...) Stress Imobilidade
Anestesia Geral x regional (sem dados conclusivos ainda) Duração Agentes anestésicos

Os efeitos dos anestésicos no sistema nervoso central do idoso não estão completamente elucidados, no entanto estudos demonstram a persistência de modificações no perfil de proteínas de expressão cerebrais até 72 h após a anestesia geral em animais[18]. Também há evidências da neurotoxicidade de alguns agentes anestésicos no idoso, como cetamina e óxido nitroso, que podem causar vacuolização, edema e morte neuronal[19].

Pacientes idosos que apresentam queixas de alterações cognitivas no período pós-operatório devem ser valorizados, ainda que o déficit não seja claro ou fácil de ser identificado, os sintomas devem ser levados em consideração. A idade é o principal fator determinante para o surgimento de DCPO, mas mesmo assim, os pacientes idosos não devem ser excluídos do regime ambulatorial pelo receio do surgimento de DCPO[20]. Os novos fármacos de curta duração associados ao melhor conhecimento da farmacologia e fisiologia dos pacientes geriátricos podem vir a reduzir a incidência da DCPO.

Referências

1. Monarch S, Wren K. Geriatric anesthesia implications. J Perianesth Nurs. 2004 Dec;19(6):379-84.
2. Hamel MB, Henderson WG, Khuri SF, Daley J. Surgical outcomes for patients aged 80 and older: morbidity and mortality from major noncardiac surgery. Journal of the American Geriatrics Society. 2005 Mar;53(3):424-9.
3. J H Silverstein GAR, J G Reeves, C H McLeskey. Geriatric Anesthesiology. Second edition ed. New York: Springer 2008.
4. Preston SD, Southall AR, Nel M, Das SK. Geriatric surgery is about disease, not age. Journal of the Royal Society of Medicine. 2008 Aug;101(8):409-15.
5. Auerbach A, Goldman L. Assessing and reducing the cardiac risk of noncardiac surgery. Circulation. 2006 Mar 14;113(10):1361-76.
6. Muravchick S. Preoperative assessment of the elderly patient. Anesthesiology clinics of North America. 2000 Mar;18(1):71-89, vi.
7. Jin F, Chung F. Minimizing perioperative adverse events in the elderly. British journal of anaesthesia. 2001 Oct;87(4):608-24.
8. Benumof J. Preoxygenation: Best method for both efficacy and efficiency. Anesthesiology. 1999;91:603-5.
9. Sadean MR, Glass PS. Pharmacokinetics in the elderly. Best practice & research. 2003 Jun;17(2):191-205.
10. Aguero Pena RE, Pascuzzo-Lima C, Granado Duque AE, Bonfante-Cabarcas RA. Propofol-induced myocardial depression: possible role of atrial muscarinic cholinergic receptors. Revista espanola de anestesiologia y reanimacion. 2008 Feb;55(2):81-5.
11. Lauven PM, Nadstawek J, Albrecht S. The safe use of anaesthetics and muscle relaxants in older surgical patients. Drugs & aging. 1993 Nov-Dec;3(6):502-9.
12. Thomas C, Hestermann U, Kopitz J, Plaschke K, Oster P, Driessen M, et al. Serum anticholinergic activity and cerebral cholinergic dysfunction: an EEG study in frail elderly with and without delirium. BMC neuroscience. 2008;9:86.
13. Sophie S. Anaesthesia for the elderly patient. Jpma. 2007 Apr;57(4):196-201.
14. Rasmussen LS, Johnson T, Kuipers HM, Kristensen D, Siersma VD, Vila P, et al. Does anaesthesia cause postoperative cognitive dysfunction? A randomised study of regional versus general anaesthesia in 438 elderly patients. Acta anaesthesiologica Scandinavica. 2003 Mar;47(3):260-6.
15. Bryson GL, Wyand A. Evidence-based clinical update: general anesthesia and the risk of delirium and postoperative cognitive dysfunction. Canadian journal of anaesthesia = Journal canadien d'anesthesie. 2006 Jul;53(7):669-77.
16. Rasmussen LS. Postoperative cognitive dysfunction: incidence and prevention. Best practice & research. 2006 Jun;20(2):315-30.

17. Moller JT, Cluitmans P, Rasmussen LS, Houx P, Rasmussen H, Canet J, et al. Long-term postoperative cognitive dysfunction in the elderly ISPOCD1 study. ISPOCD investigators. International Study of Post-Operative Cognitive Dysfunction. Lancet. 1998 Mar 21;351(9106):857-61.
18. Futterer CD, Maurer MH, Schmitt A, Feldmann RE, Jr., Kuschinsky W, Waschke KF. Alterations in rat brain proteins after desflurane anesthesia. Anesthesiology. 2004 Feb;100(2):302-8.
19. Jevtovic-Todorovic V, Beals J, Benshoff N, Olney JW. Prolonged exposure to inhalational anesthetic nitrous oxide kills neurons in adult rat brain. Neuroscience. 2003;122(3):609-16.
20. Muravchick S. The elderly outpatient: current anesthetic implications. Current opinion in anaesthesiology. 2002 Dec;15(6):621-5.

PSICOFARMACOLOGIA GERIÁTRICA
18

Psicofarmacologia e Reabilitação

Paulo Renato Canineu
Paola Renata B. Canineu Bizar
Rafael Fernando Brandão Canineu

Introdução

A intervenção psicofarmacológica em geriatria merece cuidados especiais.

O indivíduo idoso é mais suscetível à indução de eventos adversos pelo uso de alguns medicamentos devido às alterações peculiares ao processo fisiológico do envelhecimento no que se refere à farmacocinética e farmacodinâmica.

Além disso, a polifarmácia e os riscos associados de interação medicamentosa devido à complexidade dos tratamentos fazem necessários o pleno conhecimento e o rigoroso acompanhamento do tratamento farmacológico instituído.

Finalmente, a má aderência e a automedicação muitas vezes colaboram com a evolução insatisfatória do idoso, e podem levar a inúmeras complicações e efeitos deletérios que se apresentam como obstáculo para um tratamento eficaz e seguro.

A reabilitação funcional e cognitiva nos idosos com doenças psiquiátricas é importante adjuvante à psicofarmacoterapia na medida em que colabora para a melhora de diferentes aspectos comportamentais, psicológicos e cognitivos dos pacientes que a recebem, além de possibilitar redução nas doses dos medicamentos e, em muitos casos, até mesmo a reinserção do indivíduo nas atividades cotidianas, no convívio familiar e na comunidade.

Portanto, a reabilitação visa preservar as funções presentes, adiar a instalação de incapacidades, resgatar o convívio social, promover maior qualidade de vida e manutenção da funcionalidade e da saúde biopsicosocial.

Epidemiologia das desordens psiquiátricas no final da vida

Depressão e ansiedade

Os transtornos depressivos acometem cerca de 10% dos idosos. Essa prevalência, porém, varia de acordo com os critérios diagnósticos estabelecidos e os testes de rastreamento aplicados. Existem muitos casos de depressão subdiagnosticada e subtratada que determinam importante impacto psicossocial muito mais significativo do que a própria depressão.

A ansiedade tem prevalência que varia entre 1% e 15% em diferentes estudos populacionais no Brasil. Fatores associados a transtornos depressivos e ansiosos tornam-se cada vez mais comuns na população que envelhece pelo aparecimento quase que inevitável de doenças físicas concomitantes, viuvez, falta de suporte familiar, solidão, institucionalização, doenças degenerativas e a pobreza.

Demência

No Brasil a prevalência de demência gira em torno de 7%, sendo mais freqüente a Doença de Alzheimer (que pode chegar até 70% em alguns estudos populacionais). Os sintomas psicológicos e comportamentais das demências e a dependência progressiva para as atividades básicas do cotidiano exercem forte impacto sobre a qualidade de vida e aumentam o uso, muitas vezes desenfreado, dos psicofármacos.

Uso de psicoativo

As comorbidades comuns ao indivíduo idoso, a diminuição das reservas orgânicas, as apresentações atípicas das doenças e a dificuldade para abordar de forma ampla e completa levam muitas vezes a diagnósticos equivocados ou incompletos. Além disso, o acompanhamento concomitante de muitos médicos diferentes que não se comunicam e a automedicação acabam por levar à polifarmácia e à iatrogenia.

Em um estudo realizado em Fortaleza-CE (Coelho Filho e col, 2004) verificou-se que a utilização de medicamentos inadequados ou não prescritos era mais freqüente na população idosa de baixa renda, e os benzodiazepínicos de meia-vida longa eram os mais utilizados (7% da população).

Psicofarmacologia na depressão

O consumo de antidepressivos vem crescendo gradativamente de modo consistente na população idosa, já ultrapassando as prescrições de outros psicotrópicos. A mudança desse perfil se deve, entre outras coisas, à maior tolerabilidade e segurança dos Inibidores da Recaptação de Serotonina (ISRS).

O tratamento antidepressivo raramente é feito isoladamente do tratamento das comorbidades, o que aumenta o risco de interação medicamentosa. É importante sempre considerar a meia-vida dos antidepressivos e seu potencial de interação com o citocromo P-450.

Deve-se procurar na prática clínica o medicamento que ofereça a máxima eficácia com menor potencial de efeitos colaterais e complicações.

Dentre os agentes tricíclicos deve-se escolher o de menor efeito anticolinérgico e menor ação sobre o aparelho cardiovascular. A nortriptilina tem sido considerada a mais indicada por haver mais estudos em idosos. É um antidepressivo heterocíclico do subgrupo das aminas secundárias, com maior tolerabilidade pelos idosos, se comparadas às aminas terciárias como a amitriptilina e a imipramina. Seus efeitos anticolinérgicos são moderados, porém bem menores.

O início do tratamento deve ser feito com doses menores para facilitar a adaptação e permitir avaliação mais rigorosa da necessidade de aumento de dose. Seu nível plasmático não deve passar de 150 ng/ml.

Os ISRS são a classe mais investigada. Os estudos com fluoxetina, paroxetina, citalopram e sertralina demonstram eficácia igual à dos tricíclicos, porém com menor potencial de efeitos colaterais, apresentando resultados superiores com relação à função cognitiva, memória e qualidade de vida.

Sua escolha pode ser influenciada por características como velocidade no início da resposta, associação com a ansiedade ou outras doenças.

A venlafaxina (inibidor dual de serotonina e noradrenalina) evidenciou início de resposta mais rápida em idosos quando comparada aos ISRS. Outros medicamentos de ação dual, como a duloxetina e a mirtazapina, também demonstraram melhora estatisticamente significativa no tratamento da depressão em idosos com maior segurança e menores efeitos colaterais. Estas duas drogas podem ter efeitos adicionais quando empregadas especialmente em idosos: a duloxetina, pelo seu efeito analgésico, especialmente em neuropatias periféricas refratárias às medicações tradicionais, e a mirtazapina, melhorando a ingestão alimentar e até ganho de peso naqueles idosos debilitados e inapetentes.

A escolha do antidepressivo sempre deve levar em conta a eficácia, a tolerabilidade e a interação medicamentosa. Porém, em nossa realidade populacional, não podemos esquecer o custo.

Psicofarmacologia na demência

A Doença de Alzheimer é a principal causa do declínio cognitivo em idosos. Seu tratamento muitas vezes requer estratégias psicofarmacológicas e intervenções psicosociais nos pacientes, seus familiares e cuidadores.

Do ponto de vista farmacológico, inúmeras substâncias psicoativas têm sido propostas com o intuito de preservar e restabelecer a cognição, o comportamento e as habilidades funcionais do paciente demenciado. Contudo, seus efeitos limitam-se a um retardo na evolução natural da doença, permitindo melhora temporária do estado funcional.

Pode-se dividir o tratamento em duas modalidades: (1) a terapêutica específica com o objetivo de reverter os processos psicopatológicos que conduzem à morte neuronal e ao declínio cognitivo progressivo; e (2) a terapêutica complementar que visa ao tratamento das manifestações psiquiátricas e comportamentais da demência, tais como psicose, depressão, agitação, distúrbio do sono, delírios, etc.

Inibidores da acetilcolinesterase (IAChE)

São as principais drogas licenciadas para o tratamento específico da Doença de Alzheimer. Seu uso baseia-se no déficit colinérgico que ocorre na doença, aumentando a disponibilidade da acetilcolina na fenda sináptica através da inibição de suas principais enzimas catalíticas (acetil e butiril colinesterase).

A resposta ao IAChE é heterogênea porque alguns pacientes se beneficiam bastante, enquanto outros muito pouco (aproximadamente 20%). São indicadas para as fases leve e moderada da doença, e seu manejo racional envolve também o momento certo de interrompê-las. Recentemente, o FDA americano aprovou o donepezil também para a fase avançada da DA. Sempre deve ser levada em conta a relação custo-benefício, já que são medicações de alto custo.

O perfil de ação e de efeitos colaterais dessas drogas é semelhante, ambas apresentam boa tolerabilidade e seus efeitos colaterais estão relacionados com o aumento da ação colinérgica periférica, como: (1) trato gastrointestinal: náuseas, vômitos, diarréia, dores abdominais e aumento da secreção ácida; (2) aparelho cardiovascular: oscilação da pressão arterial, arritmia, síncope e bradicardia; e (3) outros: câimbras, sudorese, cefaléia, aumento da secreção brônquica e insônia.

Características Gerais dos IchE

	Seletividade Cerebral	Tipo de Inibição	Modelação Alostérica do Receptor Nicotínico	Enzimas Inibidas
Tacrina	Não	Reversível	Não	Ache E Buche
Donepezil	Sim	Reversível	Não	Ache
Rivastigmina	Sim	Pseudo-Reversível	Não	Ache E Buche
Galantamina	Sim	Reversível	Sim	Ache

Farmacologia dos IchE

	Dose (mg)	Meia-Vida	Posologia	Metabolização e Eliminação
Tacrina	40 a 160	Curta (3-4 hrs)	4 tomadas	Hepática CYP 1A2 Alta Hepatoxicidade
Donepezil	5 a 10	Longa (70 hrs)	Dose única	Hepática CYP 2D6 3A4 Excreção Renal
Rivastigmina*	6 a 12	Curta (1-2 hrs)	2 tomadas	Sináptica + Renal Baixo Risco de Interação
Galantamina	12 a 24	Intermediária (7 hrs)	Dose única	Hepática CYP 2D6 e 3A4

*Nova apresentação em Patch, absorção subcutânea de 5 e 10cm^2

Memantina

É um antagonista não competitivo dos receptores N-metil-D-aspartato (NMDA) que garante uma ação neuroprotetora contra a ativação excitatória dos receptores do glutamato. Seu uso está embasado no seu efeito sobre a neurotransmissão glutamatérgica, que também está alterada na demência. O glutamato é o principal neurotransmissor excitatório cerebral, principalmente nas regiões relacionadas às funções cognitivas e à memória (córtex temporal e hipocampo).

Estudos recentes têm demonstrado a eficácia clínica do seu uso em paciente com Doença de Alzheimer de moderada à grave (Reesberg *et al.*, 2003). Pacientes que receberam a memantina apresentaram evolução mais favorável que aqueles que receberam placebo em relação às escalas de avaliação clínica e funcional, dando a entender que a terapêutica antiglutamatégica é capaz de reduzir a deteorioração cognitiva e funcional.

Estudos também têm sustentado a indicação do uso combinado com os IchE pela segurança e o favorecimento de desfechos mais favoráveis na funcionalidade e comportamento (Tariot *et al.*, 2004).

Indicação importante da memantina é o controle dos distúrbios de comportamento na fase moderadamente avançada da DA, bem como a redução do aparecimento de novos sintomas comportamentais.

Neurolépticos, hipnóticos e antidepressivos

As alterações psiquiátricas e comportamentais das demências podem ser particularmente graves e incapacitantes em alguns casos, trazendo sofrimento e sobrecarga a pacientes e familiares. Portanto, seu tratamento correto é essencial (Flert e Von Reeken, 1998). Nesses casos, a administração de drogas do grupo dos neurolépticos hipnóticos, estabilizadores de humor e antidepressivos se faz necessária.

O humor depressivo é observado em até 40% a 50% dos pacientes dementados, a depressão acomete aproximadamente 10% a 20% desses pacientes, e pode se manifestar em qualquer fase da demência. A comorbidade, depressão e demência resulta em comprometimento funcional e cognitivo maior. Este estado requer tratamento com antidepressivo, e usualmente os ISRS são a droga de primeira opção.

Os efeitos colaterais de alguns antidepressivos podem ser interessantes em alguns casos. Por exemplo, quando se deseja maior sedação, prefere-se a trazodona, mirtazapina ou nortriptilina; ao contrário, se o desejo for por maior ativação, deve-se optar pela bupropriona ou a reboxetina.

As manifestações psicóticas são comuns na demência, principalmente os delírios, as alterações de identificação, perambulação e alucinações. Devem ser abordadas com neurolépticos, preferencialmente os atípicos. Recomenda-se o uso da risperidona, olanzapina, ou quetiapina, que oferecem menores efeitos extrapiramidais.

Para o distúrbio do sono, os hipnóticos, como o zolpidem e zopiclone, são mais seguros que os benzodiazepínicos convencionais. Estes devem ser utilizados com intensa cautela.

O conhecimento das particularidades farmacocinéticas e farmacodinâmicas de cada substância é vital para uma prescrição mais segura.

Da psicofarmacologia à reabilitação

Até agora tratamos das principais intervenções farmacológicas em idosos portadores de quadros que envolvem alterações cognitivas e comportamentais. No entanto, não menos importante, mas ainda pouco conhecidas e praticadas, são as intervenções não farmacológicas que envolvem variadas estratégicas.

Não é nova a utilização das oficinas terapêuticas em instituições psiquiátricas, que exercem importante complementação de tratamento para pacientes com as mais diversas doenças do sistema nervoso. Entretanto, isto é mais recente em se tratando de idosos acometidos por demências ou outras doenças similares.

Cada vez mais a ciência tem valorizado as estratégias não farmacológicas, que envolvem, acima de tudo, uma equipe de diferentes profissionais que, em suas respectivas áreas, vão interagir e aplicar seus conhecimentos técnicos referentes ao problema apresentado pelo paciente. Estas equipes são conhecidas como multidisciplinares, que na verdade se tornam muito mais efetivas quando conseguem ser interdisciplinares, pois interagem mais profundamente, propiciando melhores resultados.

Reabilitação cognitiva e funcional

Diante das alterações em diferentes áreas do desempenho ocupacional e do prejuízo cognitivo provocados pelas doenças neurodegenerativas e psiquiátricas, é imperativa a indicação de atividades terapêuticas não farmacológicas para a reabilitação, com o intuito de ajudar o idoso a manter sua participação nas atividades cotidianas, aumentando seu bem-estar, controle de si mesmo e do ambiente.

É objetivo da reabilitação cognitiva e funcional maximizar o desempenho e minimizar o grau de comprometimento, desenvolvendo junto ao paciente, à família e aos cuidadores estratégias de manejo do comportamento.

A reabilitação cognitiva e funcional usa técnicas aplicadas à atenção, memória e linguagem, entre outras habilidades cognitivas que se baseiam no processamento de informações. As variantes individuais, como idade, saúde geral, nível de funcionamento prévio, constituem fatores importantes para a eficácia da reabilitação.

Dentre as técnicas utilizadas podemos citar:

- Técnicas de Repetição e Treinamento
- Técnicas Mnemônicas de Aprendizagem
- Técnica de Compensação
- Terapia de Orientação da Realidade
- Terapia de Validação
- Terapia com as Famílias

Essas abordagens devem ser continuamente adaptadas às mudanças na condição do paciente, visto que, invariavelmente, a doença evolui para estágios mais avançados, e devem também ser diretamente focadas na situação de vida de cada paciente e sua família.

Musicoterapia e reabilitação

A musicoterapia é uma forma de tratamento que usa o canal musical – sonoro – para estimular capacidades físicas, mentais, cognitivas e sociais, seja individualmente ou em grupo (Bruscia, 2000). Baseia-se na utilização, pelo profissional musicoterapeuta, do som, da música e até mesmo do silêncio e da musicalidade das palavras para estabelecer relações do indivíduo consigo mesmo e com o ambiente, integrando-o novamente à sociedade.

No tratamento musicoterápico, o idoso terá a oportunidade, num primeiro momento, de estimular suas atividades mnêmicas, e a partir delas atingir outras funções cognitivas. Também é estimulado a retomar movimentos corporais, ao mesmo tempo em que vê resgatada sua memória como um todo (Souza, 1997).

Pode ser utilizada na terapia de idosos com Doença de Alzheimer em todas as fases, devendo ser adaptada para cada uma delas. Há estudos mostrando interessantes resultados na utilização da música como terapia auxiliar na reabilitação de pacientes com Doença de Parkinson, pós-Acidente Vascular Encefálico e outros.

A música vai aonde a palavra já não pode alcançar, desta forma, provoca as mais variadas reações no indivíduo, seja mental ou motora, de maneira quase imediata.

Psicoterapia na depressão e ansiedade

Muitas são as abordagens terapêuticas para a depressão e a ansiedade, todas funcionando na condução do idoso a um estado de equilíbrio psicológico, ajudando-o a desenvolver recursos internos para resolver suas questões.

A Terapia Cognitivo-Comportamental (TCC) é a mais difundida, e é bem aplicada ao indivíduo que envelhece. Tem como foco de ação as distorções de pensamento do paciente. Seu principal objetivo é ajudar a organizar e modificar pensamentos automáticos e reações condicionadas, melhorando assim as atividades sociais e o convívio familiar do idoso. É uma terapia de curta duração.

Outro tipo de abordagem é a Terapia Interpessoal, que ajuda o indivíduo a enfrentar a perda que o afeta, compreender os padrões conscientes que venham em algum momento provocar dificuldade de relacionamento ou danos pessoais.

As várias formas de psicoterapia são muito bem-vindas também ao idoso demenciado, especialmente na fase leve, potencializando os outros benefícios propiciados pelas outras abordagens não farmacológicas e farmacológicas.

Terapia multiprofissional

A abordagem do idoso requer atuação multiprofissional/interprofissional para que se atinja o pleno sucesso. Ele necessita de atenção completa e responsável nos diferentes aspectos da vida e da saúde biopsicossocial.

Uma equipe multiprofissional é composta de profissionais de diferentes áreas de atuação, qualificados no estudo e na prática da gerontologia. Pode ser integrada por terapeuta ocupacional, fisioterapeuta, enfermagem, psicólogo, arteterapeuta, musicoterapeuta, médico e outros. Seu trabalho pode ser individual ou em grupo, mas sempre com a preocupação de abranger as necessidades do indivíduo, em programas voltados para o atendimento global do idoso.

Foi nestes termos que surgiu em 1990, por Fries, o conceito de Centro Dia, onde o idoso receberia uma atenção global e simultânea de profissionais responsáveis. Esta proposta tem sido aplicada nos últimos 18 anos em uma Instituição de Longa Permanência de Sorocaba, preocupada em oferecer orientações específicas e de forma moderna ao idoso da comunidade. Tem-se obtido com este trabalho melhora expressiva na qualidade de vida do paciente e da família, convívio familiar mais harmonioso, fortalecimento dos laços de amizade e companheirismo entre seus freqüentadores, maior aderência aos tratamentos médicos instituídos e, principalmente, tem conduzido a um envelhecimento mais saudável. Ocorre diariamente no período das 9 às 17 horas, cinco dias por semana, sendo que os idosos são apanhados nos seus próprios domicílios, por um motorista e uma cuidadora treinados, de maneira que a atividade terapêutica já aí se inicia.

Conclusão

Atualmente, com a maior longevidade da população mundial, depara-se cada vez mais com pessoas envelhecendo progressivamente e também apresentando declínios cognitivos em vários níveis. Exige-se paralelamente que esta população envelhecente continue participante da comunidade e com boa qualidade de vida. Ficar mais velho não significa ter comprometimento cognitivo, conseqüentemente, quando ele surge deve ser diagnosticado e tratado. Assim, tem-se bem saliente a importância das abordagens farmacológicas e não-farmacológicas. Ambas têm grande valor, mas ainda não conhecidas suficientemente por profissionais e leigos, além de haver outras limitações do emprego conjunto, porque podem se tornar bastante dispendiosas, pois a maioria dos convênios de saúde ainda não tem esta dimensão de entendimento.

Cabe assim, a nós, profissionais, o seu conhecimento e aprofundamento, tendo sempre em mente que esta abordagem completa será mais eficaz se ela atingir não somente o paciente, mas em igual intensidade o familiar, o cuidador e o ambiente onde vive aquele idoso.

Referências

1. American Psychiatric Association (APA). Practice Gudeline for the Treatment of pacients with Alzheimer´s disease and other dementias of late life. Am J Psychiatric. 1997;154:1-39
2. Associação Americana De Terapia Ocupacional. The Guide to Occupational Therapy Practice. AM J Occup Ther. (AJOT), 1999;v.53. p. 247-315.
3. Blazer DG. Essentials of Geriatric Psychiatry. Psicopharmacology. 2007; p.293-336.
4. Forlenza OV. Psiquatria Geriátrica: Do Diagnóstico à Reabilitação. São Paulo: Atheneu, 2007. p.405;411;423.
5. Oliveira IR. Manual de Psicofarmacologia Clínica – Uso de Psicofármacos em Idosos. 2. ed. Rio de Janeiro: Guanabara e Koogan, 2006. p.255-259.
6. Pessini L. Bioética e Longevidade Humana – Terapia Multidisciplinar: uma proposta de tratamento global do idoso. São Paulo, 2006. p.511-517.
7. Souza MGC. Consideração sobre a Musicoterapia e Terceira Idade – A Busca de um padrão que use. Monografia. Rio de Janeiro: ENSP – Fiocruz, 1997.

PSICOFARMACOLOGIA GERIÁTRICA

19

Antioxidantes, Vitaminas e Vasodilatadores em Demência e Outras Formas de Deterioração Mental Crônica

Ivan Aprahamian

Antioxidantes e vitaminas

O envelhecimento acarreta diminuição da massa magra e da água corporal, com aumento de gordura, resultando em diminuição da taxa metabólica. Devido a isto e ao fato da menor atividade física dos idosos, a demanda energética é menor. Contudo, as necessidades de micronutrientes não diminuem. Alterações como mudanças no olfato e gustação, menor apetite e menor disposição para cozinhar ou buscar alimentos são comuns na terceira idade e podem levar à desnutrição. A deficiência de micronutrientes causa deterioração cognitiva em todas as idades. A falta de vitaminas pode piorar a memória e colaborar negativamente para o declínio cognitivo relacionado ao envelhecimento e para a própria demência. Podemos citar diversas situações em que as vitaminas são fundamentais: a necessidade da vitamina B1 para a utilização de glicose pelo neurônio e seu papel na modulação do desempenho cognitivo, a preservação da memória com a vitamina B9, o envolvimento das vitaminas B6 e B12 na síntese de neurotransmissores, a alta concentração de vitamina C na extremidade axonal do neurônio (a segunda maior, perdendo somente para a glândula suprarenal) e a proteção da membrana celular neuronal pela vitamina E.

Algumas vitaminas e minerais têm sua absorção reduzida, como a cobalamina e o cálcio, ou sua síntese diminuída, como a vitamina D. Ainda, há evidência para suplementação de antioxidantes estratégicos em idosos como a vitamina C, o beta-caroteno e o zinco. Processos oxidativos são associados com a deterioração do envelhecimento normal e com doenças cardiovasculares, deficiências cognitivas, câncer e diabetes mellitus. As três primeiras são também associadas com a deficiência de folato, outro importante micronutriente no idoso.

A partir da identificação do importante papel das vitaminas na estrutura e funcionamento de sistemas cerebrais, passou-se a questionar a reposição desses micronutrientes para idosos com processos degenerativos do sistema nervoso, corroborada pelas teorias de envelhecimento ligadas ao papel dos radicais livres.

A terapia com antioxidantes e vitaminas visa à prevenção e tratamento da demência através da redução do dano oxidativo, um dos pilares patogênicos da doença. Ânions superóxidos, radicais hidroxilas e peróxido de hidrogênio são produtos de processos metabólicos que utilizam oxigênio molecular (figura 1). Esses radicais livres atacam proteínas, degeneram ácidos desoxinucléicos e desarranjam membranas lipídicas. Parte da lesão ocasionada pelo depósito de beta-amilóide é provocada por radicais livres e seu dano celular oxidativo resultante.

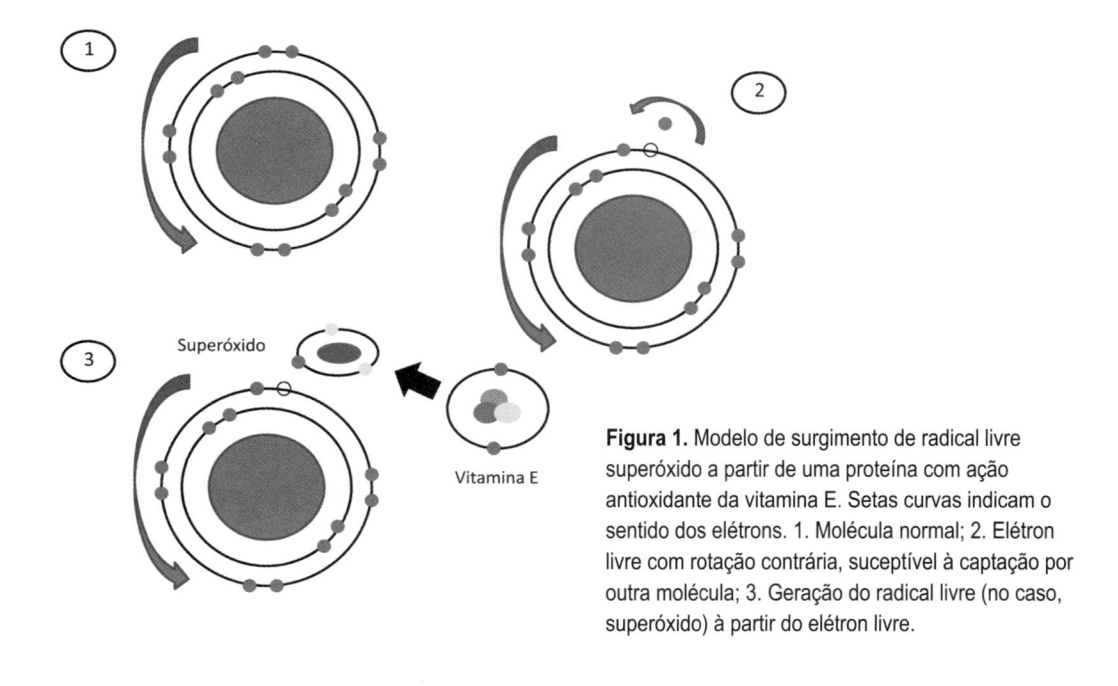

Figura 1. Modelo de surgimento de radical livre superóxido a partir de uma proteína com ação antioxidante da vitamina E. Setas curvas indicam o sentido dos elétrons. 1. Molécula normal; 2. Elétron livre com rotação contrária, suceptível à captação por outra molécula; 3. Geração do radical livre (no caso, superóxido) à partir do elétron livre.

Em um estudo controlado, a vitamina E (alfa-tocoferol) consumida em altas doses de 2000UI ao dia foi efetiva como antioxidante para retardar a progressão da doença de Alzheimer. Além disso, o consumo continuado ao longo de seis anos de seguimento demonstrou diminuição do risco para o desenvolvimento da doença. Esse efeito foi menor naqueles portadores de APOE4 e mais pronunciado nos tabagistas. O alto consumo de vitamina E não é isento de riscos. Os efeitos adversos abrangem alterações e sintomas gastrintestinais e aumento do tempo de coagulação, com maior facilidade para o aparecimento de equimoses e sangramentos. Uma alternativa para o uso de cápsulas de vitamina E pode ser a dieta rica desta vitamina. Dentre os alimentos mais comuns com alta concentração de alfa-tocoferol podemos citar amendoim, noz, amêndoa, farinha de trigo, sementes de girassol, camarão (sem ser frito) e cereais manufaturados enriquecidos. Essa dieta parece reduzir a progressão de declínio cognitivo.

A vitamina C (ácido ascórbico) também tem propriedades semelhantes as da vitamina E, tendo ambas a capacidade de reduzir o dano oxidativo ao DNA em animais *in vivo*, *in vitro* e *in situ*. Dados recentes de um estudo prospectivo observacional envolvendo 4.740 sujeitos sugerem que o consumo combinado de vitamina E 400UI com vitamina C 500 mg ao dia, pelo menos por três anos, está associado a uma diminuição na prevalência e incidência de Alzheimer. Esse estudo contradisse um prévio, com o mesmo desenho, que não evidenciou benefício. No entanto, recente meta-análise demonstra que doses de alfa-tocoferol maiores ou iguais a 400UI ao dia por mais de um ano estão associadas com aumento da mortalidade. Resultados de mega estudos sugerem ainda que o consumo desta dose da vitamina em pacientes com doença vascular e diabetes tem aumento na incidência de insuficiência cardíaca, sem outros benefícios. Assim, na falta de estudos controlados, randomizados e prospectivos documentando que os benefícios do consumo da vitamina E sobrepõem os riscos recentemente documentados, os suplementos da vitamina não devem ser indicados na prevenção primária ou secundária de Alzheimer. Apesar de os riscos da utilização da vitamina C não serem tão documentados como para a vitamina E, a falta de evidência na prevenção ou tratamento da doença de Alzheimer deve desencorajar sua prescrição com este fim.

Outros antioxidantes também são utilizados no tratamento da demência e deterioração mental, não tendo em sua maioria evidência comprovada cientificamente. Podemos citar a selegilina, o complexo B, o ácido fólico, o ginseng e ervas utilizadas em chás. A selegilina, um inibidor seletivo da monoamina oxidase tipo B (MAO-B), exerce efeito neuroprotetor ao reduzir a geração de radicais livres. Pacientes portadores de doença de Alzheimer leve e moderada que usam selegilina demoram mais para evoluir para fases mais graves da demência, para institucionalização e a morte. No entanto, a selegilina não adiciona efeito à vitamina E, podendo ainda causar insônia, ansiedade, e até psicose.

Com relação ao ácido fólico, sabemos que a deficiência de folato pode resultar em defeitos congênitos do tubo neural e anemia megaloblástica. Baixos níveis de folato podem ser originados a partir de dieta pobre na vitamina ou absorção ineficaz, mas disfunções no metabolismo também ocorrem. Já a deficiência da vitamina B12 produz anemia semelhante à causada por falta de ácido fólico, o que pode atrasar o diagnóstico de déficit de B12, levando a dano neurológico irreversível. Menores níveis de folato são associados com altos índices séricos do aminoácido homocisteína, relacionado com maior risco para doenças arteriais, demência e doença de Alzheimer. Desta conjuntura surge o interesse sobre o efeito da suplementação dessas vitaminas em idosos normais ou com demência.

Quatro estudos avaliaram a suplementação de ácido fólico com ou sem vitamina B12 em idosos normais. Não houve alteração cognitiva ou no humor desses sujeitos. Contudo, quando se analisa idosos com hiperhomocisteinemia, houve benefício significante com o folato na função global e em termos de memória e velocidade de processamento. Quatro outros estudos abordaram sujeitos com declínio cognitivo e demência. Num estudo com pacientes com Alzheimer houve melhora na resposta aos agentes anticolinesterase administrados conjuntamente com ácido fólico 1 mg e melhora significativa na qualidade de vida. Outros estudos envolvendo a reposição de folato em declínio cognitivo outro sem ser demência não mostraram benefício. Desta forma, devido aos achados e pequeno número de estudos com limitações estruturais, não podemos concluir que a reposição desta vitamina seja eficaz na melhora de funções cognitivas.

Outro membro do complexo B, a vitamina B6 compreende três compostos químicos distintos: piridoxal, piridoxamina e piridoxina, e está envolvida na regulação de diversas funções mentais e no humor. A vitamina B6 é também um cofator essencial na re-metilação da homocisteína, com conseqüente aumento desta diante da deficiência de B6. A homocisteína é um fator de risco para doença cerebrovascular e pode ter efeitos tóxicos sobre neurônios do sistema nervoso central. A hiperhomocisteinemia já foi relacionada à fisiopatologia de Alzheimer e outras demências. Distúrbios neuropsiquiátricos incluindo convulsões, cefaléia, dor crônica e depressão, têm sido relacionados à deficiência desta vitamina, que é comum entre idosos.

Não existem estudos envolvendo a suplementação de vitamina B6 em declínio cognitivo ou demência. Somente dois estudos avaliaram a reposição de B6 em idosos saudáveis. Ambos avaliaram uma possível melhora na cognição ou humor (depressão, fadiga, sintomas tensionais). Não houve nenhuma diferença entre a reposição da vitamina e placebo tanto em homens quanto em mulheres saudáveis.

Além das tradicionais vitaminas, mais associadas com antioxidação, vemos atualmente uma conjuntura muito favorável ao consumo de extratos e ervas orientais com ações interessantes contra radicais livres como o ginseng e compostos presentes em chás. Seu uso para fadiga mental, sintomas atribuídos à degeneração mental no envelhecimento e até demência está se tornando mais freqüente.

O ginseng (*Panax ginseng*) é utilizado na China há milhares de anos para melhorar a qualidade de vida e promover a longevidade. É também utilizado para melhorar a atividade física e mental, assim como para patologias vasculares. As substâncias ativas do ginseng são os ginsenosídeos, também chamados saponinas. A erva foi utilizada primariamente para fortalecer ossos e restaurar a homeostase. Estudos *in vivo* e *in vitro* mostraram efeitos benéficos em doenças cardiovasculares, hepáticas, câncer e imunológicas. Trabalhos mais recentes demonstram também bons efeitos no envelhecimento e doenças neurodegenerativas. Este efeito, em particular, é atribuído a ações antioxidantes, antiinflamatórias, anti-apoptóticas e imunomoduladoras. Dados de trabalhos envolvendo o uso de ginseng em culturas de células neuronais e modelos animais mostram redução de óxido nítrico, radicais livres, cálcio intracelular e excitotoxicidade do glutamato. Infelizmente, faltam estudos conclusivos em humanos.

O chá é a bebida mais consumida no mundo após a água. Estudos populacionais sugerem que a ingestão regular de chá verde ou preto possa trazer benefícios para a saúde. Uma hipótese para isto seria o alto nível de flavonóides, polifenóis de baixo peso molecular, presentes no chá exercendo efeito protetor antioxidante por depurar radicais livres. Especialmente os flavonóides encontrados nesses chás têm grande poder antioxidante tanto no trato digestivo quanto em outros tecidos após sua absorção. Os polifenóis presentes nesses chás demonstram inibir fatores de transcrição gênica sensíveis a potenciais de oxirredução como o fator nuclear kappa B e a proteína ativadora 1 (importantes estimuladores da inflamação), inibir enzimas pró-oxidativas, como sintetase de óxido nítrico induzível e cicloxigenases, e induzir enzimas antioxidantes como as glutationa transferases e as superóxido desmutases.

A catequina é um polifenol em grande concentração na planta do chá verde, *Camellia sinensis,* e possui importante poder antioxidante. Estudo experimental avaliou a influência desta substância na capacidade de aprendizado visuoespacial em ratos. Os animais que receberam a catequina apresentaram melhor localização e memória de trabalho relacionada ao aprendizado do que o grupo placebo. Ainda, houve redução de peróxidos séricos e menor concentração de radicais livres no hipocampo do grupo tratado com o composto. Estudos com humanos demonstram o aumento da capacidade antioxidante plasmática após uma hora do consumo dessas bebidas. Contudo, a quantificação da ação antioxidante através de biomarcadores que demonstrariam dano direto ao DNA ainda precisa ser estudada para comprovação das vantagens das substâncias presentes nesses chás em humanos.

Vasodilatadores

Drogas com a capacidade de modificar propriedades reológicas do sangue, de vasos sangüíneos e sua interação são denominadas medicações hemorreológicas. As drogas anti-hiperviscosemia, anticoagulantes, anti-agregantes plaquetários, anti-trombóticas, vasodilatadoras, protetoras endoteliais e anti-ateroscleróticas devem ser consideradas como sendo hemorreológicas por suas ações na manutenção da fluidez sangüínea e nas funções vasculares normais. Estudos em hemorreologia indicam que a tendência à hiperviscosidade, hipercoagulação e trombose é prevalente em idosos. Conseqüentemente, as medicações hemorreológicas parecem, teoricamente, ter papel importante no envelhecimento e em algumas doenças graves, como o acidente vascular cerebral e a demência. No mercado, podemos encontrar a codergocrina, a nimodipina, a nicergolina, o extrato de gingko biloba, a pentoxifilina e o benciclano. Este último possui trabalhos experimentais acerca de suas propriedades hemorreológicas e um estudo em adultos saudáveis para avaliação de propriedades farmacodinâmicas. Nenhum estudo foi desenhado para avaliar idosos, muito menos pacientes com queixas compatíveis com deterioração mental ou demência. Na clínica diária, observamos seu uso em menor freqüência. Desta forma, não discutiremos a droga em tópico separado.

A medicina chinesa foi a primeira a valorizar esta temática. Entretanto, a abordagem não envolveu doenças como demência e acidente vascular cerebral, mas sim, queixas comuns entre idosos. O tratamento para as "síndromes de estase sangüínea" ou popularmente conhecidas como "má circulação", englobando queixas como esquecimento não associado à demência, tonturas, cefaléias inespecíficas, astenia, fadiga do tipo central ou fadiga mental, e dificuldades de concentração de início tardio, é baseado em ervas com propriedades que ativam a circulação sangüínea, removendo a estase, teoricamente. Essas ervas parecem melhorar as propriedades hemorreológicas. No entanto, a medicina chinesa é baseada em tradições milenares na prática clínica e em conceitos filosóficos.

No idoso é difícil precisar a origem exata de alguns sintomas presentes na prática clínica, descritos desde a antiguidade da medicina chinesa e de Hipócrates. Podemos citar a tontura inespecífica como exemplo clássico, é expressa através de queixas como cabeça "zonza", fraqueza nas pernas e desequilíbrio presenciado ou não. A tontura e o desequilíbrio crônico são freqüentes em idosos e causa impacto negativo na qualidade de vida, além do incremento de quedas com resultante aumento de morbi-mortalidade. De forma geral, são causados por distúrbio do sistema nervoso central ou de origem vascular. Após boa investigação através de história clínica e psíquica, juntamente com exame físico geral e neurológico criterioso, não conseguimos estabelecer diagnóstico claro. Freqüentemente o idoso recebe a hipótese de doença vascular cerebral ou simplesmente deterioração ou declínio mental relacionado ao envelhecimento. Após a constatação desse diagnóstico, é freqüente a prescrição de vasodilatadores. No entanto, a evidência científica que suporta o uso dessas drogas para este fim é extremamente pobre, limitando-se, em sua maioria, aos estudos patrocinados pelos próprios fabricantes da medicação. Por outro lado, é indiscutível o grande número de relatos anedóticos de colegas com substancial prática clínica a respeito dos bons resultados dessas drogas.

Vale frisar que os vasodilatadores não são isentos de reações adversas; pelo contrário, são listados como drogas inapropriadas para idosos, devendo ser prescritas com muito critério. Num estudo francês envolvendo mais de 2.000 pacientes que tomavam de três até dez medicações diariamente, a prevalência de reações adversas foi de 20% entre os que utilizavam medicações inapropriadas, e de 16% entre os que faziam uso de remédios sem restrições para idosos. Dentre os grupos de drogas que foram mais associados com reações adversas, os vasodilatadores só perderam para os antidepressivos com propriedades anticolinérgicas, e ficaram na frente dos benzodiazepínicos de longa duração.

Outro risco associado ao uso de vasodilatadores é a hipotensão postural. Nos idosos a manutenção da hemodinâmica é mais difícil e complexa do que em adultos mais jovens. Dentre os fatores contribuintes para a ocorrência da hipotensão podemos destacar a idade, a imobilidade e a utilização de medicações facilitadoras, como os psicotrópicos, os anti-hipertensivos e os vasodilatadores. Quando consideramos classes individuais, os vasodilatadores periféricos, especialmente os antagonistas alfa-adrenérgicos e os antagonistas de canal de cálcio não dihidropiridínicos, podem exacerbar mudanças na pressão arterial e levar à hipotensão postural.

Veremos abaixo os vasodilatadores de maior interesse na prática clínica de forma individual, tentando revisar as evidências na literatura para o tratamento da demência e sintomas de degeneração mental relacionado à idade, como tontura, zumbido, desequilíbrio e fraqueza não especificados.

Nimodipina

Ao longo dos anos muitos eventos citotóxicos apresentam uma via comum de destruição celular, a alteração da homeostase de cálcio. Alguns estudos mostram que o processo de envelhecimento também é acompanhado, talvez parcialmente, por mudanças da regulação celular de cálcio. E finalmente, evidências iniciais indicam que a proteína beta-amilóide na doença de Alzheimer também interfere com a homeostase de cálcio. Desta forma, é esperado que o uso de antagonistas de cálcio, como a nimodipina, possa prevenir parte das lesões ocasionadas pela alteração da regulação do cálcio. Estudos com nimodipina mostram que o composto reduz degeneração neural numa variedade de condições tóxicas. Além disso, o vasodilatador tem um efeito funcional no incremento da condução neuronal espontânea em neurônios envelhecidos, presumivelmente por reduzir o aumento da hiperpolarização dependente do envelhecimento celular. A nimodipina também reduz anomalias perivasculares relacionadas à idade e aumenta o fluxo sangüíneo cerebral. A combinação desses efeitos talvez explique o porquê da melhora cognitiva em animais velhos e em idosos com disfunção cerebral.

Nimodipina é um antagonista do canal de cálcio diidropiridínico que dilata vasos cerebrais e aumenta o fluxo sangüíneo cerebral tanto em animais quanto em humanos. Análises preliminares revelaram seu potencial benefício para o tratamento de uma variedade de doenças cerebrovasculares, particularmente para a prevenção e o tratamento de déficits isquêmicos tardios resultantes de vasoespasmo cerebral em pacientes com hemorragia subaracnóidea. Estudos envolvendo pacientes até 79 anos confirmaram estes achados. Em pacientes com 72 horas de acidente vascular cerebral isquêmico (AVCi) o uso de nimodipina apresentou melhora na recuperação do déficit neurológico. Contudo, estudo de seguimento de seis meses não mostrou diferença na morbidade ou mortalidade em sujeitos até 97 anos.

Achados de outros estudos sugerem que a nimodipina pode melhorar sintomas de disfunção cognitiva em idosos.

Com relação à demência, diversos estudos com intenção de tratamento envolveram pacientes com doença de Alzheimer, demência cerebrovascular e mista numa maior proporção para com a segunda etiologia. Ao analisar-se a nimodipina *versus* placebo para impressão clínica global e função cognitiva, a primeira demonstra benefícios na dose de 90 mg ao dia durante 12 semanas, mas nenhum efeito sobre as atividades de vida diária. Esses resultados continuam quando se analisa sujeitos com Alzheimer e demência vascular separadamente. Contudo, percebe-se que os efeitos da nimodipina são de curta duração na demência, não justificando, até o momento, seu uso crônico para a doença.

A nimodipina é bem tolerada tanto em jovens como em idosos. O evento adverso mais freqüente é a hipotensão. Assim, a nimodipina apresenta efeitos comprovados importantes na hemorragia subaracnóidea e potenciais em outras desordens cerebrais, incluindo o AVCi e declínio cognitivo, apesar da necessidade de maiores trabalhos envolvendo pacientes com disfunções cerebrais.

Codergocrina

O mesilato de codergocrina é uma combinação de formas mesilatas de diidroergocornina, diidroergocristina, diidroergocriptina alfa e beta. Diferente dos outros derivados do ergot, apresenta efeitos vasoconstritores limitados. Em modelos animais e idosos saudáveis voluntários a droga melhora funções cognitivas como memória e aprendizado. O mecanismo de ação exato permanece sob investigação. O maior efeito da codergocrina deve ser a melhora metabólica cerebral através do aumento da atividade da MAO no cérebro ou através da proteção de regiões neuronais de transporte de ânions. Foi proposto que a codergocrina tem um efeito duplo no sistema neurotransmissor monoaminérgico central, compensando tanto a hiperatividade como o déficit dos sistemas adrenérgicos, serotoninérgicos e dopaminérgicos. O composto também parece ter um efeito estabilizador na freqüência das ondas eletroencefalográficas, e talvez melhore o metabolismo cerebral.

Em estudo clássico, a codergocrina foi comparada com a pentoxifilina e controles através da inalação de xenon em pacientes com insuficiência cerebrovascular. Trinta pacientes receberam codergocrina 2 mg duas vezes ao dia, 30, 400 mg três vezes ao dia, e 30 controles. Nos pacientes recebendo pentoxifilina e codergocrina houve melhora significativa da perfusão cerebral. No entanto, esse efeito foi maior com a pentoxifilina, afetando mais tecidos isquêmicos do que outras regiões do cérebro. Queixas como tontura, distúrbios do sono e zumbido melhoraram.

Estudos controlados com pacientes idosos portadores de declínio cognitivo relacionado com a idade demonstraram que a codergocrina é bem tolerada e, em alguns desses estudos, tem efeitos positivos nos sintomas de disfunção cognitiva. Contudo, há controvérsia sobre a relevância clínica desses resultados em razão da grande variabilidade no número e tipo de avaliação neuropsicológica e cognitiva, assim como a sobreposição diagnóstica de pacientes portadores de demência inicial. Quando utilizada em altas doses, a partir de 6 mg, há melhora da memória em sujeitos com demência. No entanto, o efeito é discreto, motivo pelo qual não é rotineiramente recomendado para o tratamento desta doença. A droga não foi comparada com outras mais modernas para declínio cognitivo. Sua indicação para o tratamento de declínio cognitivo relacionado à idade permanece indeterminada, apesar da prática clínica de vários anos. A codergocrina é relativamente bem tolerada, mas pode ocorrer náusea, distúrbios gástricos, bradicardia e hipotensão ortostática.

Nicergolina

A nicergolina é um alcalóide derivado do ergot utilizado na clínica há aproximadamente 35 anos para problemas cognitivos, afetivos e comportamentais em idosos. Inicialmente considerada simplesmente como vasodilatador, a droga passou a ser mais valorizada após a descoberta de outras ações que poderiam ser de interesse no tratamento da demência. A droga tem um amplo espectro de ação: como um antagonista alfa-adrenérgico induz vasodilatação e aumento do fluxo sangüíneo arterial; melhora a neurotransmissão colinérgica e catecolaminérgica; inibe a agregação plaquetária; promove a atividade metabólica, resultando em aumento da utilização de oxigênio e glicose; tem propriedades neurotróficas e antioxidantes. Agindo em diversos níveis fisiopatológicos, a nicergolina tem um potencial terapêutico em inúmeras doenças. Atualmente, a droga é utilizada para demência de Alzheimer, vascular e outros distúrbios vasculares centrais e periféricos, assim como alterações de equilíbrio e labirinto. A dose usual é de 30 mg duas vezes ao dia.

Com relação à demência seu benefício foi observado, com até 89% dos pacientes demonstrando melhora cognitiva e comportamental. Após dois meses de tratamento, a melhora dos sintomas é continuada quando comparada com placebo, sendo que a maioria dos pacientes continua estável por até 12 meses. Testes neuropsicológicos com até 4-8 semanas de tratamento revelam melhora em atenção e processamento de informações.

Uma recente revisão sistemática analisou os estudos envolvendo a droga no tratamento de demência e de outros problemas classificados como sendo declínio cognitivo em idosos. Somente estudos controlados e randomizados foram considerados, envolvendo pouco mais de 800 pacientes. Os sujeitos foram observados entre dois e doze meses. Houve benefício em sintomas comportamentais em uma escala, enquanto as demais utilizadas em alguns dos estudos avaliados não corroboraram aquele achado. A ação da droga foi evidente a partir de dois meses de uso. A avaliação cognitiva foi feita com o Mini-exame do Estado Mental e o ADAS-Cog em número limitado de pacientes. Não houve heterogeneidade significativa entre esses estudos. Houve diferença entre os grupos nicergolina e placebo favorecendo o primeiro. Quando o ADAS-Cog, exclusivo para pacientes com Alzheimer, foi analisado separadamente não houve benefício significante. De forma geral, o tratamento com nicergolina favoreceu os pacientes. Outros domínios cognitivos foram avaliados em pequeno número de pacientes com bons resultados. Pode-se concluir a partir desta metanálise que a nicergolina apresenta bons resultados, especialmente em pacientes com demência de transtornos de origem vascular, tanto em termos cognitivos quanto comportamentais confirmados por impressão clínica global. Contudo, ressalvas devem ser feitas: seu efeito em pacientes com Alzheimer, em pequeno número nos estudos, e declínio cognitivo leve, mal definido ou ausente nos estudos, foi modesto; de forma geral, a droga não foi comparada em estudo duplo-cego, controlado e randomizado com tratamento padrão para demência, utilizando anticolinesterásico ou antagonista de glutamato.

Em pacientes com alterações de equilíbrio, há melhora dos sintomas entre 44%-78% em termos de gravidade e qualidade de vida. A nicergolina melhora queixas de tontura tanto em pacientes com quanto sem demência. Utilizando escalas validadas para avaliação de tontura, verifica-se 68% de melhora. Apesar de poucos estudos, com curta duração, envolvendo pacientes com isquemia cerebral, a droga parece auxiliar na reabilitação desses pacientes. Outros trabalhos não cegos com a nicergolina revelam algum benefício em glaucoma, depressão e doença arterial periférica. Vale frisar que a grande maioria desses estudos é aberta e não controlada.

Os efeitos adversos da droga em sua maioria envolvem o sistema nervoso central e o metabolismo. A grande maioria é derivada do próprio grupo de derivados do ergot, mas normalmente leves e autolimitados, sem necessidade de retirada da medicação.

Gingko Biloba

O gingko biloba é uma das ervas medicinais mais utilizadas no Brasil e nos Estados Unidos. A medicação é composta a partir do extrato concentrado das folhas secas da árvore *Gingko biloba* e tem sido usada na China para tratar diversos problemas de saúde, incluindo melhorar a concentração, por aproximadamente cinco milênios. Clínicos ao redor do mundo prescrevem a droga para insuficiência cerebrovascular, declínio cognitivo e demência. A dose usual inicial é de 40 mg três vezes ao dia.

Assim como outras ervas, a quantidade e o tipo de extrato utilizado variam dependendo do fabricante. A melhor preparação consiste em 24%

de flavonóides e 6% de terpenóides. Flavonóides são antioxidantes que resultam proteção da membrana celular. Terpenóides inibem o fator de ativação plaquetária, reduzindo a trombose e promovendo a dilatação arterial, e também parecem facilitar a transmissão colinérgica. O extrato europeu de gingko biloba EGb761 respeita essa padronização, tendo sido comercializado na França e Alemanha por mais de 30 anos para distúrbios vasculares e cerebrais.

Inicialmente, investigadores concluíram que o extrato EGb761 poderia estabilizar ou melhorar a performance cognitiva e social entre pacientes com demência de Alzheimer ou vascular leve a moderada por 6 a 12 meses. Estudos demonstraram melhora significante na escala ADAS-COG em pacientes recebendo a medicação em comparação com os controles. O efeito da droga pode demorar quatro a seis semanas para ser percebido e normalmente é ausente em idosos normais. Um estudo prospectivo envolvendo idosos normais recebendo a medicação não apresentou melhora em 14 testes neuropsicológicos.

O extrato EGb761 tem sido foco de estudos de fase III, como o GEM e o GuidAge, para avaliar sua eficácia na prevenção da doença de Alzheimer. Além da já conhecida ação antioxidante, parece haver outras ações intra-celulares como propriedades anti-amiloidogênicas e na regulação da expressão gênica. Um recente estudo prospectivo com 13 anos de duração, envolvendo mais de três mil sujeitos, não encontrou alteração no risco de desenvolver demência. Curiosamente, houve menor risco na mortalidade, mesmo quando se corrigiu para possíveis fatores de viés, havendo a necessidade de comprovação com estudo randomizado.

Recente revisão envolvendo o *Cochrane Dementia and Cognitive Improvement Group's Specialized Register* (abrangendo a maioria dos bancos de dados médicos: MEDLINE, EMBASE, CINAHL, PsycINFO, SIGLE, LILACS) avaliou a eficácia do gingko biloba no declínio cognitivo e demência. Há benefícios percebidos pelos clínicos em 24 semanas em doses altas (mais de 200mg ao dia). A cognição teve melhora em 12 semanas em qualquer dose da droga. As atividades de vida diária foram avaliadas em cinco estudos, mostrando benefícios em 12 e 24 semanas quando comparada com placebo, sem diferença ao utilizar doses maiores. Outros domínios além da cognição foram avaliados em um estudo usando o ADAS-nonCOG, sem diferença entre usuários de gingko e placebo. Nenhum estudo avaliou qualidade de vida ou depressão. A revisão conclui que a droga é segura em termos de efeitos colaterais, mas não há evidência consistente e significante de que o gingko biloba apresente benefício para sujeitos com demência ou declínio cognitivo. A maioria dos estudos envolvidos na revisão apresenta falha metodológica, são pequenos e têm outros vieses de publicação.

Os efeitos colaterais do gingko biloba são infreqüentes. A maioria desses efeitos é leve e inclui náusea, diarréia, cefaléia, distúrbios do sono e ansiedade. Um efeito grave é a maior facilidade de sangramentos, podendo ocorrer hemorragia subaracnóidea, hematomas subdurais e hemorragias na câmara ocular anterior. Numa revisão sobre sangramento associado a droga apresenta 15 relatos de caso; em 13 destes haviam outros fatores facilitadores de hemorragias além do gingko biloba. Deve-se ter cuidado ao prescrever a droga conjuntamente com aspirina, anticoagulantes, quinidina ou para pacientes com discrasia sangüínea. Ainda, pode haver elevação de glicemia em pacientes com diabetes mellitus.

Pentoxifilina

A pentoxifilina é uma alquilxantina sem mecanismo de ação bem definido. A droga tem propriedades hemorreológicas, antitrombóticas, vasodilatadoras e imunológicas. A medicação é utilizada popularmente para insuficiência arterial, mas sua aplicação para demência vascular e doença cerebrovascular incipiente em idosos foi testada.

A pentoxifilina foi avaliada para terapia farmacológica da demência em poucos estudos contendo número restrito de pacientes, em sua maioria, trabalhos que a compararam com placebo. Somente quatro trabalhos podem ser classificados como ensaios clínicos randomizados e controlados. Nenhum estudo comparou a droga com tratamento padrão para demência. A única etiologia estudada foi a vascular, mas contendo grupos heterogêneos não discriminados e com críticas metodológicas a alguns estudos (cortical e subcortical com diferentes apresentações e estágios clínicos). Contudo, o efeito da droga foi positivo ante o placebo para melhora cognitiva, apesar de discreto, e estabilização da evolução da doença.

Os trabalhos são menores para doença cerebrovascular incipiente em idosos. Sua definição diagnóstica não é clara em estudos e eles apresentam os mesmos problemas daqueles com demência vascular; são pequenos, com resultados discretamente positivos e com indagações metodológicas.

Conclusão

Sem dúvida alguma a utilização de antioxidantes, principalmente englobando as vitaminas, e de vasodilatadores com ação central é cada dia mais freqüente no meio geriátrico. A evidência científica que suporta esta conduta é escassa, como pudemos notar ao longo deste trabalho. Formalmente, a falta de estudos com intenção de tratamento, controlados por placebo e randomizados não contra-indica a recomendação dessas drogas pela autonomia do profissional, mas nos fornece um alerta para que se pese a relação custo-benefício desta prescrição para a população idosa.

Além da ausência de ensaios clínicos, algumas questões fundamentais ainda não estão respondidas, como: a necessidade de se entender melhor o papel de mecanismos oxidativos no envelhecimento; o desenvolvimento ou identificação de biomarcadores para a lesão oxidativa; o reconhecimento do tempo em que a prescrição de antioxidantes trará algum benefício; melhorar o diagnóstico de tonturas, fadigas e outros sintomas geriátricos classicamente reconhecidos como degeneração mental; como avaliar objetivamente a ação dos vasodilatadores centrais.

E, finalmente, a população idosa é muita heterogênea enquanto grupo. O limiar entre dose terapêutica e tóxica é mais estreito e os efeitos adversos mais freqüentes, especialmente em idosos frágeis, como portadores de comprometimento cognitivo. Altas doses de vitaminas não são inertes no organismo, assim como os vasodilatadores podem interagir com outras medicações e produzir reações adversas. Portanto, em matéria de vitaminas, antioxidantes e vasodilatadores, o bom senso é fundamental.

Referências

1. Birks J, Grimley Evans J. Ginkgo biloba for cognitive impairment and dementia. Cochrane Database Syst Rev. 2007;(2):CD003120.
2. Boothby LA, Doering PL. Vitamin C and vitamin E for Alzheimer's disease. Ann Pharmacother. 2005;39(12):2073-80.
3. Dartigues JF, Carcaillon L, Helmer C, et al. Vasodilators and nootropics as predictors of dementia and mortality in the PAQUID cohort. J Am Geriatr Soc. 2007;55(3):395-9.
4. de Jonge MC, Traber J. Nimodipine: cognition, aging, and degeneration. Clin Neuropharmacol. 1993;16 Suppl 1:S25-30.
5. Drugs Aging. 1992;2(3):153-73.
6. Felisati G, Pignataro O, Di Girolamo A, et al. Nicergoline in the treatment of dizziness in elderly patients. A review. Arch Gerontol Geriatr Suppl. 2004;(9):163-70.
7. Fioravanti M, Flicker L. Efficacy of nicergoline in dementia and other age associated forms of cognitive impairment Cochrane Database Syst Rev. 2001;(4):CD003159.
8. Fusco D, Colloca G, Lo Monaco MR, Cesari M. Effects of antioxidant supplementation on the aging process. Clin Interv Aging. 2007;2(3):377-87.
9. Hartmann A, Tsuda Y. A controlled study on the effect of pentoxifylline and an ergot alkaloid derivative on regional blood flow in patients with chronic cerebrovascular disease. Angiology. 1988;39(5):449-57.
10. Laroche ML, Charmes JP, Nouaille Y, Picard N, Merle L. Is inappropriate medication use a major cause of adverse drug reactions in the elderly? Br J Clin Pharmacol. 2007;63(2):177-86.
11. López-Arrieta JM, Birks J. Nimodipine for primary degenerative, mixed and vascular dementia. Cochrane Database Syst Rev. 2002;(3):CD000147.
12. Malouf R, Grimley Evans J. Folic acid with or without vitamin B12 for the prevention and treatment of healthy elderly and demented people. Cochrane Database Syst Rev. 2008;(4):CD004514.
13. Malouf R, Grimley Evans J. The effect of vitamin B6 on cognition. Cochrane Database Syst Rev. 2003;(4):CD004393.
14. Radad K, Gille G, Liu L, Rausch WD. Use of ginseng in medicine with emphasis on neurodegenerative disorders. J Pharmacol Sci. 2006;100(3):175-86.
15. Ramassamy C, Longpré F, Christen Y. Ginkgo biloba extract (EGb 761) in Alzheimer's disease: is there any evidence? Curr Alzheimer Res. 2007;4(3):253-62.
16. Rietveld A, Wiseman S. Antioxidant effects of tea: evidence from human clinical trials. J Nutr. 2003;133(10):3285S-3292S.
17. Wadworth AN, Chrisp P. Co-dergocrine mesylate. A review of its pharmacodynamic and pharmacokinetic properties and therapeutic use in age-related cognitive decline.
18. Winblad B, Fioravanti M, Dolezal T et al. Therapeutic use of nicergoline. Clin Drug Investig. 2008;28(9):533-52.

PSICOFARMACOLOGIA GERIÁTRICA

20

Terapêutica Geriátrica

Uma Abordagem Contextual

Wilson Jacob Filho

PSICOFARMACOLOGIA GERIÁTRICA

Para muitos, uma das maiores distinções da atividade médica é a possibilidade de prescrever medicamentos, como se isto desse ao profissional o invejável poder sobre um extenso arsenal de ferramentas químicas que poderá ser usado, quando assim quiser, em prol dos seus objetivos.

Embora verdadeira, esta possibilidade terapêutica deve ser analisada de forma mais crítica e profunda. Se os fármacos podem ser ferramentas importantes para fins específicos, por outro lado constituem uma das maiores causas de prejuízo físico e psicossocial dentre os que envelhecem. Por este motivo, a Iatrogenia é considerada uma das cinco principais causas de graves comprometimentos em idosos, o que é facilmente demonstrável pelas correlações da sua prevalência com mortalidade, tempo de internação, seqüelas do tratamento, custo da intervenção e outros parâmetros de eficácia assistencial.

Além disso, a prescrição indiscriminada de medicamentos propicia uma redução na acurácia diagnóstica. O constante erro de tratar essencialmente os sintomas, sem lhes identificar a causa, é um dos principais fatores para postergar a evolução de uma doença, criando condições fisiopatológicas favoráveis ao desenvolvimento de futuras anomalias.

São bons exemplos a administração de antibióticos ao portador de uma síndrome febril sem foco determinado de infecção e/ou o uso de hipnóticos àqueles que têm dificuldade de dormir à noite, embora tenha vários períodos de sono durante o dia.

Mormente em idosos, a prescrição de uma droga deve suceder a avaliação de todas as outras possibilidades de tratamento, que só poderão ser devidamente analisadas por quem tiver amplo conhecimento das enfermidades coexistentes e, principalmente, sobre aquele que é o personagem principal da intervenção: o cliente.

Nossa insistência em evitar chamá-lo de *paciente* é devida à sua progressiva participação na escolha dos procedimentos, o que descaracteriza a antiga passividade diante da ação profissional. Hoje esperamos que o cliente e/ou os seus representantes desempenhem uma ampla interação no planejamento da intervenção.

Portanto, muito embora freqüentemente associada à prescrição medicamentosa, terapêutica deve ser entendida como a utilização de uma ou mais intervenções com o objetivo de reduzir o estado de doença, visando:

- Combater o agente etiológico.
- Evitar as complicações previsíveis.
- Reduzir os sintomas.
- Otimizar a evolução.
- Restabelecer o mais adequado estado funcional prévio.

Da utilização isolada ou associada destas potencialidades, temos as propostas habitualmente conhecidas como curativas, sintomáticas ou paliativas. É notório que a falha das ações em fase mais privilegiada levará à redução das possibilidades de benefício nas posteriores. Quanto mais precoce a intervenção, maior a chance de eficácia do procedimento com menor custo e risco da intervenção. Em gerontes, isto pode ser fator determinante entre o sucesso e o fracasso do tratamento.

Importante ressaltar, porém, que, principalmente entre os idosos, a prescrição de medicamentos deve ser criticamente analisada e, sempre que possível, evitada. Os órgãos de regulamentação autorizam a comercialização de incontáveis produtos farmacêuticos insuficientemente testados nesta faixa etária, sem comprovação satisfatória de eficácia e segurança, sem monitoração pós-comercialização e com efeitos similares a outros já registrados. Como resultado, o elenco de produtos, em vez de ir ao encontro das necessidades sanitárias, retrata mais as motivações econômicas do mercado. Por todos estes motivos, a suspensão daqueles reconhecidamente desnecessários ou potencialmente prejudiciais sempre é justificada.

Para minimizar este potencial malefício, vem sendo cada vez mais recomendada e utilizada a lista dos "Medicamentos Inadequados para Idosos", cuja identificação decorre de minuciosa pesquisa sobre Reações Adversas a Medicamentos (RAM) comprovadamente decorrentes da sua utilização. Recentemente demonstramos que o uso de três ou mais fármacos incluídos nesta categoria produzem RAM em 100% dos idosos.

Esta recomendação contraria aquilo que normalmente observamos na prática clínica, na qual esta faixa etária é apontada como a maior consumidora de medicamentos, incluindo os inadequados. Este verdadeiro paradoxo entre o que é racionalmente indicado e o que freqüentemente encontramos no cotidiano é responsável pelos constantes efeitos indesejáveis produzidos pelas drogas com o avançar da idade, muitas vezes superando seus benefícios.

Embora adiante abordadas com mais especificidades estas e outras particularidades do uso das drogas em idosos, enfatizando a complexidade da relação risco-benefício e os fatores que devem nortear sua prescrição e manutenção, pois nesta faixa etária os medicamentos são constantemente indicados sem haver clara correspondência entre doença e ação farmacológica, eles são, equivocadamente, empregados como sucedâneos das mudanças para um estilo de vida mais saudável, e a prescrição é impulsionada pelo valor simbólico dos medicamentos. Gostaríamos de enfatizar, neste capítulo inicial, a ampla gama de procedimentos que merecem ser incluídos em uma proposta terapêutica especialmente adaptada a quem envelhece.

Imediatamente após terem sido confirmados os diagnósticos, visto que nesta faixa etária são geralmente múltiplos e interativos (multimorbidade), todos os recursos disponíveis devem ser mobilizados para encontrar a melhor estratégia de ação, que compreenda as maiores probabilidades de benefícios e as menores possibilidades de revezes advindos desta opção.

Deve-se, portanto, evitar a prescrição de um medicamento para cada sintoma, antes de fundamentar a sua real necessidade.

Sempre que possível, recomenda-se incluir a participação dos componentes de uma equipe interdisciplinar, pois há muito acreditamos que "seria impossível que um só profissional conseguisse reunir todo o conhecimento e habilidade para atender adequadamente às necessidades do idoso".

Em essência, a Terapêutica do Idoso é uma atitude eminentemente gerontológica, o que exige de cada profissional envolvido um amplo conhecimento adicional às suas especificidades de formação.

O tratamento, assim sendo, merece ser diversificado em suas múltiplas vertentes: o paciente, as multimorbidades, os familiares, os cuidadores e o meio ambiente. Em cada uma destas áreas, há necessidade de:

- Criar condições favoráveis para a eficiência das ações, adaptando ambiente, mobiliário, hábitos e conceitos.

- Descobrir e adaptar os recursos disponíveis, muitas vezes desconhecidos ou desvalorizados até então.

- Despertar a volição, o interesse e a cooperação dos participantes, incluindo o paciente, cuidadores e demais profissionais.

- Alocar recursos individuais e comunitários que possam ser responsáveis por melhores condições para o sucesso do tratamento.

- Prever e evitar os possíveis efeitos indesejáveis dos procedimentos adotados.

- Informar, em detalhes, o cliente e demais envolvidos dos objetivos da intervenção, da estratégia escolhida, dos seus riscos estimados, das opções existentes e das razões desta escolha.

- Ter, sempre que possível, a anuência do paciente e/ou dos familiares para cada nova atitude proposta.

- Manter todos os membros atuantes na equipe bem informados, propiciando a livre troca de informações e opiniões na constante busca pelo consenso.

Estes preceitos devem fazer parte do arsenal de conhecimentos de quem se destina a cuidar de idosos, especificamente dos Geriatras e Gerontólogos, muito embora ainda encontremos muitas imperfeições em todos as fases do atendimento quando realizado por profissionais ainda carentes da devida sensibilização.

Cabe-nos, portanto, cuidar para que estas particularidades sejam respeitadas, mesmo em situações aparentemente simples, mas cuja evolução pode vir a se tornar catastrófica se os fatores predisponentes e desencadeantes não forem adequadamente previstos e tratados.

Por não terem sido avaliados devidamente os potenciais riscos da prescrição de um benzodiazepínico para uma octagenária portadora de osteoporose, haverá um grande incremento do seu potencial risco de quedas, em função dos freqüentes estados de *delirium* provocados por este grupo farmacológico nesta faixa etária. Se não forem oportuna e simultaneamente implementadas as diversas medidas que visam evitar a ocorrência do distúrbio de comportamento e do trauma, provavelmente teremos que tratá-la em condições muito mais adversas, com a provável necessidade de correção cirúrgica de uma fratura e/ou com grande probabilidade de seqüelas irreparáveis.

Ciente desta provável seqüência de eventos, cabe-nos escolher outras opções ao uso do fármaco, o que inclui a participação de outros profissionais que possam atingir os mesmos objetivos sem o uso de uma perigosa estratégia medicamentosa ou, caso não haja outra opção, cercar o cliente dos cuidados necessários para evitar a ocorrência de uma complicação previsível.

Por outro lado, salientamos os freqüentes casos em que a não-adesão aos tratamentos propostos resulta em graves conseqüências funcionais. Esta atitude é geralmente interpretada como decorrente da inflexibilidade comportamental, supostamente característica do idoso. Poucos atinam, porém, que esta resistência ao tratamento pode ser um forte indício de uma imperfeição diagnóstica, como:

• Uma tentativa inconsciente (ou mesmo deliberada) de encurtar o tempo de vida, o que raramente acontece em pacientes mais jovens. Tal condição precisa ser devidamente aventada e avaliada, pois pode decorrer desde fatores circunstanciais, como limitações financeiras, culturais ou ambientais, até, em outro extremo, um evidente desinteresse pela vida, subsídio para caracterizar um estado de depressão, cujo tratamento adequado mudará completamente o prognóstico do cliente:

- Desinformação quanto aos efeitos indesejáveis das medidas adotadas, bem como da cronologia dos benefícios esperados.

- A falta de orientação do paciente quanto às suas perspectivas de recuperação.

Estas considerações têm por objetivo ampliar e valorizar ainda mais o elenco das possibilidades de ações terapêuticas, muito além das clássicas prescrições medicamentosas, habitualmente compostas de muitas drogas, que costumam resumir erroneamente as atitudes preconizadas para este grupo etário.

A conjunção de todas estas particularidades, tão importantes para o tratamento adequado de quem envelhece, define cada vez mais o perfil do profissional especializado em cuidar da saúde do idoso. Aliada à sua formação técnica, há que desenvolver uma sofisticada visão gerontológica que permitirá, como já ressaltado anteriormente, a diversidade de ações que determina a possibilidade de cuidar do paciente, ao invés de simplesmente tratar das suas doenças.

Para tanto, há necessidade de aprimorar as características profissionais que permitam a aplicação destes conhecimentos diante da grande diversidade de opções e as inerentes conseqüências delas decorrentes. Ressaltamos adiante um aspecto fundamental que, a nosso ver, precisa ser enfatizado para tornar a intervenção a mais adequada possível:

Comumente é recomendado que, para bem cuidar do idoso, o profissional deverá munir-se de muita paciência, supondo que tudo o que emana desta relação seja por demais enfadonho e cansativo. Assim pensando, não é possível conceber uma interação gratificante, o que tende a limitá-la de forma preconceituosa, tanto no tempo quanto na qualidade. Ao contrário, recomendamos a busca do real interesse em conhecer as particularidades do idoso, que caracterizam uma verdadeira vocação, e permitem avaliar corretamente as questões e propor soluções que tenham maior probabilidade de êxito. Mais do que paciência, portanto, cabe ao profissional ter a capacidade e a determinação explícita de agir adequadamente.

São, portanto, sinuosos e fascinantes os caminhos que percorremos ao nos propor a cuidar de idosos. Aos que por eles se interessarem, recomendamos toda a atenção para evitar acidentes de percurso. São trajetos ainda insuficientemente conhecidos, onde muito há por desvendar. Especial cuidado a tudo aquilo que promete facilitações injustificadas cientificamente. Ainda não estamos livres dos falsos profetas ou aproveitadores da escassez de conhecimento nesta área e, também por isso, temos a responsabilidade de multiplicar e disseminar o saber que a pesquisa nos fornece. Juntas, a ciência e a arte farão de cada um de nós o profissional devidamente capacitado na aplicação adequada do conhecimento com determinação e vocação para propiciar aos nossos clientes e a nós mesmos uma longevidade cada vez mais saudável.

Referências

1. Fick DM, Cooper JW, Wade WE et al. Updating the Beers Criteria for potentially inappropriate medication use in older patients. Result of a US consensus panel of experts. Arch Intern Med. 2003;163:2716-2724.
2. Jonsen AR. A chronicle of ethic events: 1940s to 1980s. In: Jonsen AR (ed.) A short history of medical ethics. New York, Oxford University Press, 99-114. 2000.
3. Lawrton MP. Environment and other determinants of well-being in older people. Journal of Gerontology 45(4), 1999.
4. Macedo-Soares A, Mion-Junior D, Pierin A, Jacob-Filho W. The importance of a multidisciplinary assistance program in the control of blood pressure in hypertensive elderly patients. Einstein 5(2): 137-42, 2007.
5. Passarelli MCG, Jacob-Filho W, Figueras A. Adverse drugs reactions in an elderly hospitalised population. Inappropriate prescription is a leading cause. Drugs Aging 2006; 22(9):267-277.
6. Passarelli MCG, Jacob-Filho W. Adverse dug reactions in elderly patients : how to predict them? Einstein 5(3) 246-51, 2007.
7. Pepe VL, Castro CG. A interação entre prescritores, dispensadores e pacientes: informação compartilhada como possível benefício terapêutico. Cad Saúde Pub, 16(3); 815-22, 2000.
8. Shrank WH, Polinski JM, Avorn J. Quality indicators for medication use in vulnerable elders. JAGS 2007;55:S373-S382.
9. THE WHOQOL GROUP. The World Health Organization Quality of Life Assessment: Position paper from the World Health Organization. Soc Sci Med; 41(10) 1403-09, 1995.
10. Wagner EH. Meeting The needs of chronically ill people. BMJ 323; 112-19, 2001.